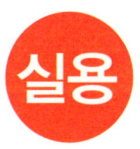

동양의학

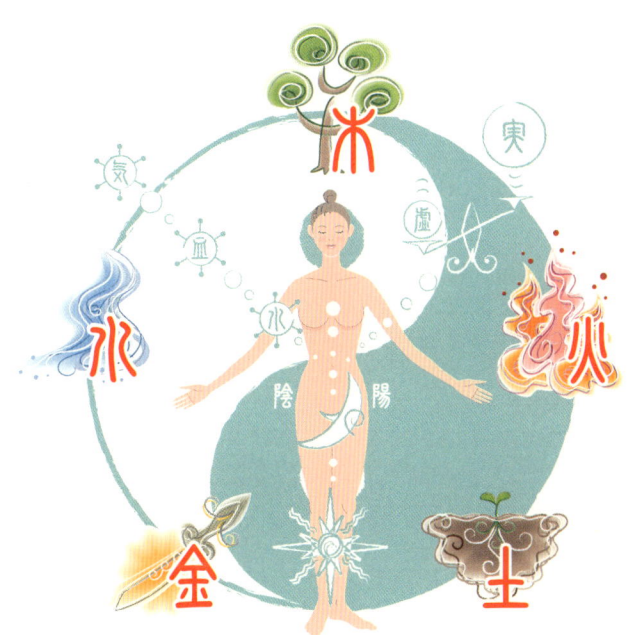

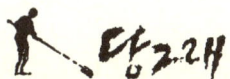

목 차

걱정이 되는 부분, 증상별 찾아보기 ·············· 5
중요한 경혈, 증상별 찾아보기 ················ 8

1장
한방의 기본을 알아보자

동양의학이란?	14
오행(五行)의 사고방식	18
오행(五行) 배당표	20
목(木)	22
화(火)	24
토(土)	26
금(金)	28
수(水)	30
병이 일어나는 원인	32
음(陰)과 양(陽)의 사고방식	36
허(虛)와 실(失)의 사고방식	38
기(氣), 혈(血), 수(水)의 사고방식	40
증상을 분별해서 치료한다	42
사진(四診) : 네 가지 진단법	44
한방약에 의한 치료법	46
경락(經絡)과 경혈(經穴)의 사고방식	48
경혈(經穴)에 의한 치료법	50
식이요법에 의한 치료	52
중요한 음식의 재료 : 증상별 찾아보기	54

2장
호흡기, 소화기, 비뇨기의 질병과 증상

감기	60
인후통	62
콧물, 코막힘	64
기침과 가래	66
위장(胃腸)감기[우울증]	68
천식	70
식욕부진	72
위통·위하수	74
숙취	76
구토	78
설사	80
변비	82
치질	84
방광염	86
빈뇨증[화장실에 자주 가는 증상]	88
배뇨 장애[소변이 잘 안 나오는 증상]	90
한방Q&A 한방약과 민간약은 어떻게 다른가?	92

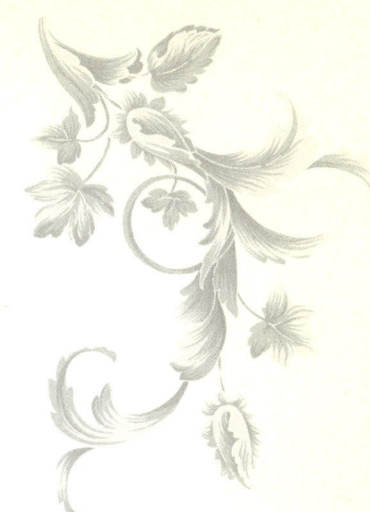

3장
온몸의 질병과 증상

고혈압 · 94
저혈압 · 96
당뇨병 · 98
허약 체질 · 100
꽃가룻병(꽃가루 알레르기) · 102
비만 · 104
과수증(過瘦症: 지나치게 마르는 증상) · 106
빈혈 · 108
만성피로 · 110
식은 땀 · 112
불면증 · 114
부종[잘 붓는 증상] · 116
통풍[요산성 관절염] · 118
노화 예방 · 120
인지증[치매] 예방 · 122
정력 감퇴 · 124
한방Q&A 한방약에는 부작용이 없는가? · 126

4장
관절의 질병과 증상

어깨 결림 · 128
오십견(五十肩) · 130
건초염(腱鞘炎) · 132
팔꿈치의 통증 · 134
손가락과 손목의 통증 · 136
요통과 돌발성 요통 · 138
무릎 통증 · 140
관절 류머티즘 · 142
신경통 · 144
한방Q&A 한방약과 양방약은 병용해도 좋은가? · 146

5장
여성의 질병과 증상

냉증 ··· 148
생리통과 생리불순 ··················· 150
불임 ··· 152
유산과 조산방지 ······················ 154
입덧 ··· 156
난유증[젖이 잘 안 나오는 증상] ······· 158
갱년기 장애 ···························· 160
화끈거림 · 다한증(多汗症) ········ 162
한방Q&A 한방을 취급하는 의원, 한방전문약국의 활용법
164

6장
그밖의 질병과 증상

두통 ··· 166
탈모 · 백발 ······························ 168
발열 ··· 170
상기 ··· 172
현기증 ····································· 174
이명(耳鳴) ······························· 176
시력 감퇴 ································ 178
구내염 ····································· 180
치주염 ····································· 182
부비강염 ································· 184
여드름, 거친 피부 ··················· 186
동계(動悸:심장의 두근거림) ······ 188
정서불안, 우울증 ···················· 190
아토피성 피부염 ······················ 192
피부의 가려움증 ······················ 194
암치료 보조 ···························· 196

한방의 기본을 알아보자

중요한 생약 찾아보기 ······················ 198
중요한 한방약 찾아보기 ··················· 203

걱정이 되는 부분

증상별 찾아보기　　　　　　　　　　　　　　　　INDEX

걱정이 되는 증상·고통의 원인과 대책을 지금 바로 체크하라!

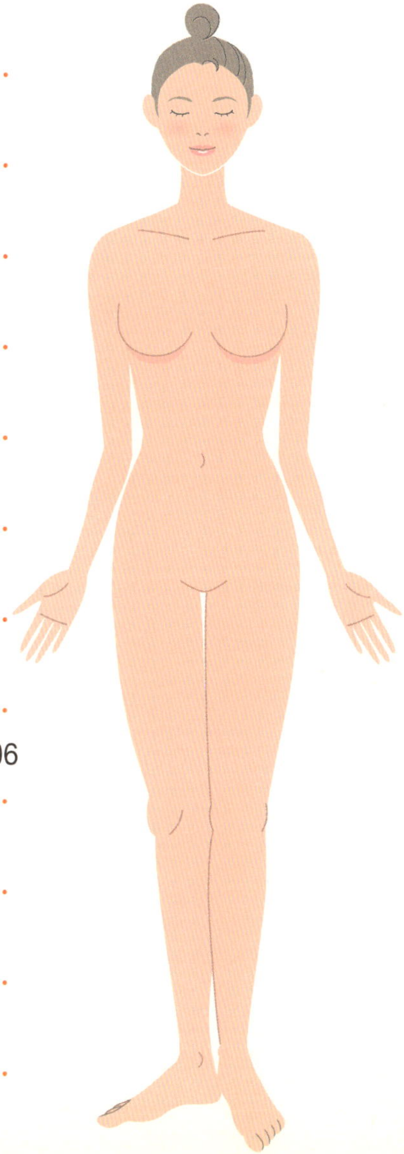

감기 →p60

숙취 →p76

고혈압 →p94

저혈압 →p96

당뇨병 →p98

허약 체질 →p100

비만 →p104

너무 마르는 증상 →p106

빈혈 →p108

만성피로 →p110

식은땀 →p112

불면증 →p114

부종[잘 붓는 증상] →p116

노화 예방 →p120

정력 감퇴 →p124

관절 류머티즘 →p142

갱년기 장애 →p160

발열 →p170

신경불안, 우울증 →p190

아토피성 피부염 →p192

피부의 가려움증 →p194

암치료 보조 →p196

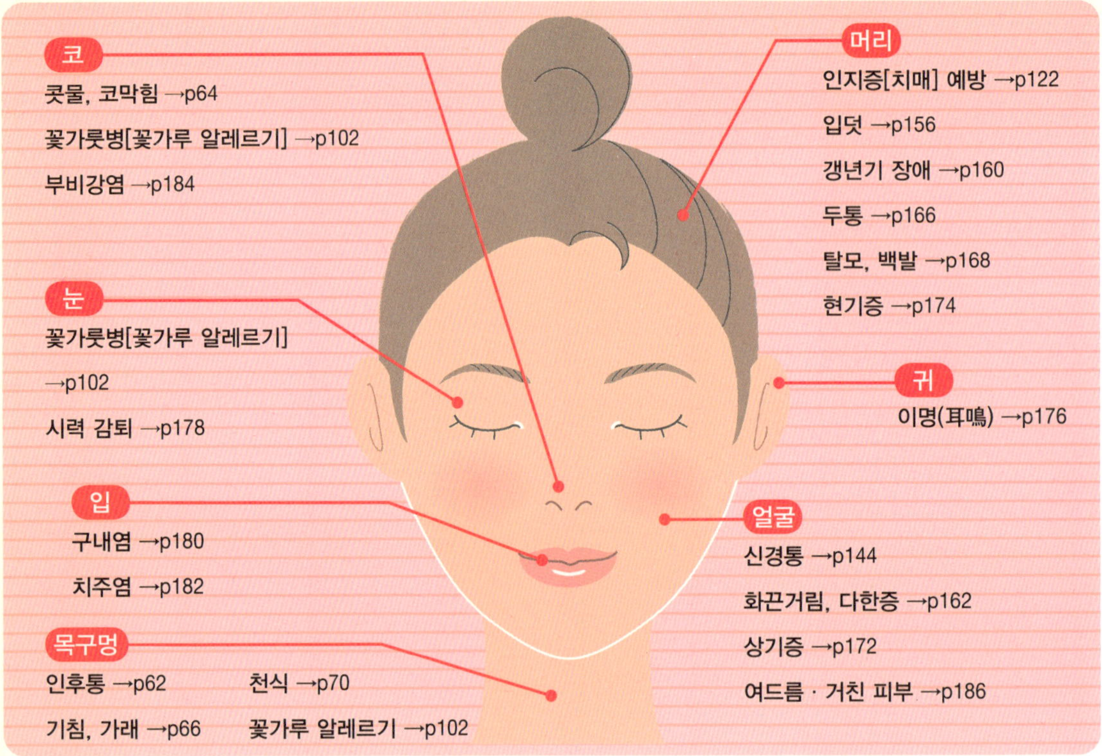

코
콧물, 코막힘 →p64
꽃가룻병[꽃가루 알레르기] →p102
부비강염 →p184

머리
인지증[치매] 예방 →p122
입덧 →p156
갱년기 장애 →p160
두통 →p166
탈모, 백발 →p168
현기증 →p174

눈
꽃가룻병[꽃가루 알레르기] →p102
시력 감퇴 →p178

귀
이명(耳鳴) →p176

입
구내염 →p180
치주염 →p182

얼굴
신경통 →p144
화끈거림, 다한증 →p162
상기증 →p172
여드름·거친 피부 →p186

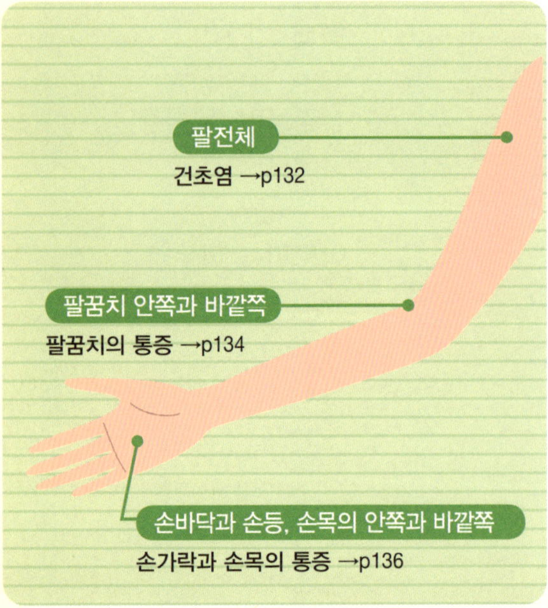

목구멍
인후통 →p62
기침, 가래 →p66
천식 →p70
꽃가루 알레르기 →p102

팔전체
건초염 →p132

팔꿈치 안쪽과 바깥쪽
팔꿈치의 통증 →p134

손바닥과 손등, 손목의 안쪽과 바깥쪽
손가락과 손목의 통증 →p136

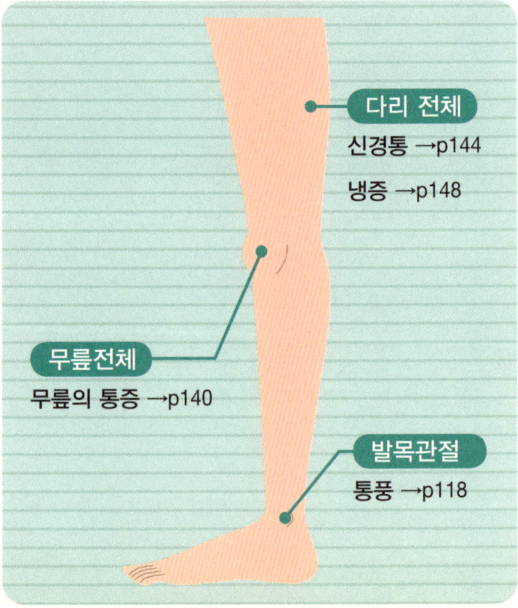

다리 전체
신경통 →p144
냉증 →p148

무릎전체
무릎의 통증 →p140

발목관절
통풍 →p118

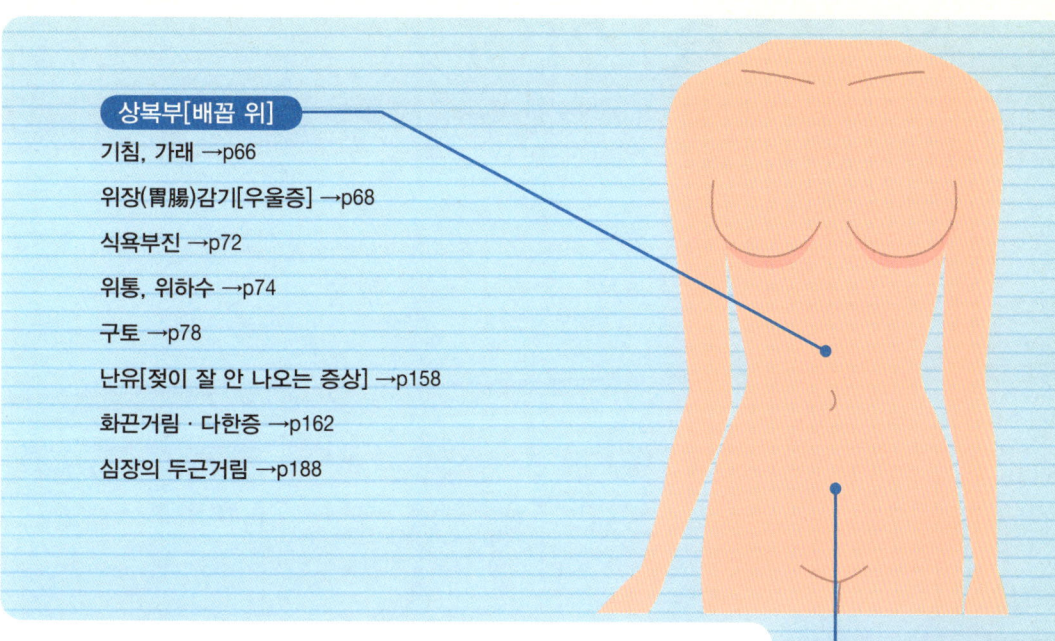

상복부[배꼽 위]
기침, 가래 →p66
위장(胃腸)감기[우울증] →p68
식욕부진 →p72
위통, 위하수 →p74
구토 →p78
난유[젖이 잘 안 나오는 증상] →p158
화끈거림·다한증 →p162
심장의 두근거림 →p188

하복부[배꼽 아래]
위장감기[우울증] →p68
설사 →p80
변비 →p82
방광염 →p86
빈뇨증 →p88
배뇨 장애 →p90
당뇨병 →p98
냉증 →p148
생리통, 생리불순 →p150
불임 →p152
유산, 조산 방지 →p154
심장의 두근거림 →p188

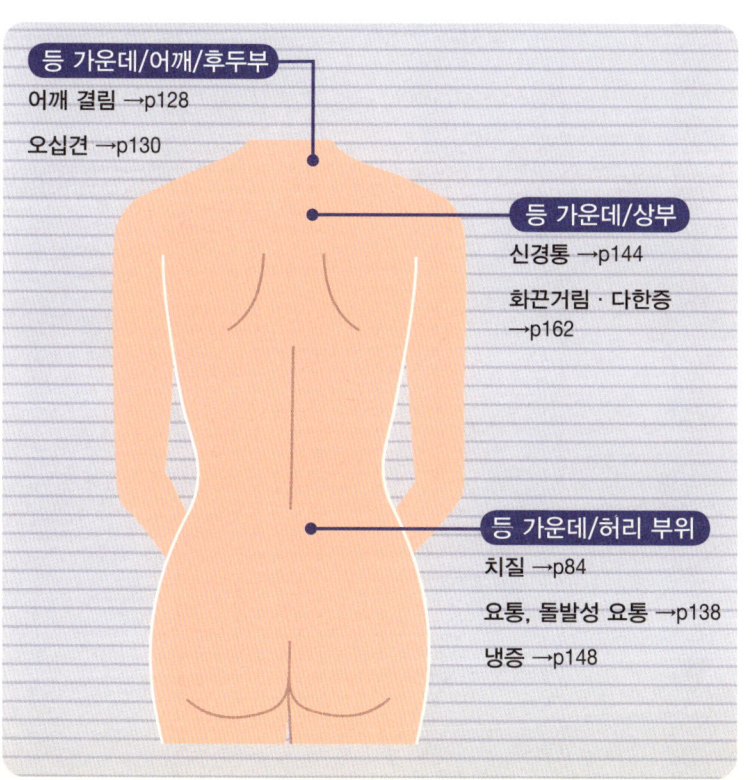

등 가운데/어깨/후두부
어깨 결림 →p128
오십견 →p130

등 가운데/상부
신경통 →p144
화끈거림·다한증 →p162

등 가운데/허리 부위
치질 →p84
요통, 돌발성 요통 →p138
냉증 →p148

중요한 혈(穴) 자리

증상별 찾아보기

INDEX

기(氣)가 통하는 길 가운데 있는 혈(穴)자리는 기의 정체 현상이 드러나는 곳이다.
그러므로 치료하는 부위가 되기도 한다.

백회(百會)

정수리

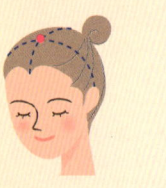

콧물, 코막힘 [p64], 숙취 [p76], 변비 [p82], 치질 [p84], 고혈압 [p94], 저혈압 [p96], 비만 [p104], 과수증(지나치게 마르는 증상)[p106], 불면증 [p114], 노화 예방 [p120], 인지증 [p 치매] 예방 [p122], 신경통 [p144], 갱년기 장애 [p160], 화끈거림, 다한증(땀을 많이 흘리는 증상)[p162], 두통 [p166], 탈모, 백발 [p168], 상기증 [p172], 현기증 [p174], 동계 [p 심장의 두근거림][p188], 정서불안, 우울증 [p190]

영향(迎香)

콧날 중앙 바로 옆으로 패인 부분

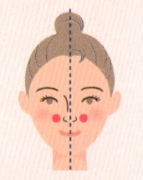

콧물, 코막힘 [p164]

태양(太陽)

눈초리와 눈썹의 바깥쪽 중앙에서 엄지손가락 폭만큼 뒤쪽으로 패인 곳

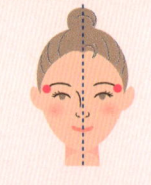

시력 감퇴 [p178]

전중(膻中)

양쪽 유두를 이은 선의 중앙

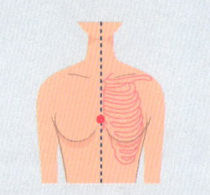

인후통 [p62]

상성(上星)

이마 중앙의 머리카락이 자라는 선에서 엄지손가락 폭만큼 위의 곳

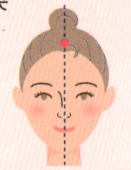

콧물, 코막힘 [p64], 꽃가루 알레르기 [p102], 부비강염 [p184]

이문(耳門)

귓불 앞쪽의 약간 위쪽으로 패인 곳

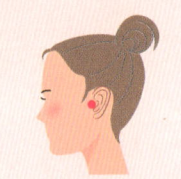

이명 [p176]

천주(天柱)

후두부 중앙의 머리카락 자라는 선 양쪽에 있는 두꺼운 근육의 바로 바깥쪽

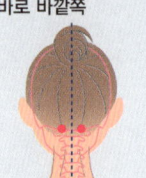

감기 [p60], 고혈압 [p94], 인지증 예방 [p122], 현기증 [p174], 부비강염 [p184]

정명(睛明)

눈두덩에서 코 쪽으로 약간 내려간 곳

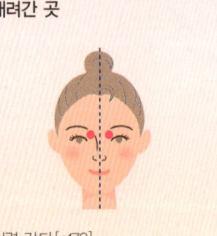

시력 감퇴 [p178]

총회(聰會)

귓불 앞쪽에서 약간 아래쪽으로 패인 곳

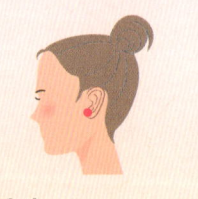

이명 [176]

풍지(風池)

귀 뒤쪽 돌기 모양의 뼈와 후두부 중앙의 두꺼운 근육 사이, 머리카락이 자라는 경계선

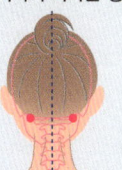

감기 [p60], 신경통 [p144], 두통 [p166], 부비강염 [p184]

중완(中脘)

배꼽과 명치의 중간

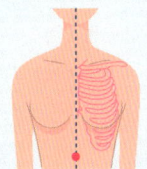

식욕부진 [p72], 입덧 [p156], 구내염 [p180]

유문(幽門)

배꼽위로 6치, 인체 앞쪽의 정중앙선에서 0.5치 떨어진 곳에 있음

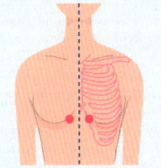

인후통 [p62]

중극(中極)

배꼽에서 손가락 6개 폭 아래, 복부 정중앙선에 있음

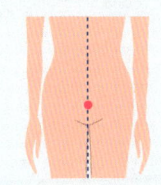

방광염 [p86], 빈뇨증 [p88], 배뇨장애 [p90], 유산, 조산 방지 [p154]

비유(脾俞)

견갑골 아래쪽을 연결한 선상에 있는 등뼈로부터 아래로 4번째 등뼈의 양쪽에 있음

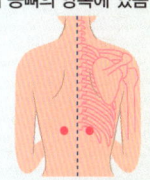

식욕부진 [p72], 설사 [p80], 당뇨병 [p98], 허약 체질 [p100], 과수증(지나치게 마르는 증상)[p106], 만성피로 [p110], 심장의 두근거림 [p188], 암치료 보조 [p196]

견정(肩井)

어깨 가운데 가장 불룩하게 솟은 부분

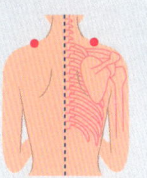

감기 [p60], 콧물, 코막힘 [p64], 천식 [p70], 숙취 [p76], 고혈압 [p94], 저혈압 [p96], 어깨 결림 [p128], 오십견 [p130], 건초염 [p132], 팔꿈치의 통증 [p134], 난유증 (p 젖이 잘 안 나오는 증상)[p158], 두통 [p166], 탈모, 백발 [p168], 현기증 [p174], 심장의 두근거림 [p188], 신경불안, 우울함 [p190]

수분(水分)

배꼽 바로 위쪽으로 엄지손가락 폭만큼 위에 있는 곳

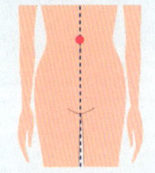

식은땀 [p112], 통풍 [p118], 현기증 [p174]

대횡(大橫)

배꼽에서 양쪽으로 다섯 손가락 폭만큼 옆에 있음

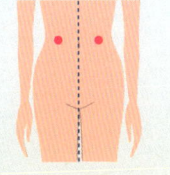

변비 [p82]

신주(身柱)

목을 아래로 숙일 때 가장 돌출된 목뼈로부터 아래로 3번째 등뼈가 있는 곳

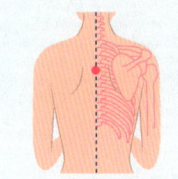

기침, 가래 [p66], 천식 [p70], 허약 체질 [p100], 꽃가루 알레르기 [p102], 식은땀 [p112]

폐유(肺俞)

목을 아래로 숙일 때 가장 돌출된 목뼈로부터 아래로 3번째 등뼈의 양옆에 있음

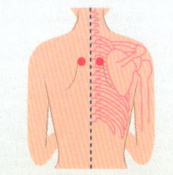

기침, 가래 [p66], 천식 [p70], 허약 체질 [p100], 신경통 [p144]

격유(膈俞)

견갑골의 아래쪽을 연결한 선상에 있는 등뼈의 양옆에 있음

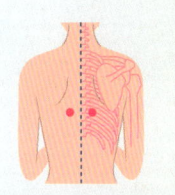

신경통 [p144]

간유(肝俞)

견갑골의 아래쪽을 연결한 선상에 있는 등뼈로부터 아래로 2번째 등뼈의 양옆에 있음

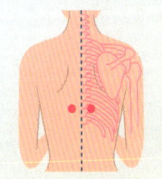

비만 [p104], 통풍 [p118]

궐음유(厥陰兪)

목을 아래로 숙일 때 가장 돌출된 목뼈로부터 아래로 4번째 등뼈의 양옆

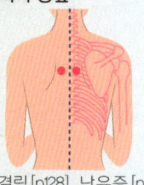

어깨 결림 [p128], 난유증 [p 젖이 잘 안 나오는 증상][p158]

심유(心兪)

견갑골의 밑부분을 연결한 선상에 있는 등뼈로부터 위로 2번째 등뼈의 양옆

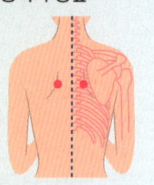

신경통 [p144]

대추(大椎)

목을 아래로 숙일 때 가장 돌출되는 목뼈의 바로 아래로 패인 곳

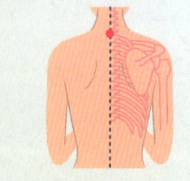

어깨 결림 [p128]

위유(胃兪)

견갑골의 밑부분을 연결한 선상에 있는 등뼈로부터 아래로 5번째 등뼈의 양옆

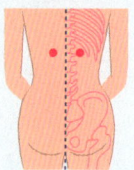

식욕부진 [p72], 설사 [p80], 당뇨병 [p98], 허약 체질 [p100], 과수증(지나치게 마르는 증상)[p106], 만성피로 [p110], 암치료 보조 [p196]

삼초유(三焦兪)

견갑골의 밑부분을 연결한 선상에 있는 등뼈로부터 아래로 6번째 등뼈의 양옆

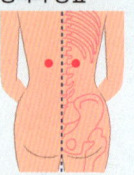

당뇨병 [p98], 과수증(지나치게 마르는 증상)[p106], 불임 [p152]

소장유(小腸兪)

양쪽 골반의 윗부분을 연결한 선상의 등뼈의 아래, 선골의 위에서 첫 번째와 두 번째 돌기 사이의 양옆

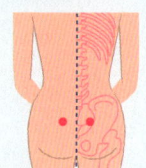

정력 감퇴 [p124], 관절 류머티즘 [p142], 신경통 [p144], 불임 [p152]

신유(腎兪)

골반의 윗부분을 연결한 선상에 있는 등뼈에서 위로 2번째 등뼈의 양옆

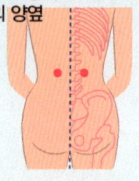

빈뇨증 [p88], 노화 예방 [p120], 정력 감퇴 [p124], 현기증 [p174]

방광유(膀胱兪)

골반 윗부분을 연결한 선상에 있는 등뼈의 아래, 선골 위에서 둘째와 셋째 돌기 사이의 양옆

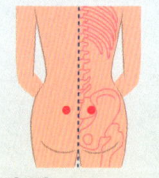

방광염 [p86]

혈해(血海)

무릎뼈 위의 안쪽 허벅지에서 손가락 3개 폭만큼 위에 있는 곳

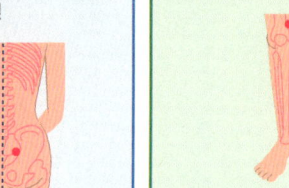

빈혈 [p108], 생리통, 생리불순 [p158], 불임 [p152], 여드름, 거친 피부 [p186]

족삼리(足三里)

무릎 앞쪽 접시 모양의 뼈[슬개골]의 바깥쪽 바로 아래 오목하게 들어간 부분에서 바깥쪽 복사뼈로 이어지는 선을 중지만큼 내려간 곳

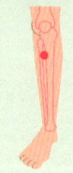

식욕부진 [p72], 위통, 위하수 [p74], 구토 [p78], 당뇨병 [p98], 빈혈 [p108], 만성피로 [p110], 식은땀 [p112], 부종 [p116], 노화 예방 [p120], 냉증 [p148], 부비강염 [p184], 암치료 보조 [p196]

슬안(膝眼)	삼음교(三陰交)	행간(行間)	중봉(中封)
무릎을 직각으로 구부렸을 때 튀어나온 무릎뼈의 아랫부분 양옆으로 패인 곳	안쪽 복사뼈에서 위로 손가락 4개 폭만큼 올라간 곳 뼈의 바로 옆	발등 쪽 첫째와 둘째 발가락이 갈라지는 부분	안쪽 복사뼈 앞쪽의 움푹 팬 곳
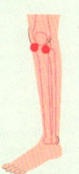	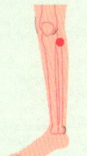	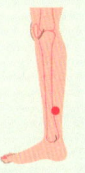	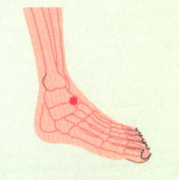
무릎의 통증 [p140]		시력 감퇴 [p178]	생리통, 생리불순 [p150]

양릉천(陽陵泉)		태충(太衝)	연곡(然谷)
무릎 바깥쪽 아래에 있는 큰 뼈의 바로 아래		엄지발가락과 둘째발가락 사이 갈라지는 곳에서 발목 쪽으로 뼈에 닿는 곳	안쪽 복사뼈에서 엄지손가락 폭만큼 앞쪽으로 붙은 돌출된 뼈의 바로 아래
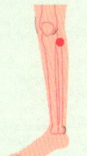	빈혈 [p108], 부종 [p116], 통풍 [p118], 노화 예방 [p120], 냉증 [p148], 생리통, 생리불순 [p150], 불임 [p152], 유산 및 조산 방지 [p154], 여드름, 거친 피부 [p186]	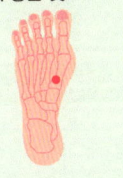	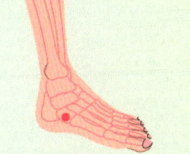
위통 및 위하수 [p74], 무릎의 통증 [p140], 입덧 [p156]		설사 [p80], 통풍 [p118], 냉증 [p148]	배뇨 장애 [p90], 유산, 조산 방지 [p154]

음릉천(陰陵泉)	곡천(曲泉)	내정(內庭)	수천(水泉)
안쪽 복사뼈에서 정강이뼈의 안쪽을 돌아가면 맞붙어 있는 무릎 아래로 튀어나온 부분의 아래쪽	무릎을 구부렸을 때 생기는 오금의 주름 안쪽 끝	발등 쪽 둘째와 셋째 발가락 사이의 갈라지는 곳	안쪽 복사뼈의 가장 위쪽과 발꿈치의 끝을 연결한 선의 중간
	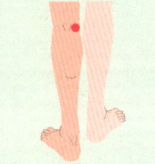	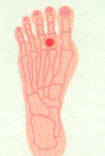	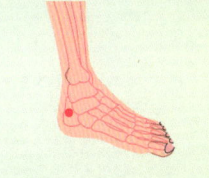
	정력 감퇴 [p124], 무릎의 통증 [p140]	콧물, 코막힘 [p64], 위통, 위하수 [p74], 구내염 [p180], 여드름, 거친 피부 [p186]	시력 감퇴 [p178]

	승산(承山)	여태(厲兌)	태곡(太谿)
	아킬레스건 윗부분에 있는 장딴지의 중앙, 근육이 나누어지는 곳	둘째발가락 발톱의 뿌리 아래와 셋째 발가락이 닿는 곳	안쪽 복사뼈와 아킬레스건 사이
	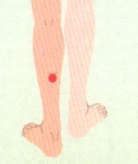	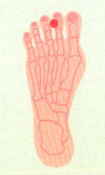	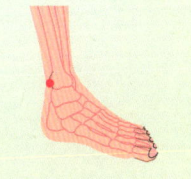
설사 [p80], 방광염 [p86], 배뇨 장애 [p90], 요통, 돌발성 요통 [p138], 무릎의 통증 [p140]	치질 [p84], 요통, 돌발성 요통 [p138]	여드름, 거친 피부 [p186]	요통, 돌발성요통 [p138]

실면혈(失眠穴)

발꿈치의 중앙

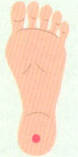

불면증 [p114], 갱년기 장애 [p160]

공최(孔最)

팔의 안쪽, 팔꿈치 주름에서 엄지손가락 쪽으로 손가락 4폭만큼 손목 쪽으로 다가간 곳

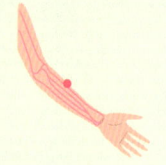

목의 통증 [p62], 치질 [p84], 난유증 [p158], 구내염 [p180]

신문(神門)

손목, 손바닥 쪽 주름의 새끼손가락 쪽 끝, 누르면 푹 꺼지는 근육 안쪽

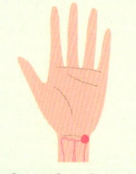

변비 [p82], 입덧 [p156]

소상(少商)

엄지손가락 손톱의 뿌리 아래 바깥쪽 바로 옆

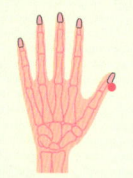

목의 통증 [p62]

용천(湧泉)

발바닥 중앙 앞부분에서 패인 부분

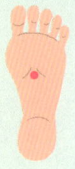

숙취 [p76], 고혈압 [p94], 불면증 [p114], 부종 [p116], 인지증 예방 [p122], 냉증 [p148], 갱년기 장애 [p160], 화끈거림, 다한증 [p162], 탈모, 백발 [p168], 상기증 [p172], 심장 두근거림 [p188]

수삼리(手三里)

팔의 바깥쪽, 팔꿈치를 구부릴 때 생기는 주름에서 엄지손가락 쪽 끝에서 손목을 향하여 손가락 3폭만큼 지난 곳

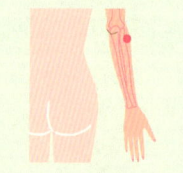

숙취 [p76], 구토 [p78]

노궁(勞宮)

손바닥을 위로 하고 주먹을 쥐었을 때 중지와 무명지가 누르는 곳

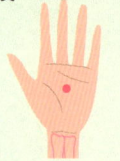

비만 [p104], 불면증 [p114], 갱년기 장애 [p160], 상기증 [p172], 심장의 두근거림 [p188], 정서불안, 우울증 [p190]

양지(陽池)

손등 쪽 손목 주름의 중앙

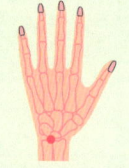

비만 [p104], 빈혈 [p108], 노화 예방 [p120], 암치료 보조 [p196]

중저(中渚)

손등 쪽 새끼손가락과 약지의 갈라진 뿌리인 관절 사이의 손목 근처

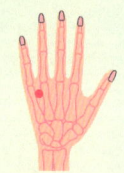

이명 [p176]

합곡(合谷)

손등 쪽에서 손목을 향하여 엄지손가락과 검지의 사이를 누르면서 더듬으면 뼈가 맞붙은 곳의 검지 쪽

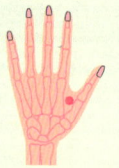

콧물, 코막힘 [p64], 숙취 [p76], 구토 [p78], 꽃가룻병 [p102], 부종 [p116], 여드름, 거친 피부 [p186]

지정(支正)

전완부의 새끼손가락 쪽의 뼈 위, 손목과 팔꿈치의 거의 중앙 부분과 손목 근처

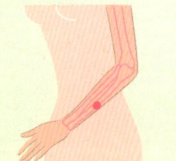

어깨 결림 [p128]

경거(經渠)

손목, 손바닥 쪽의 주름에서 엄지손가락 1개 폭의 아래에 맥박을 느끼는 부분

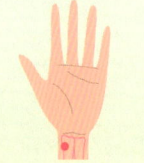

기침, 가래 [p66]

아시혈(阿是穴)

특정한 부위가 아니라, 환부 근처를 눌러보았을 때 통증이나 기분 좋은 느낌이 있는 곳의 경혈

손가락, 손목의 통증 [p136], 관절 류머티즘 [p142]

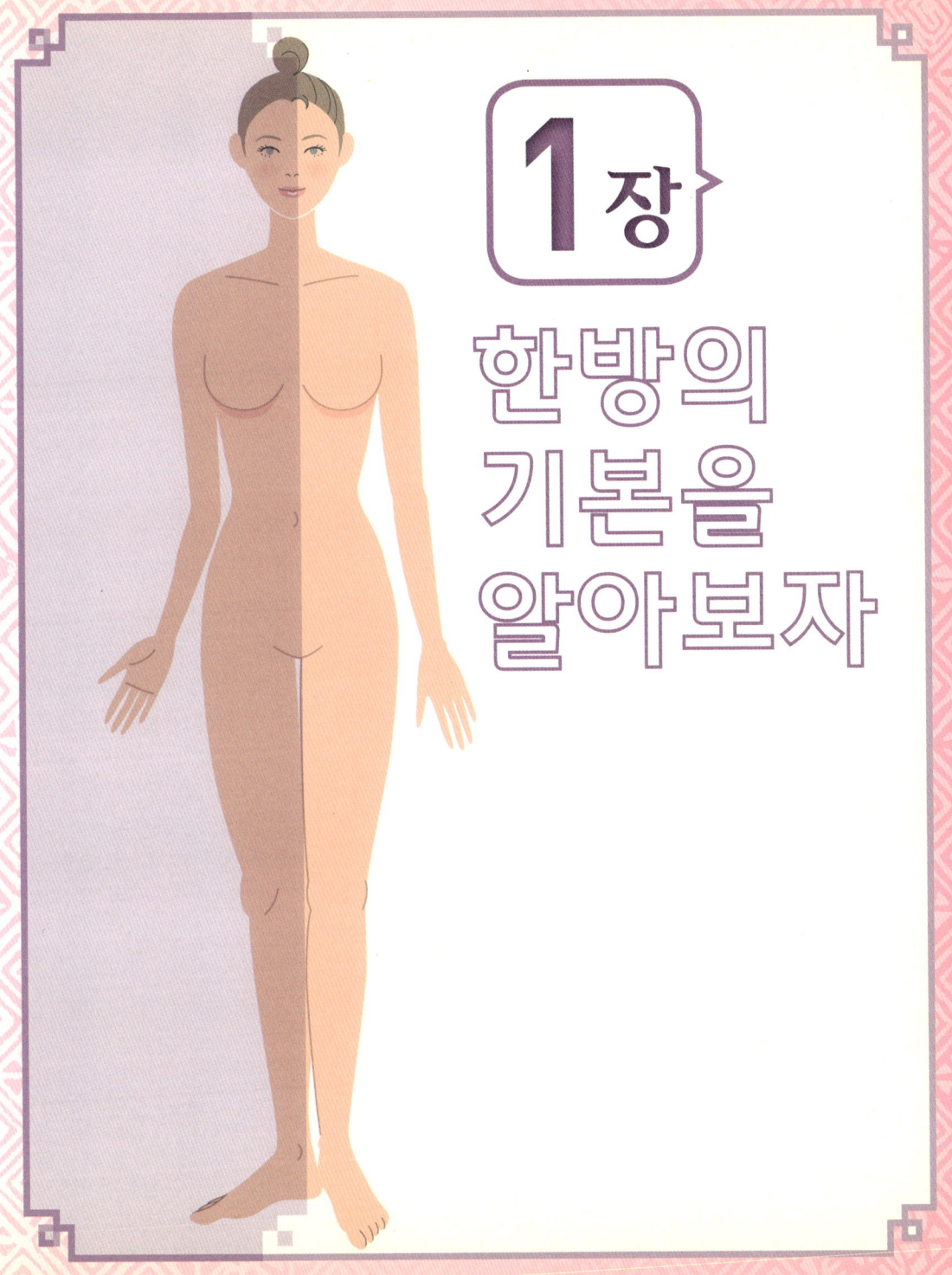

1장
한방의 기본을 알아보자

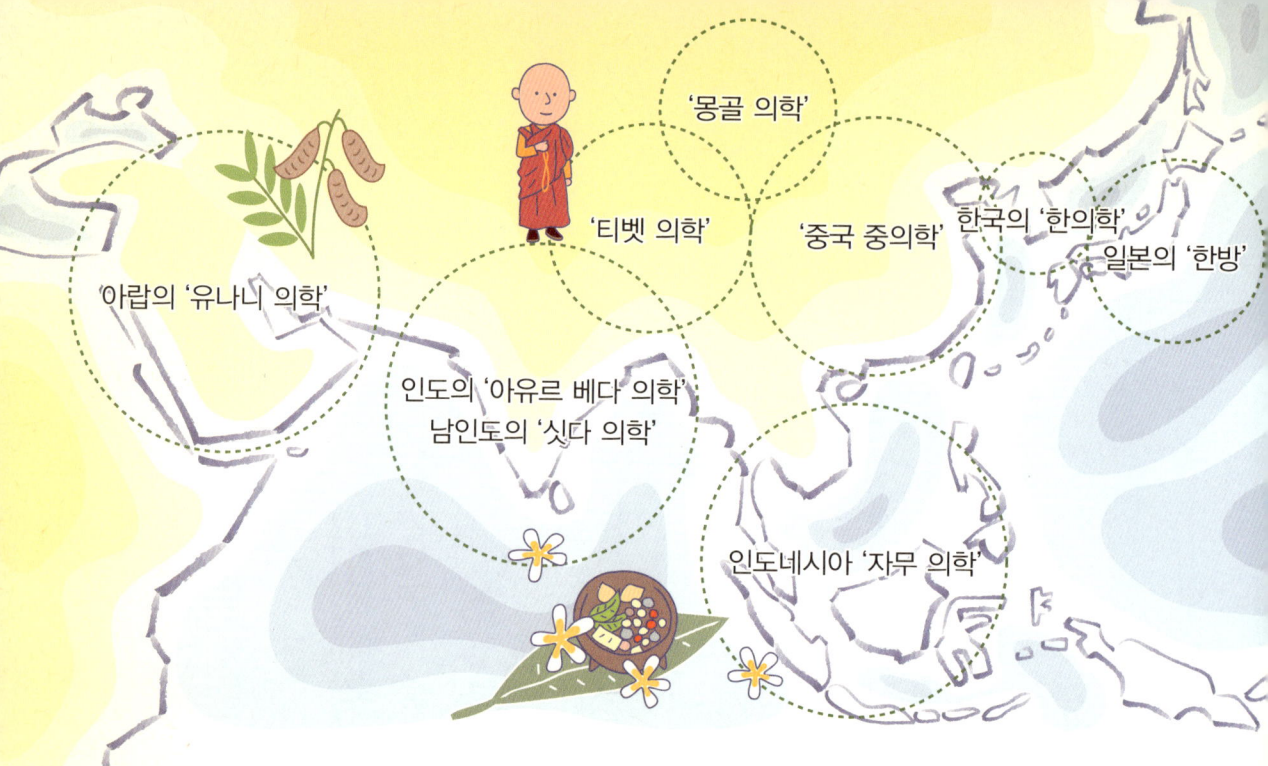

일본에서 독자적으로 발달한 동양의학

　동양의학(東洋醫學)이라면 엄밀하게는 아라비아 반도의 동쪽에 존재하는 의학 전부를 말한다. 이것은 아랍의 '유나니 의학', 인도의 '아유르 베다 의학', 남인도의 '싯다 의학', 인도네시아의 '자무 의학', '티벳 의학', 중국의 '중의학', '몽골 의학', 한국의 '한의학', 일본 '한방'까지를 포함하는 것이다. 그리고 중국의 2천 수백 년에 걸친 전통 의학을 배경으로 탄생된 것이 중의학[중국], 한의학[한국]과 일본한방이다. 이 책의 각론에서 언급되는 '동양의학'은 일본에서 독자적으로 발달하여 주류를 이룬 '일본한방'이란 것을 주로 가리킨다.[*역자주: 중의학과 한국의 한의학, 일본한방은 공통적인 고전 체계를 바탕으로 하므로 의학 체계도 대체로 비슷하다. 따라서 여기서 말하는 '동양의학'은 일본한방만이지만, 동양 3국의 의학체계를 아울러 말하는 것으로 이해해도 무방할 것이다.]
　한방은 이른바 한약에 의한 치료법만이 아니라 경혈을 침과 뜸으로 자극하는 '침구', 경혈과 경락을 손으로 주무르거나 누르거나 하는 '안마', 기공의 원조인 '도인', 음식으로 병의 예방과 치료를 하는 '식이요법' 등을 포함한 의학이다.

　일본의 동양의학[한방]은 2천 년 전에 중국에서 탄생된 것이 약 6백 년 전에 전해져, 독자적으로 발달하고 메이지 시대까지 일본 의학의 주역을 담당해왔다.
　그런데 메이지 시대에 일본 정부는 돌연 그때까지 없었던 의술개업 시험을 실시하면서 의사면허규칙을 제정하였는데, 그 시험에는 일본의 전통적 의학[동양]이 아닌 서양의학만을 채택하였다. 이 때문에 의사가 되려면 먼저 서양의학을 공부하지 않으면 안 되었고, 서양의학을 공부해서 국가시험을 거쳐 의사가 된 후에 한방을 하는 것은 자유였다. 즉 의사가 되지 않으면 한방 진료는 할 수 없도록 만든

동양의학이란?

1장 한방의 기본을 알아보자

한방평화당 약국 운영, 요코하마 약과대학 객원교수
네모토 유키오[根本幸夫]

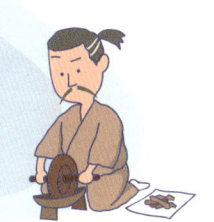

것이다. 그때부터 동양의학을 배우는 사람이 급격히 감소하게 되었고 자연 쇠퇴의 길을 걷게 되었다 [이는 한국에서도 마찬가지라고 할 수 있다].

그러다가 근래에 들어 세균성 질환보다는 생활습관에서 생기는 병 등이 주목을 받게 되었고, 이로 인해 동양의학이 재조명된 것은 독자 여러분이 주지하는 바와 같다.

21세기에 이르러 과학의 발달로 엄청난 발전이 있었지만, 그럼에도 불구하고 동양의학 분야에 있어서는 아직까지 알려지지 않은 것이 많다. 예를 들어, 침구치료에서 시술하는 경혈과 경락의 경우, 치료 성과는 높아지고 있음에도 그 실체는 아직 명확하게 밝혀지지 않은 부분이 많다. 한방 처방의 경우, 세 가지 이상의 생약을 배합했을 때 현재의 과학기술로는 아직도 완벽하게 그 성분을 분석해 내지 못하고 있는 실정이며, 최근에 들어서 경혈과 경락에 대한 연구가 활발하게 진행되고 있지만 명확히 밝혀지기에는 아직도 시간이 필요한 것이다.

고대 중국에서 탄생한 동양의학은 2천 년에 걸친 기나긴 역사가 있다. 동양의학은 서양의학적 검사 방법 등으로는 제대로 밝혀내지 못하는 것들을 오로지 환자의 자각증상이나 신체 접촉을 통하여 질병을 찾아내 왔다. 그 결과 오랜 경험의 축적과 개인을 중시하는 역사상 좀처럼 보기 드문 독특한 의학이 탄생되었다. 그렇게 얻은 경험의 축적은 고대의 우주적 자연관인 '음양론'(→p.36)과 '오행설'(→p.18)에 의해 체계화되었고 현재까지 전해져온 것이다.

동양의학의 특질을 정리해보면, 진찰은 자각증상을 중시하고, 따라서 개인차를 중시하는 의학이며, 치료는 몸 전체의 조화를 꾀하면서 생약과 침구, 안마, 식사[藥膳: 약재를 넣어 조리한 음식], 운동법[기공 등]을 이용해서 치료하는 것이다.

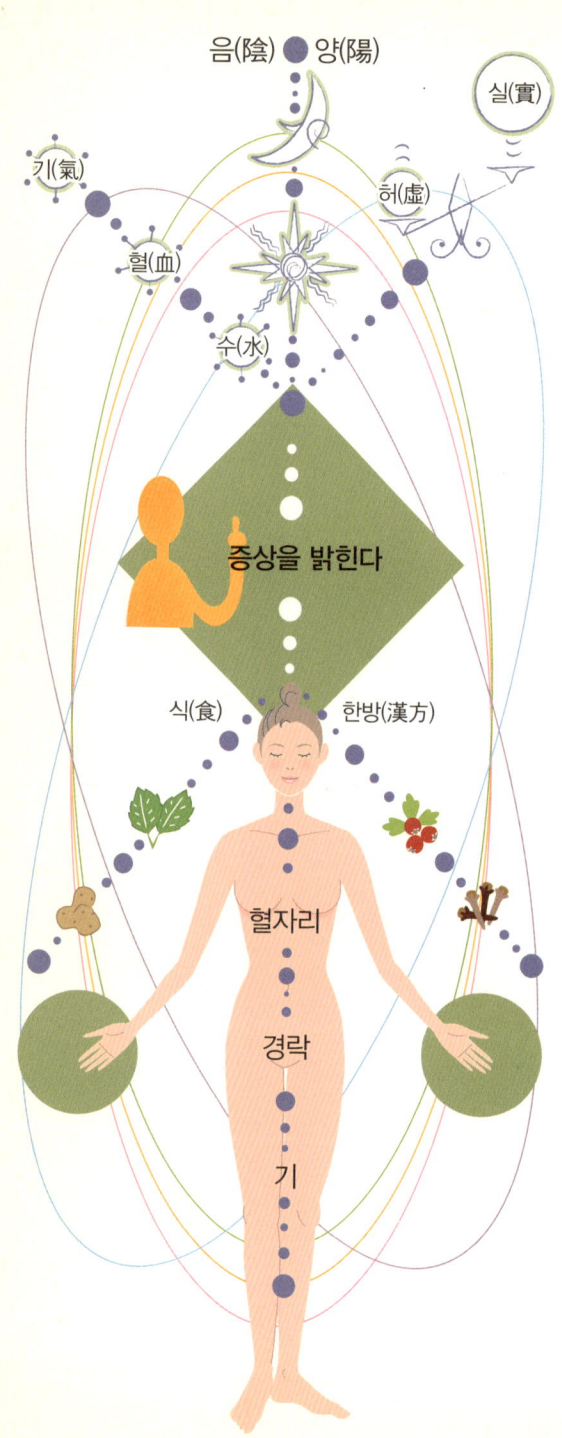

'중의학'과의 차이

일본으로 전래된 동양의학은 에도시대의 쇄국(鎖國)을 거치면서 중국과는 다른 방식으로 발전을 이루게 되었다. 에도시대 이전에는 일본의 의학자가 중국에 유학을 가서 새로운 의학을 배워 와 일본에 전했다.

무로마치[室町]시대 중기에 명나라로 건너간 다시로 산키[田代三喜]가 배운 의학은 제자인 마나세 도산[曲直瀨道三]에게 계승되었고, 후에 '후세방(後世方)'이라는 학파로 이어졌다.

그러나 쇄국 후 일본에서 동양의학이 독자적으로 발달하면서 동양의학의 고전인 「상한론(傷寒論)」을 중시하는 학파인 '고방(古方)'이 탄생한 후 동양의학의 주류를 담당해왔다.

메이지시대에 이르러 쇠퇴의 길을 걸었던 일본의 동양의학은 쇼와시대에 이르러 다시 부흥하는데, 그것은 고방파를 중심으로 하고 후세방파가 힘을 합쳐 만들어낸 '일본한방'이 되었다.

그러한 진찰·치료법은 '음양'(→p.36), [허실'(→p.38), '기·혈·수'(→p.40) 등의 기본 논리로 병의 상태와 진행을 분석하고, '증(証)'(→p.42)을 결정해서 처방을 내리는 것으로 '수증요법(隨証療法)'이라고 부른다.

한편, 중국에서는 1949년에 중화인민공화국이 탄생한 후 서양의학 관련 의사의 부족으로 인해 전통의학을 중시하고 중의학 양성에 힘을 쏟기 위해 북경·상해·광주·성도 등에 4개의 '중의학원'을 창설했다.

중의학은 「상한론」, 「금궤요략」뿐만 아니라 「천금방」, 「외태비요」 등의 역대 고전을 기반으로 음양론, 오행설, 장부경락설(臟腑經絡設), 온병학설[열병치료법] 등을 종합한 독자의 이론을 체계화했다. 그런데 국가의 요청에 응해 너무 서두르다보니 얼핏 이론적으로 완벽한 것처럼 보이지만 그 속에 많은 모순을 내포하고 있다. 본래는 발전과정이 다른 침구 이론과 탕약(湯藥)[한방약] 이론을 합체해 통일이론을 정리했기 때문이다. 결국 이러한 모순은 역사의 흐름 속에서 해소될 것으로 생각하지만 현 상태에서는 주의해야 한다.

중의학의 진찰·치료법은 '변증론치(弁証論治)'라는 방법으로 행해진다. 변증론치란 문진(問診), 망진(望診), 문진(聞診), 체진(切診)의 4진(→p.44)에서 8강[八綱: 음양(陰陽)·허실(虛実)·표리(表裏)·한열(寒熱)]을 가지고 증상을 분석해서 치료 방식을 결정하고 치료법과 처방을 선택해 가는 방법이다.

전문용어의 의미도 일본의 동양의학[한방]과 중의학은 약간 다르다. 중의학의 경우 일본의 동양의학과 비교했을 때 사용된 하루분의 약제량이 대체로 많아서 심지어 5~10배에 이르는 것도 있다. 또한 사용하는 침의 크기와 용법도 다르다. 일반적으로 중국 침은 일본 침에 비해 굵고 긴 것이 특징이다.

그러나 둘 다 넓은 의미에서 '동양의학'이란 것에는 차이가 없다. 이 책은 현재 일본의 주류인 동양의학[한방]에 대해 설명하고 있지만, 일본의 한방이건 중의학이건 그 장점과 결점을 잘 알고 공부하기를 바란다.

---

1) 달여서 마시는 한약

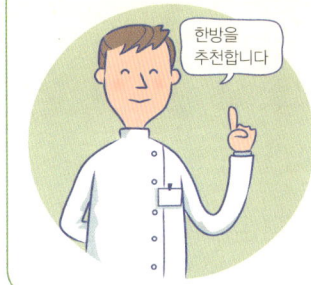

동양의학이 가장 뛰어난 질환

동양의학은 모든 병에 대응할 수 있지만 그중에서도 가장 뛰어난 분야가 있는데 요약하면 다음과 같다.
어떤 병을 확실히 치료하려면 동양의학과 서양의학의 각기 좋은 점을 이용하는 것이 가장 좋은 방법이다.

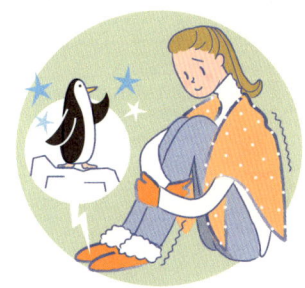

냉증, 부정수소(不定愁訴: 특별한 질병이나 아픈 데가 없는데 고통을 호소하는 것) 등 서양의학에서는 병이라고 인식하지 않는 것.

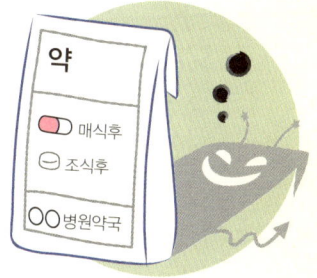

서양의학으로 치료할 때 부작용이 뚜렷하게 나타나는 질환.

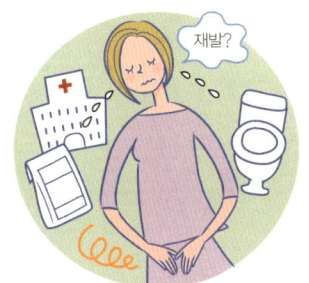

천식, 만성방광염 등 서양의학에서는 일시적으로 치료되더라도 재발하기 쉬운 질환.

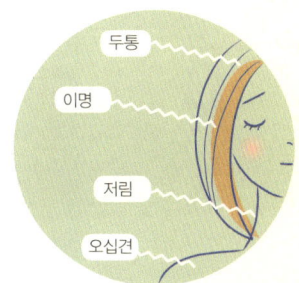

서양의학의 검사에서는 이상이 나타나지 않는데 분명히 자각증상이 있는 것

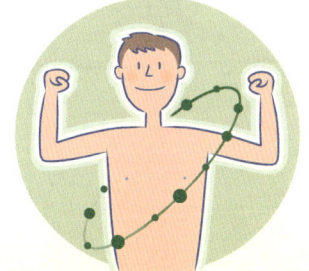

생활습관병, 갱년기장애와 같이 체질개선을 하지 않으면 안 되는 병.

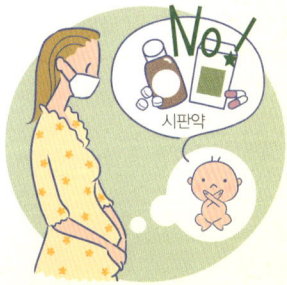

임신 중의 질환.

오행(五行)의 체계

만물이 '목(木)·화(火)·토(土)·금(金)·수(水)'의 다섯 가지 요소로 구성돼 있다고 하는 '오행설'은 중국 고대의 이론으로 인간의 신체에 대한 생리와 병리에도 잘 들어맞는다.

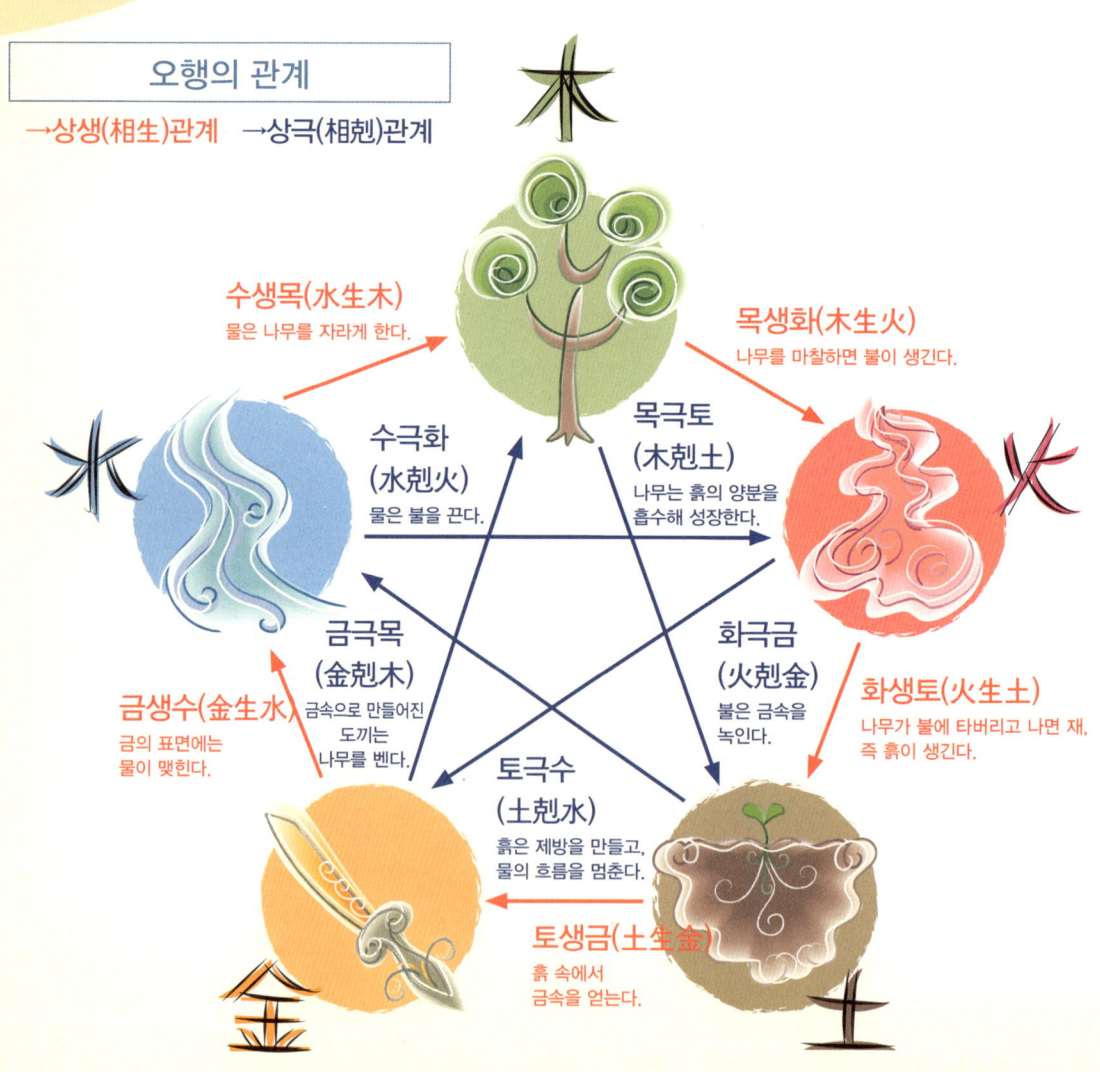

만물은 목(木)·화(火)·토(土)·금(金)·수(水)에 해당된다.

'오행설'은 중국 고대의 이론으로 이 세계에 존재하는 모든 것에 '목·화·토·금·수'라는 요소를 적용하고, 그것이 서로 돕거나 억제하고 합쳐지는 운동법칙이다.

오행은 각각 다음과 같은 요소를 가지고 있다.

또한 이들 상호 간에는 서로 도와주는 상생관계, 또는 서로 억제하는 상극관계가 있고, 인간의 신체와 병 치료에도 도움이 된다.

동양의학에서는 내장 중에서 가운데 부분이 가득 차 있는 주요한 간, 심장, 지라(脾), 폐, 콩팥 등의 5개 장기를 오장(五臟)이라고 한다. 여기서 지라는 비장(脾臟)이 아니라 췌장 기능을 가리킨다.

콩팥은 왼쪽을 '콩팥', 오른쪽을 '명문(命門: 이곳은 정기가 모여 있는 곳이며, 원기가 관계되는 곳으로서 바로 이곳에 남자의 정자가 들어 있으며, 여자의 탯줄이 들어 있는 곳)'이라 하고, 생식계 또는 내장 또는 내장 중 중신(中身), 즉 속이 비어 있는 담(쓸개), 소장, 위, 대장, 방광 등의 5개 장기를 오부(五腑)라고 하는데, 각각 오장과 1대 1의 관계가 있다.

명문을 일장(一臟)이라고 생각할 때는 그것에 대응하는 장부(臟腑)는 내장을 수납하는 흉강·복강의 전체[삼초(三焦)라고 한다]가 된다. 이것을 포함해서 '오장육부'라고도 한다. 또한 침구에서는 명문을 대신해서 심장의 외막[내포(內包)라고 한다]을 더해 육부로 한다.

오행을 장부에 적용하면 목(木)은 간·쓸개, 화(火)는 심장·소장, 토(土)는 췌장·위, 금(金)은 폐·대장, 수(水)는 콩팥·방광에 해당한다. 상생관계로 말하면, 간[木]의 기능은 심장[火]를 돕고, 마찬가지로 심장[火]은 췌장[土]을 돕는다. 그래서 간이 아프면 심장도 약하다.

또한 상극관계에서는 간[木]이 강하면 췌장[土]이 약하고, 췌장이 약하면 억제된 쪽의 콩팥[水]은 강해진다. 다만, 상극관계는 앞의 두 가지 심장[火]까지 영향을 주지는 않는다. 약해지는 것도 당구공이 부딪치는 것 같은 원리이다.

오행이란

목(木)
초목이 싹을 틔우고, 만물이 생장하는 봄을 상징한다.

화(火)
불이 타고 있는 모양으로, 만물이 생장하는 여름을 상징한다.

토(土)
만물을 기르는 대지를 의미하고, 4계절 모든 것과 관계가 있다.

금(金)
견고하고 예리한 금속을 의미하며, 가을의 수확을 나타낸다.

수(水)
흐르는 물을 나타내고, 땅 속에서 만물을 낳는 근원이 된다. 겨울을 상징한다.

1장 한방의 기본을 알아보자

오행(五行)과 신체와의 관계

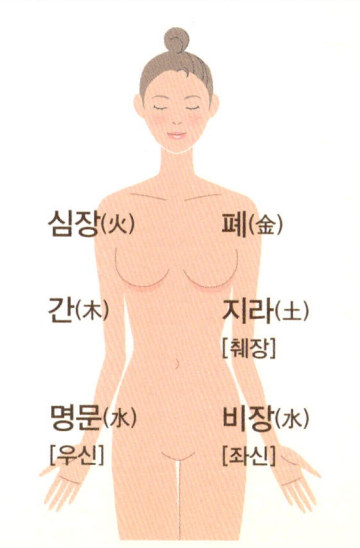

심장(火)   폐(金)

간(木)   지라(土)
         [췌장]

명문(水)   비장(水)
[우신]   [좌신]

오행관련표

오행을 만물에 적용, 정리한 것이 오행관련표이다.
표는 오장을 중심으로 정리되어 있는데, 오장이 아프면 피부색은 어떻게 되는지, 어떤 맛을 좋아하게 되는지, 그 오장을 튼튼하게 만드는 음식은 무엇인지 등등으로 구성되어 있다.

오행(五行)	나무[木]	불[火]	흙[土]	금[金]	수[水]
오장(五臟) 대응되는 장기	간(肝)	심장(心)	지라(脾) 비장 또는 췌장 부분	폐(肺)	신장(腎)
오부(五腑) 대응되는 장부	쓸개(膽)	소장(小腸)	위(胃)	대장(大腸)	방광(膀胱)
오계(五季) 병이 악화되기 쉬운 계절	봄	여름	지렁이 특히 여름철 지렁이	가을	겨울
오색(五色) 병들었을 때 피부색과 얼굴색	푸른색	붉은색	노란색	흰색	검은색
오미(五味) 병들었을 때 맛의 선호	신맛	쓴맛	단맛	매운맛	짠맛 단단한 걸 연화시키는 작용을 한다
오미작용(五味作用) 오미의 효과	수(收) 신맛은 근육을 긴장시키는 작용을 한다	견(堅) 쓴맛은 설사 등의 무른 변을 단단하게 만드는 작용을 한다	완(緩) 단맛은 긴장과 고통을 완화시키는 작용을 한다	산(散) 매운 것은 땀을 발산하는 작용을 한다	연(軟) '짠맛'은 딱딱한 것을 부드럽게 만드는 작용을 한다
오향(五香) 체취와 배설물의 악취	조(臊) 누린내	초(焦) 탄내가 난다	향기(香)	비린내 비릿하다	부(腐) 썩는 냄새가 난다
오주(五主) 오장이 관장하는 기관	기름 악취	혈맥(血脈)	단내(肌肉)	피부와 모발	뼈(骨)
오로(五勞) 오장을 병들게 하기 쉬운 동작	근육	시야 사물을 지나치게 직시하면 혈맥을 상하기 쉽다	앉기 지나치게 오래 앉아 있으면 위와 다리가 상하기 쉽다	눕기 지나치게 잠을 많이 자면 폐 기능이 약해질 수 있다	서있기 지나치게 오래 서 있으면 뼈와 허리와 신장이 상하기 쉽다
오규(五竅) 병이 나타나기 쉬운 곳	걸음 지나치게 걸으면 근육을 상하기 쉽다	혀 붉은색을 띠고, 약하면 혀가 마른다	입 구내염이나 구강염을 일으키기 쉽다	코 비염을 일으키기 쉽다	이음(二陰) 항문과 성기가 기운을 잃는다 귀(耳) 귀가 어두워지기 쉽다
오화(五華) 오장이 약할 때 증상이 잘 나타나는 곳	눈 쉽게 충혈된다	얼굴색 얼굴색이 붉어진다	입술 입술에 염증이 생기기 쉽다	체모 상배부와 이마의 체모가 짙어진다	머리카락 머리카락이 빠지고 백발이 되기 쉽다

오행(五行)	나무[木]	불[火]	흙[土]	금[金]	수[水]
오성(五聲) 오장이 약할 때 소리의 변화	손톱 손톱에 세로선이 나타나고 쉽게 부서진다	웃음 웃음에 힘이 없는 경우가 많다	노래 작은 소리로 무의식적으로 노래를 부른다	곡(哭) 자주 탄식하고, 울면서 소리 지른다	신(呻) 무의식적으로 신음소리를 내기 쉽다
오변(五變) 발병에 따른 오장의 변화	호흡 새 울음소리 또는 누군가를 부르는 것 같은 소리가 난다	여름 여름에 더위를 잘 탄다	홰(噦) 딸꾹질이 잘 난다	기침 기침을 하기 쉽다	률(慄) 두려워하는 일이 잦다
오병(五病) 오장이 아플 때 흔히 발생하는 병	손을 쥐는 모습 흥분했을 때 손을 꽉 쥐는 경우가 많다	트림 트림을 자주 한다	삼킴 침을 삼키는 경우가 많다	기침 기침을 하는 것이 경우가 많다	하품, 재채기 기지개를 자주 켠다
오액(五液) 오장이 아플 때 나타나는 분비액	눈물 화가 났을 때 눈물을 흘리며 참는 경우가 많다	땀 소량이라도 얼굴과 온몸에 땀을 자주 흘린다	군침 군침을 흘리는 경우가 많다	콧물 콧물이 나오는 경우가 많다	침 타액이 많아진다
오맥(五脉) 오장이 아플 때의 맥박 상태	현(弦) 세게 당긴다	구(鉤) 올 때는 강하고, 갈 때는 약하다	결대맥(結代脈) 부정맥과 관련, 맥이 고르지 못함	모(毛) 가볍고, 들뜨며, 가늘다	석(石) 가라앉아 딱딱하다
오지(五志) 오장이 아플 때 감정변화	노여움 쉽게 화를 낸다	기쁨 잘 웃는다	생각 괴로운 생각을 하는 경우가 많다	슬픔, 근심 슬픔과 근심이 있는 경우가 잦다	두려움(恐) 사물을 두려워하고 불안해하는 경우가 많다
오악(五惡) 병에 걸리기 쉬운 기후	풍 봄바람이 강할 때	열 더울 때	습도 습기가 많을 때	건조 몹시 건조할 때	한 추울 때
오음(五音) 오장이 아플 때 특징적 음계	각(角) 미의 소리	미(微) 소의 소리	궁(宮) 도의 소리	상(商) 레의 소리	우(羽) 라의 소리
오신(五神) 오장이 관장하는 정신 작용	혼(魂)	신(神)	의(意)	혼백(魄)	지(志)
오과(五果) 오장에 도움되는 과일	자두	은행	대추나무	복숭아	밤
오채(五菜) 오장에 도움되는 채소	부추	염교	아욱, 동규, 돌 김	파	콩잎 콩의 잎 부분
오곡(五穀) 오장에 도움되는 곡물	보리	기장, 수수	직 수수, 현미	벼	콩
오축(五畜) 오장에 도움되는 고기	닭	양	소	말	돼지

2) 백합과의 여러해살이풀로서 우리말로는 '염교'라고 한다.

오행(五行) 목(木)

 肝
 膽
春

목(木)에 상응하는 오장(五臟)은 [간], 오부(五腑)는 담간은 목(木)과 유사하고 무럭무럭 자라고 있는 상태가 바람직하다.
목(木)의 오계(五季)는 봄이며, 봄에는 간에 병이 자주 생긴다.

간(肝)
간 기능을 총괄하고, 중추신경의 기능에도 영향을 미친다
- 혈액을 저장하고, 순환시킨다
- 기의 운행을 관장한다

기능이 저하되면
- 안절부절못하고, 화를 내기 쉽고, 우울해진다
- 눈이 아프고, 충혈되며, 시력 감퇴, 피로감으로 안절부절못한다
- 정신적으로 불안해진다
- 근육이 굳고, 지각이 마비된다

담(膽)
담즙을 저장하고, 분비하며 소화를 돕는다
- 담즙을 저장한다
- 결단하는 영역을 관장한다

기능이 저하되면
- 소화불량을 일으킨다
- 결단력이 저하된다
- 안절부절못하고, 신경불안, 불면

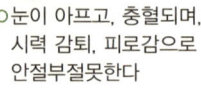

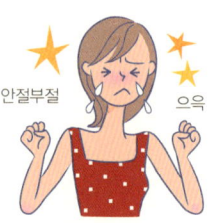
안절부절 / 으윽

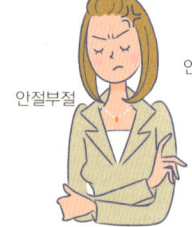
안절부절

대응하는 장기 오장 (五臟)	간(肝)
대응하는 장부 오부 (五腑)	쓸개(膽)
병이 악화되기 쉬운 계절 (五季)	봄에 간 기능에 이상이 생길 수 있다
병들었을 때의 피부색이나 얼굴색 (五色)	푸른색
병들었을 때의 좋아하는 맛 (五味)	신맛
신맛의 효과 (五味作用)	근육을 수축시키는 작용
체취와 배설물의 악취 (五香)	누린내
장기가 관장하는 기관 (五主)	근육
장기를 병들게 하는 동작 (五勞)	걷는 것(지나치게 걸으면 근육이 상하기 쉽다)
병이 나타나기 쉬운 곳 (五竅)	눈(충혈되기 쉽다)
장이 약해졌을 때 증상이 나타나기 쉬운 곳 (五華)	약해진다
장기가 약할 때 소리의 변화 (五聲)	부르는 것(새 울음소리 또는 누군가를 부르는 것 같은 소리가 난다)
장기에 병변이 나타남 (五變)	쥐다(흥분됐을 때 손을 쥐는 경우가 많다)(呼)
장기에 병 났을 때 자주 나타나는 병변 (五病)	강한 어조로 말을 잘한다
장기가 아플 때 생기는 분비액 (五液)	눈물(화가 났을 때 눈물을 흘리며 참는 경우가 많다)
장기가 아플 때의 맥 상태 (五脉)	현(弦:활의 현을 당기는 것 같은 맥)
장기가 아플 때의 감정변화 (五志)	노여움(화를 잘 낸다)
병에 걸리기 쉬운 기후 (五惡)	바람(봄바람이 강할 때)
장기가 아플 때의 특징적 음계 (五音)	각(미의 소리)
장기가 관장하는 정신 작용 (五神)	혼(魂)
장기에 도움되는 과일 (五果)	자두
장기에 도움되는 채소 (五菜)	부추
장기에 도움되는 곡물 (五穀)	보리
장기에 도움되는 고기 (五畜)	닭

간의 기능과 질환

오행(五行)의 목(木)은 오장(五臟)으로는 간, 오부(五腑)로는 담(膽)에 해당한다. 그런데 동양의학에서 말하는 장기(臟器)는 현대의학에서 말하는 내장과 명칭이 비슷하지만 그 역할은 전혀 다른 부분이 많기 때문에 주의해야 한다.

또한 중국 고대 오행설의 목(木)·화(火)·토(土)·금(金)·수(水)의 요소에 모든 장기가 그대로 일치하는 것은 아니다. 그중에 간은 목(木)의 성질과 매우 유사한 점을 가지고 있다.

간은 수목이 하늘을 향해 쑥쑥 자라는 것처럼, 기와 혈을 온몸으로 순환시키는 작용을 한다. 또한 온몸의 기 운동을 배변 작용도 하고 있다.

그러나 스트레스가 있으면 기의 운행이 원활하지 않게 되어, 안절부절못하며 화를 내게 되고, 우울해지고 시기하고 의심하는 마음까지 일어나게 된다.

오행설의 오계(五季)라고 하면, 목(木)은 봄에 해당한다. 봄은 '나무가 싹트는 때'여서 정서불안이 생기기 쉬운 계절로 간과 관계된 질환이 일어나기 쉽고, 기능이 균형을 잃기 쉽다고 한다.

간은 또한 피를 저장하는 장소이기도 하다. 간의 피가 부족하면 근육[3]이 굳어지고, 경련을 일으키면서 지각이 마비되는 현상이 일어난다.

오행설의 오규(五竅)에서 목(木)은 눈이기 때문에 간은 눈 기능과 관계가 깊은 장기이다. 간이 약해지면 눈이 아프고 충혈되며 피로해지고 건조해지며 시력이 감퇴한다.

담(膽)의 기능과 질환

담(쓸개)의 주된 기능은 담즙을 모아두는 것이고, 결단하는 영역을 관장한다. 담즙은 소화에 도움을 주는데, 담 기능이 저하되면 담즙의 분비력이 떨어져 소화불량을 일으킨다.

담은 결단력과 용기 관련 영역을 관장하기 때문에 담 기능이 정상이면 매사에 정확한 판단을 내릴 수 있다. 그러나 그 기능이 떨어지면 결단력과 실행력이 저하되고, 우물쭈물 결단을 내리지 못하는 상태에 머문다. 그밖에도 공포심이 강해지고 말을 전혀 하지 않는 등의 상태도 나타난다.

반대로, 담즙이 지나치게 많이 나오면 안절부절못하고 정서불안, 불안 등의 상태가 나타난다. '간담상조(肝膽相照)'란 말이 있는 것처럼, 담의 병은 간에 영향을 주기가 쉽고, 간의 병은 담에 영향을 주기가 쉬운 것이다.

---

[3] 오주(五主)의 목(木)은 근육.

오행(五行) 화(火)

夏 / 小腸 / 心

화(火)에 상응하는 오장은 [심장], 오부는 [소장]. 심장은 정신적인 기능을 통괄하고, 소장은 음식을 소화하며 영양분과 찌꺼기로 나누는 기능을 담당한다.

심(心)
순환기계와 중추 신경을 주관한다.
- 피를 둘러싸게 한다
- 정신을 통괄한다

기능이 저하되면
- 동계(動悸)
- 불면
- 가슴이 답답함
- 불안감
- 의식의 혼미

소장(小腸)
위로 소화된 음식물을 한층 더 소화해, 영양분은 남기고 찌꺼기로 나눈다.
- 소화 활동을 돕는다

기능이 저하되면
- 묽은변
- 설사
- 하복부의 아픔
- 뇨의 내밀기상

두근두근

파 꼬록 꼬록

대응하는 장기 (五臟)	심장(心)
대응하는 장부 (五腑)	소장(小腸)
병이 악화되기 쉬운 계절 (五季)	여름
병났을 때의 피부색이나 얼굴색 (五色)	붉은색
병났을 때 좋아하는 맛 (五味)	쓴맛
쓴맛의 작용 (五味作用)	견(堅:설사 등의 묽은 변을 단단하게 하는 작용)
체취와 배설물의 냄새 (五香)	타는 냄새
장기가 관장하는 기관 (五主)	혈맥
장기를 병나기 쉽게 하는 동작 (五勞)	보는 것(사물을 너무 오래 응시하면 혈맥이 상하기 쉽다)
병이 나타나기 쉬운 곳 (五竅)	혀(붉은색을 띠는데, 약해지면 혀가 말린다)
장기가 약해졌을 때 증상이 나타나기 쉬운 곳 (五華)	얼굴색(얼굴색이 붉어진다)
장기가 약할 때 소리의 변화 (五聲)	웃음(웃는데도 힘이 없는 경우가 많다)
장기의 병의 증상이 나타남 (五變)	근심(여름에 근심에 빠지기 쉽다)
장기에 병났을 때 자주 나타나는 병의 증상 (五病)	트림(트림을 자주 한다)
장기에 병났을 때 나타나는 분비액 (五液)	땀(대수롭지않은 일로 얼굴과 온몸에 땀을 흘리기 쉽다)
장기에 병났을 때의 맥의 상태 (五脈)	구(올 때도 약하고, 갈 때도 약한 맥)
장기에 병났을 때의 감정변화 (五志)	기쁨(잘 웃는다)
병에 걸리기 쉬운 기후 (五惡)/	더위(더운 때)
장기가 병들었을 때의 특징적 음계 (五音)	미(소의 소리)
장기가 관장하는 정신 작용 (五神)	신(神)
장기에 도움되는 과일 (五果)	은행
장기에 도움되는 채소 (五菜)	염교
장기에 도움되는 곡물 (五穀)	기장, 수수
장기에 도움되는 고기 (五畜)	양

심장의 기능과 질환

오행의 화(火)는 오장이라면 심장, 오부라면 소장에 해당한다.

심장의 주된 기능은 피를 순환시키는 것으로, 정신 활동 기능을 담당하고 있다.

심장은 '군주의 관, 오장의 우두머리'라고 하는데, 오장 중에서 최고위를 차지하고 있다. 피를 순환시킴으로써 생명 기능을 유지하기 때문에 그 기능이 약해지면 생명을 유지할 수가 없다.

또한 심장은 정신적 기능을 통괄한다. 즉 감정, 감각, 사고 등의 다양한 정신적인 기능을 통괄하는 것이다. 심장이 튼튼하면 정신이 차분해지고 정서도 안정된다. 그러나 심장이 약하면 두근거림, 불면증, 흉통, 불안감, 의식의 혼미 등의 현상이 일어난다.

오행설의 오규(五竅)에서 심장은 '혀'로서 혀의 기능을 유지하고 있다. 따라서 심장의 변화는 혀에 나타난다. 심장에 이상이 생기면, 혀에 붉은 색깔이 늘어나면서 혀의 앞쪽이 아프거나 궤양이 생기고 맛을 느끼지 못하게 된다. 더 약해지면 혀가 말리는 현상도 나타난다.

오행설의 오색(五色)에서 '화(火)'는 붉은색[赤]이다. 심장의 피돌기가 원활하면 얼굴색이 좋고, 이상이 생기면 얼굴색이 시퍼렇고 생기가 없어진다. 약간 붉은 기운이 돌 때에는 고혈압, 심장병 등 순환기 계통의 질환이 의심된다.

침구학에서는 심장을 싸고 있는 외막을 '심포(心包)'라 하여 심장의 부속 기관으로서 육부(六腑)에 넣는 경우도 있다(→p.48).

소장(小腸)의 기능과 질환

동양의학 고전에서는 소장의 기능을 '수성(受盛)의 관이며 화물(化物)하는 것'이라 한다. '수성의 관'은 받아들여 모으는 것, '화물'은 그것을 변화시키는 것이다.

위(胃)에서 소화된 음식물은 소장에 들어가 더욱 소화되어 기와 혈의 근원이 되는 영양분[동양의학에서는 '수곡(水穀)의 정미(精微)[4]'라고 한다]과 나머지 부분으로 나뉜다.

소장은 음식물에서 추출한 '영양분(수곡의 정미)'을 췌장으로 보낸다.

찌꺼기는 고체 성분과 수분으로 나뉘어지는데, 고체 성분은 대장(大腸)으로 가고 수분은 방광으로 간다. 소장은 위에서 온 음식물이 많거나, 영양분을 운반하는 췌장의 기능이 약할 경우 포화 상태에 이른다.

소장 기능이 정상이면 소화 기능도 정상이 된다. 만약 그 기능이 약화되면 대소변에 이상이 생겨 변비, 설사, 아랫배 통증, 소변 지리기 등등의 현상이 나타난다.

---

4) 수곡 – 음식물, 정미 – 영양 물질.

오행(五行) 토(土)

土用 / 胃 / 脾

토(土)에 상응하는 오장은 [췌장], 오부는 [위(胃)].
췌장과 위는 둘 다, 소화된 음식물에서 영양분을 뽑아내서 온몸으로 보내는 기능을 한다.

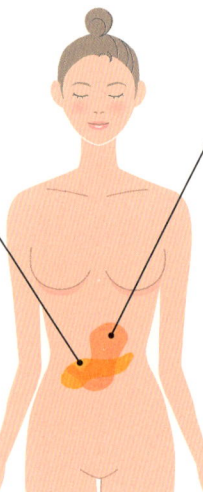

비장(脾)
췌장. 위와 소장으로 소화 흡수된 것으로부터 영양분을 만든다.

- 영양분을 전신에게 준다
- 소화 흡수를 지배한다

기능이 저하되면
- 식욕 부진
- 위가 거북한다
- 식후에 권태감을 느낀다
- 무른 대변
- 설사

위(胃)
소화 기능을 주관해, 비장과 한 벌이 되어 일한다.

- 음식물을 소화한다

기능이 저하되면
- 상 복부 팽창
- 악의(悪心)
- 구토
- 식욕 부진

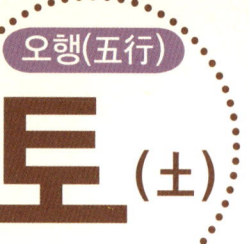
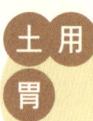
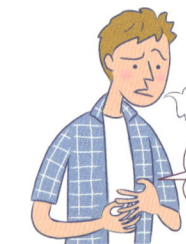

대응하는 장기 (五臟)	비장 또는 췌장(脾)	장기에 병의 증상이 나타남 (五變)	딸꾹질(딸꾹질이 나기 쉽다)
대응하는 장부 (五腑)	위(胃)	장기에 병났을 때 흔하게 나타나는 증상 (五病)	삼킴(침 등을 삼키는 경우가 많다)
병이 악화되기 쉬운 계절 (五季)	지렁이(특히 여름의 지렁이)		근심(여름에 근심에 빠지기 쉽다)
병났을 때의 피부색이나 얼굴색 (五色)	노란색	장기가 병들었을 때의 분비액 (五液)	침(군침을 흘리기 쉽다)
병났을 때 좋아하는 맛 (五味)	단맛	장기에 병났을 때의 맥의 상태 (五脉)	대맥(가끔씩 멈추는 맥)
단맛의 작용 (五味作用)	완(緩):긴장이나 통증을 완화하는 작용	장기에 병났을 때의 감정변화 (五志)	생각(생각하는 것이 많다)
체취와 배설물의 냄새 (五香)	향기(향기로운 냄새)	병 걸리기 쉬운 기후 (五惡)	습함(습기가 높을 때)
장기가 관장하는 기관 (五主)	피부와 살	장기에 병났을 때의 특징적 음계 (五音)	궁(도의 소리)
장기가 병들게 하는 동작 (五勞)	앉는 것(너무 오래 앉아 있으면 위와 다리가 상하기 쉽다)	장기가 관장하는 정신 작용 (五神)	생각
병들기 쉬운 곳 (五竅)	입(구내염이나 구각염이 생기기 쉽다)	장기에 도움되는 과일 (五果)	대추
장기가 약해졌을 때 증상이 나타나기 쉬운 곳 (五華)	입술(입술에 염증을 일으키기 쉽다)	장기에 도움되는 채소 (五菜)	해바라기(아욱)
		장기에 도움되는 곡물 (五穀)	현미
		장기에 도움되는 고기 (五畜)	소
장기가 약할 때 소리의 변화 (五聲)	노래(조그맣게 무의식적으로 노래를 부른다)	장기에 도움되는 고기 (五畜)	양

췌장의 기능과 질환

오행의 토(土)는 오장에서는 췌장, 오부에서는 위에 해당한다.

췌장의 기능은 위와 소장에서 소화 흡수된 것에서 영양분을 만들어내고, 각 장기로 보내는 것이다.

췌장은 동양의학의 고전인 「소문(素問)」에서는 '비위(脾胃)는 창름(倉廩)[5]의 관(官)이며, 오미(五味)[6]를 내는 곳[7]'이라 한다. '오미를 내는 곳'은 영양분을 온몸에 보낸다는 것인데, 영양분은 맨먼저 피에 공급된 다음, 심폐를 거쳐 온몸을 순환한다.

이것은 음식물의 소화 흡수를 췌장이 모두 지배하고 있다는 것을 의미한다. 췌장의 기능이 순조로우면 소화 기능도 원활하지만 췌장이 약하면 식욕부진, 위가 거북하고, 식후에 권태감을 느끼고, 변비, 설사 등이 나타난다.

췌장은 '후천(後天)의 본(本)[8]'이라 하여 '후천(後天)의 기(氣)[9]'를 만들어 내고, 콩팥에 잠자고 있는 '선천(先天)의 기(氣)'와 함께 생명 기능의 중심을 담당하고 있다(→p.33).

더불어 췌장은 피돌기를 관장하며 피가 새지 않도록 하는 기능도 있다. 따라서 이 기능이 약해지면 코피, 부정출혈, 피하출혈, 생리가 그치지 않는 등의 증상이 일어난다.

오행설의 오규(五竅)에서 토(土)는 '입'이다. 음식물이 입으로 들어와 소화될 때까지 모두 췌장에서 관장한다. 때문에 췌장이 약하면 미각 실조, 입이 끈끈하고, 식욕부진 현상이 발생한다.

위의 기능과 질환

위는 음식물의 초기 소화를 담당하고, 그것을 췌장으로 보내는 기능을 한다.

동양의학의 고전을 보면 위는 '수곡(水穀)의 바다[10]'라고 했다. 즉, 위 속에서 소화된 것에서 췌장의 작용으로 영양분을 빼내고, 췌장을 도와서 온몸으로 보낸다. 따라서 위 기능이 약하면 상복부가 부풀어 팽창하고, 악한 마음, 구토, 식욕부진 등의 현상이 나타난다.

위는 소화한 음식물을 소장(小腸)으로 보내는 기능도 있는데, 이 기능이 약하더라도 역시 상복부가 팽창하고, 나쁜 마음, 구토 등의 현상이 일어난다.

췌장과 위는 기능이 비슷하지만 위는 주로 음식물을 흡수하는 역할을 하고, 췌장과 위는 둘 다 소화, 흡수해서 영양분을 온몸으로 보내는 기능을 한다.

---

5) 물자 조달 창고를 담당하는 관리.
6) 다섯 가지 맛, 즉 모든 영양물.
7) 인체 내 장기(臟器)의 기능을 쉽게 이해하기 위해 인간사회의 각종 직책(예: 왕, 장군, 신하 등)에 비유하여 각 장기의 특성을 표현한 것이 이른바 '십이관사(十二官使)의 이론'인데, 비위(脾胃)가 물자 조달 창고를 담당해서 인체의 필요물을 적절하게 공급해 준다는 의미이다.
8) 후천(後天)의 근본으로서 매우 중요한 장부이며, 동시에 다른 장부들이 의존하는 장부라는 의미이다.
9) 한의학에서는 기를 발생 원천에 따라 다음 세 가지로 분류하는데, 첫째가 선천(先天)의 기(氣)로서 부모에게 물려받은 정기, 즉 유전적 소인이다.
  둘째, 후천(後天)의 기(氣)로서 음식물의 소화, 흡수를 위하여 섭취한 영양소, 셋째 청기(淸氣)라 하여 폐의 호흡에 의하여 흡입된 공기를 말한다. 기(氣)란 이 세 가지 요소가 종합되어 만들어진 것으로, 즉 기(氣)는 유전적 소인에 의해 시작되어 섭취한 영양분과 흡입한 공기가 결합하여 만들어지는 것이다.
10) 위위수곡지해비위소화지기(胃爲水穀之海脾爲消化之器): 위(胃)는 수곡지해(水穀之海 음식물의 바다)요, 비(脾)는 소화지기(消化之器 소화시키는 기관)이니.

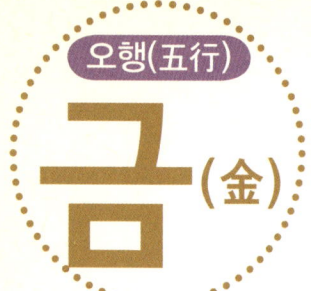

오행(五行) 금(金)

秋 大腸 肺

금(金)에 상응하는 오장은 [폐], 오부는 [대장].
폐는 호흡뿐만 아니라, 기를 만들어내고, 병의 원인인
외사(外邪)[11] 에서 신체를 지키는 기능도 있다.

폐(肺)

호흡이나 전신의 기분의 조정을 실시한다.

- 호흡 운동으로 기분을 컨트롤한다
- 피부, 코, 목, 혈관의 운동신경의 기능을 담당한다

기능이 저하되면

- 지치기 쉽다
- 의지가 나오지 않는다
- 냉한 체질
- 피부가 건조한다
- 감기에 걸리기 쉬워진다
- 땀이 나지 않는다
- 식은땀을 흘린다
- 붇는다
- 오한이 난다
- 피부가 가렵다
- 코
- 콧물

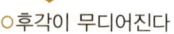

- 후각이 무디어진다
- 소리가 쉰다
- 기침이 나온다

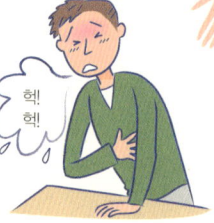

대장(大腸)

대변을 만들어 배설한다.

- 나머지 찌꺼기로부터 수분을 흡수하고 대변으로 바꾼다

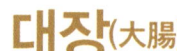

기능이 저하되면

- 변비
- 설사
- 하복부 통증

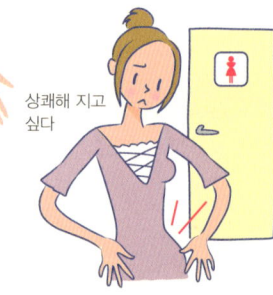

상쾌해 지고 싶다

대응하는 장기 (五臟)	폐(肺)	장기에 병났을 때의 증상 (五變)	기침(기침을 하기 쉽다)
대응하는 장부 (五腑)	대장(大腸)	장기에 병났을 때 자주 나타나는 증상 (五病)	기침(기침을 하는 경우가 많다)
병이 악화되기 쉬운 계절 (五季)	가을	장기에 병났을 때 분비액 (五液)	콧물(콧물이 나오는 경우가 많다)
병났을 때의 피부색이나 얼굴색 (五色)	흰색	장기에 병났을 때 맥의 상태 (五脉)	모(毛:가볍고 들뜨며 가늘다)
병났을 때 좋아하는 맛 (五味)	매운맛	장기에 병났을 때 감정변화 (五志)	슬픔과 근심(슬퍼하거나 근심하는 경우가 많다)
단맛의 작용 (五味作用)	흩어짐(땀을 발산하는 작용)	병에 걸리기 쉬운 기후 (五惡)	건조함(심하게 건조할 때)
체취와 배설물의 냄새 (五香)	비린내	장기에 병났을 때 특징적 음계 (五音)	상(례의 소리)
장기가 관장하는 기관 (五主)	피부와 모발	장기가 관장하는 정신 작용 (五神)	마음
장기를 병나게 하는 동작 (五勞)	눕는 것(너무 오래 앉아 있으면 폐 기능이 상하기 쉽다)	장기에 도움되는 과일 (五果)	복숭아
병이 발생하기 쉬운 곳 (五竅)	코(비염을 일으키기 쉽다)	장기에 도움되는 채소 (五菜)	마늘
장기가 약해졌을 때 증상이 나타나기 쉬운 곳 (五華)	체모(등 윗부분이나 이마의 체모가 짙어진다)	장기에 도움되는 곡물 (五穀)	쌀
장기가 약할 때 소리의 변화 (五聲)	곡소리(슬퍼하기 쉽고 흐느껴 운다)	장기에 도움되는 고기 (五畜)	말(馬)

폐(肺) 기능과 질환

오행의 금(金)은, 오장에서는 폐, 오부에서는 대장(大腸)에 해당한다. 폐의 주된 기능은 호흡과 온몸의 기를 관장하는 것이다.

동양의학의 고전에서는 '상부(相傳)의 관(官)이며, 치절(治節)하는 곳[12]'이라고 말한다. 상위의 기관인 심장을 도우면서 그밖의 기관을 통솔하고, 호흡 기능뿐만 아니라, 피부·코·목·혈관의 운동신경 기능까지 담당하고 있다.

폐는 호흡운동에서 새로운 기를 들이마시고, 더럽혀진 기를 코를 통해 토해낸다. 들이마신 기는 음식물에서 흡수한 영양분과 함께 '종기(宗氣)[13]'를 만들어 낸다. 만약 이 종기가 부족하면 온몸의 기가 부족하여 피곤하기 쉽고, 아무 일도 하고 싶지 않고, 냉증 등의 증상이 나타난다.

또한 종기는 '영기(營氣)[14]'가 되고, 폐는 이 영기를 피부로부터 시작해서 온몸으로 보내는 기능도 한다. 이 기능이 약하면 피부는 건조해지고 저항력이 없어진다.

더불어 땀을 내고, 몸에 침입한 외사(外邪)(→p.42)를 쫓아내고, 물의 대사를 원활하게 보내는 역할도 한다. 그래서 폐 기능이 쇠하면 감기에 걸리기 쉽고, 땀이 나지 않지만 식은땀을 내고, 붓는 증상이 나타난다.

또한 폐는 피부와 모발 기능도 관장하고 있다. 피부와 모발은 우리 몸의 표면에 있는 것으로 피부, 땀샘, 솜털 등을 가리키는데, 이것들은 몸속에 외사가 침입하는 것을 막는다. 그래서 피부와 모발 기능이 비정상적으로 작용하면 감기가 걸리기 쉽고, 한기가 들고, 피부가 가렵고, 피부가 건조해지는 증상이 나타난다. 반대로, 피부를 단련하면 폐를 튼튼하게 만들 수 있다.

오행설의 오규(五竅)에서 금(金)은 '코'이다. 그래서 폐의 병은 코에 나타난다. 폐에 이상이 있으면, 코가 막히고, 후각이 둔해지는가 하면, 코피가 자주 나기도 한다.

또한 목도 폐가 관장하기 때문에 폐에 이상이 있으면 목소리가 잠기고, 기침이 잦은 증상을 나타낸다.

대장(大腸)의 기능과 질환

대장은 대변을 만들고 배설하는 기능을 한다.

대장은 소장에서 흡수한 찌꺼기 가운데 남은 수분을 흡수하고, 나머지를 변으로 배설한다. 이 기능이 약해지면 변비, 설사, 아랫배 통증 등의 현상이 나타난다.

---

11) '외부의 사기(邪氣)'를 가리키는데, 육음(六淫) 등을 말하는 것임.
12) 폐자 상부지관 치절출언(肺者, 相傳之官, 治節出焉): 폐는 서로 돕는 재상 같은 기관이며, 다스리고 조절하는 기능을 한다.
13) 비위(脾胃)에서 소화 흡수된 수곡(水穀)의 기와 호흡을 통하여 흡입한 대기(大氣)가 결합하여 형성된 기운.
14) 수곡(水穀)에서 생기는데, 비위(脾胃)에 근원하고 중초(中焦)에서 나와 혈액(血液)을 만들며 화생(化生)하고 온몸에 영양분을 공급하는 정기(精氣)이다.

오행(五行) 수(水)

冬 / 膀胱 / 腎

수(水)에 상응하는 오장은 [콩팥] 오부는 [방광].
소변을 만들어 배설하는 역할뿐만 아니라 생식, 성장 기능 따위를 관장한다.

신장(腎)
비뇨기·생식기계의 기능을 가진다.
- 소변을 만들어 배설한다
- 생식, 성장의 기능을 담당한다
- 뼈나 뇌를 만들어 낸다

기능이 저하되면
- 노화 현상이 일어난다
- 생식기능이 저하한다
- 발육이 늦는다
- 소변 보기가 어렵다
- 소변량이 적다
- 붓는다
- 뼈가 약해진다
- 허리가 구부러진다
- 현기증
- 두통
- 난청
- 귀 울림

방광(膀胱)
소변을 모아 두어 배설한다.
- 소변을 저장해, 배설한다

기능이 저하되면
- 소변의 배출이 나쁘다
- 뇨가 빠진다
- 빈뇨(頻尿)에 걸린다

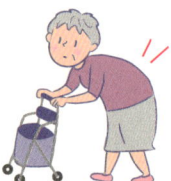

대응하는 장기 (五臟)	신장(腎)
대응하는 장부 (五腑)	방광(膀胱)
병이 악화되기 쉬운 계절 (五季)	겨울
병났을 때의 피부색이나 얼굴색 (五色)	검정색
병났을 때 좋아하는 맛 (五味)	짠맛
짠맛의 작용 (五味作用)	연화(굳은 것을 연화시키는 작용)
체취와 배설물의 냄새 (五香)	썩는 냄새
장기가 관장하는 기관 (五主)	뼈
장기를 병나기 쉽게 하는 동작 (五勞)	서 있는 것(너무 오래 서 있으면 뼈나 허리, 신장 등이 상하기 쉽다)
병이 나타나기 쉬운 곳 (五竅)	이음(二陰. 항문과 성기가 기운을 잃을 수가 있다). 귀(귀가 잘 들리지 않는다)
장기가 약해졌을 때 증상이 나타나기 쉬운 곳 (五華)	머리카락(머리카락이 빠지거나 백발이 되기 쉽다)
장기가 약할 때 소리의 변화 (五聲)	신음소리(무의식적으로 신음소리를 낸다)
장기에 병났을 때의 증상 (五變)	놀람(쉽게 놀란다)
장기에 병났을 때 흔히 나타나는 증상 (五病)	하품, 기지개
장기에 병났을 때 나타나는 분비액 (五液)	침(침이 많이 나온다)
장기에 병났을 때 맥의 상태 (五脉)	석(石: 가라앉아 딱딱하다)
장기에 병났을 때의 감정변화 (五志)	두려움(무언가를 두려워하거나 불안해하는 경우가 많다)
병에 걸리기 쉬운 기후 (五惡)	추위
장기에 병났을 때의 특징적 음계 (五音)	우(羽)의 소리
장기가 관장하는 정신 작용 (五神)	뜻(志)
장기에 도움되는 과일 (五果)	밤
장기에 도움되는 채소 (五菜)	콩잎
장기에 도움되는 곡물 (五穀)	콩
장기에 도움되는 고기 (五畜)	돼지

콩팥(腎)의 기능과 질환

오행의 수(水)는 오장에서는 콩팥, 오부에서는 방광에 해당한다. 콩팥은 소변을 만들 뿐만 아니라 생식, 성장, 발육 등의 기능도 수행한다.

동양의학의 고전에서 콩팥의 작용은 '작강(作強)의 관, 기교(伎巧)를 내는 곳[15]'이라고 말한다. 작강의 관은 생체를 충실하게 만들고, 외사의 침입을 막는 기능을 말하며, 기교를 내는 것은 각 기관에 각각의 기능을 완수시킨다는 의미이다.

또한 '콩팥은 정자(精子)를 저장한다'고 했다. 정(精)은 부모에게 물려받은 선천의 기와 음식물의 영양분에서 얻은 후천의 기가 하나로 된 것으로 성장, 발육 등을 관장한다. 이것을 '신정(腎精)'이라고도 부르는데, 신정이 충실하면 신체의 성장, 발육이 정상이지만 신정이 부족하면 노화가 시작된다.

신정은 정자를 만들고, 생리, 성욕, 임신 등도 담당하기 때문에 신정이 부족하면 생식 기능이 정상적으로 기능하지 않는다. 이 생식 방면의 기능을 담당하는 것이 우신(右腎)이고, 이것을 '명문(命門)'이라 한다.

또한 신정이 부족하면 어린이의 경우 발육이 늦어지고, 걷는 것이 느리며, 치아의 발육이 늦고, 신체가 자라지 않는 등의 증상이 나타난다. 성인의 경우에는 불임, 성교 불능 등 생식 기능이 떨어지고, 치아가 빠지고, 모발이 희어지고, 귀가 멀고, 다리와 허리가 쇠약해지는 등 노화 현상이 일어난다.

콩팥은 소변을 만들며 배설하는 기능도 있다. 이 기능이 약해지면 소변을 누기 어려워지고, 소변량이 적어지며, 부종(浮腫)[16] 등의 증상이 나타난다.

더불어 우리 몸에 뼈와 뇌를 만들어 내는 기능도 콩팥이 관장하고 있는데, 때문에 이 기능이 약해지면 뼈가 잘 부서지고, 허리가 굽고, 머리에서 현기증·두통 등의 증상도 나타난다.

오행설의 오규(五竅)에서 수(水)는 '귀'이다. 따라서 나이가 들어 콩팥 기능이 약해지면 난청과 이명 현상이 일어난다.

방광의 기능과 질환

방광은 '진액(津液)[17]을 저장한다'라고 한 것처럼, 여분의 체액을 소변으로 저장한다. 방광에 일정량의 소변을 저장하고 있다가 배설하곤 하는데, 이 기능이 콩팥에 의해 관리된다.

방광의 기능이 둔해지면 소변의 배출이 어렵고, 요실금의 원인이 되며, 화장실에 가는 횟수가 늘게 된다.

---

15) 신자 작강지관 기교출언(腎者, 作強之官, 技巧出焉): 신(腎)은 강한 것(인체의 에너지)를 만들어내는 기관이며, 기교(새로운 것을 할 수 있는 능력)가 나오는 곳이다.

16) 몸이 붓는 증상.

17) 장부의 생리 기능에 의하여 생성된 영양 물질.

병을 일으키는 원인

동양의학에서는 병의 원인을 몸의 체질과 관련하여 몸을 둘러싼 환경 등의 인자, 음식, 피로 등이 복잡하게 관계가 있다고 생각한다.

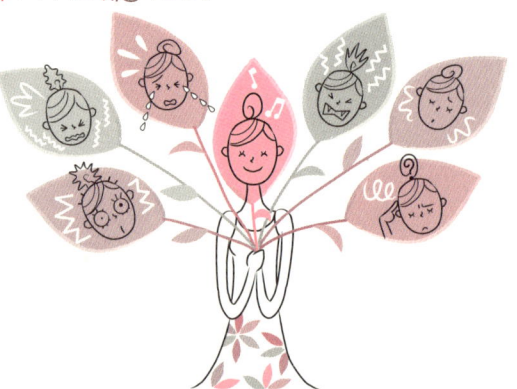

칠정(七情) 몸에 영향을 미치는 감정

기쁨이 지나치면 심장이 상한다.   슬픔이 지나치면 폐가 상한다.
화가 지나치면 간이 상한다.   두려움이 지나치면 콩팥이 상한다.
근심이 지나치면 폐가 상한다.   놀라움이 지나치면 콩팥이 상한다.
생각이 지나치면 췌장이 상한다.

'내적인 것', '외적인 것', '그밖의 것'

동양의학에서는 병이 일어나는 원인을 '내적인 것[內因]', '외적인 것[外因]', '그밖의 것[不內外]'의 세 가지로 나누어 생각한다.

내적인 원인은,

어떤 사람이 가진 체질을 말하는데, 동양의학에서는 주로 정신적인 면을 중시한다. 따라서 '기쁨 · 노여움 · 근심 · 생각 · 슬픔 · 두려움 · 놀람'[이를 칠정(七情)이라 한다]이라는 감정이 몸에 영향을 미친다고 생각한다. 이 '칠정'은 각기 특정한 장기와 관련된다. 기쁨은 심장, 노여움은 간, 근심은 폐, 생각은 췌장, 슬픔은 폐, 두려움과 놀람은 콩팥이다.
예를 들어 기쁨이 지나치면 심장이 상하고, 지나친 노여움에 간이 상하고, 지나친 생각이 췌장을 약하게 한다는 것이다. 누구든지 시험을 치기 전에 위장이 아픈 경험을 한 적이 있을 것이다.
다양한 요인들이 병의 원인이 된다. 피로는 몸의 정기를 잃게 하고, 과다한 성행위는 신장 기능을 약하게 한다.

외적인 원인은,

바깥에서 몸 안으로 들어오는 것이다. 기후의 변화에 의한 것으로 '바람 · 추위 · 더움 · 습함 · 건조함 · 뜨거움'으로 나누는데, 이것을 '육음(六淫)', '육사(六邪)' 또는 '외사(外邪)'라고 부른다.
육음은 입과 코, 피부로 침입하지만, 몸이 튼튼하면 병이 되지 않는다. 육음, 즉 외사가 몸의 저항력[정기]보다 많은 경우에 발병한다(p.38).

그밖의 원인은,

내적이나 외적인 원인에 해당되지 않는 것이다. 음식, 피로함, 과다한 성행위, 도는 그밖의 외상 등이 원인이 되어 병이

육음(六淫) · 육사(六邪) · 외사(外邪) : 몸에 영향을 미치는 기후 변화

풍사(風邪)
바람과 공기에 의한 것이다. 감기, 두통, 발열, 코막힘, 현기증, 목의 통증 등.

습사(濕邪)
높은 습도에 의한 것이다. 머리와 손발, 몸 전체가 무겁고, 관절통, 입이 마르고, 묽은 변 등.

한사(寒邪)
추위에 의한 것이다. 설사, 빈뇨(頻尿), 냉증 등. 또한 상한(傷寒)이라는 열병을 일으킨다.

조사(燥邪)
건조함에 의한 것이다. 피부가 푸석푸석해지고, 입과 눈이 마르고, 변이 단단해진다.

서사(暑邪)
여름의 더위에 의한 것이다. 고열, 갈증, 권태감, 식욕부진.

화사[火邪. 또는 열사(熱邪)]
고열에 의한 것이다. 고열이 나고, 손발과 얼굴이 붓고, 눈이 충혈되고, 목이 마르고, 땀을 많이 흘리고, 변비 등.

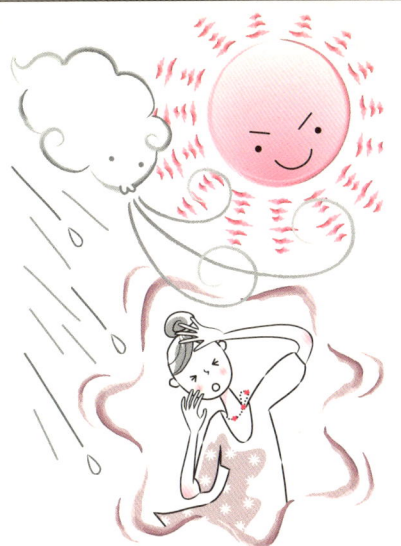

1장 한방의 기본을 알아보자

되는 것이다.
 그 가운데 '음식'은 가장 큰 원인을 차지하는데, 음식 섭취가 너무 적거나 편식을 하여 영양이 부족한 경우에는 물론, 영양이 과다해도 내장에 부담이 가서 장기를 약하게 한다. 물론 심한 비만의 경우 다양한 병의 원인이 된다.
 피로는 몸의 정기를 잃게 하고, 과다한 성행위는 콩팥 기능을 약하게 한다.

선천적인 기와 후천적인 기도 병과 관계가 있다.

| **선천적인 기란** | 부모에게 물려받은 유전적 요인이다. |
| **후천적인의 기란** | 음식물, 운동, 건강관리 등을 통해 얻은 것이다. |

 이 두 가지가 합해져 생명력이 유지된다.
 건축물에 비유하면, 선천적인 기는 설계도, 후천적인 기는 건축 재료에 해당한다. 아무리 훌륭한 설계도라 하더라도 건축 재료가 부실한 경우에는 좋은 건물이 만들어질 수 없다.
 하지만 만약 설계도에 없었던 것이라 하더라도 건축 과정 중에 수정한다면 좋은 건물이 세워질 가능성이 있다.
 그런 것처럼, 알레르기성 질환 등은 선천적인 요인, 즉 유전적 요인이 강해서 체질을 바꾸기가 어렵지만, 음식·건강관리 등의 방법으로 개선의 여지가 있는 것이다.
 또한 후천적인 병의 요인에서는 불면증 등 정신적인 것, 당뇨병 등 음식에 의한 것, 바이러스·세균 등 외적인 것 등, 크게 세 가지로 나뉜다.

인간은 왜 병에 걸리는가?

계절에 영향을 받기 쉬운 장기가 있고, 기후의 변화에 따라 발생하기 쉬운 병이 있다.

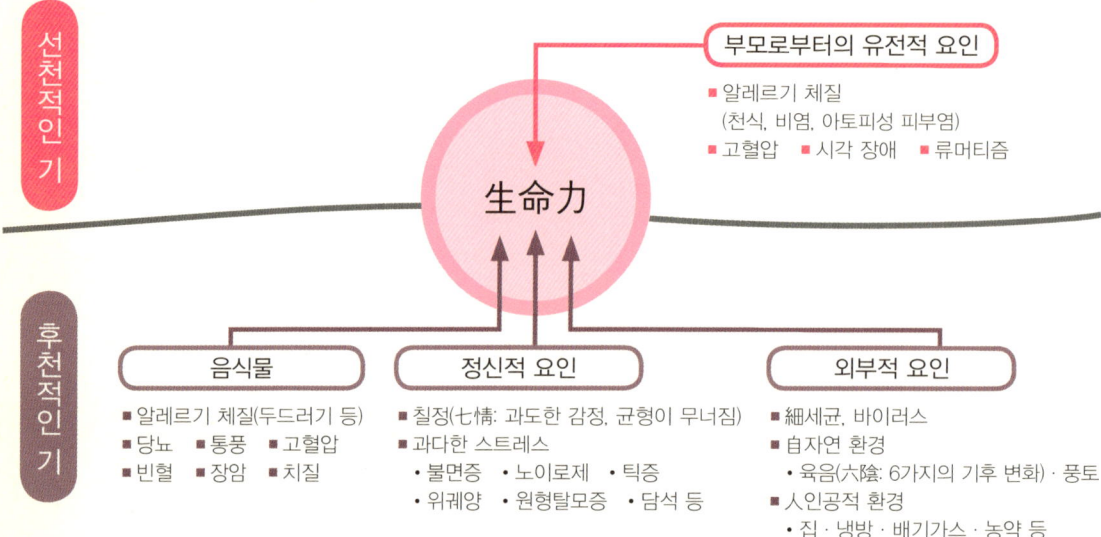

계절에 따라 주의해야 할 병

2천 년 전의 고전 「소문(素問)」에도 상세하게 논하고 있지만, 동양의학에서 인간의 발병 원인 가운데 기후의 영향이 상당히 크다고 할 수 있다.

「소문(素問)」에도 자세히 언급돼 있지만, 계절마다 영향을 받기 쉬운 장기가 있고, 기후의 변화에 따라 발생하기 쉬운 병이 있다.

봄(春)

음력으로 2월 춘분까지는 기온의 변화가 심해서 바람도 거칠고 건조하기 때문에 목감기가 걸리기 쉽다. 입춘이 지나면 나무의 싹이 나고, 줄기가 무성해진다. 사람은 나무처럼 무성해지지 않지만, 호르몬 대사의 변화가 일어나고, 생체 리듬이 어긋나기 쉽다. 따라서 알레르기 등 체질이 민감한 사람은 영향을 쉽게 받고, 두드러기, 아토피성 피부염의 악화, 꽃가루 병 등을 일으키기 쉽다. 또한 나무에 싹이 나는 시기인 것처럼, 정신이 불안정하게 되기 쉬운 경향이 있다.

장마 때

장마 때는 덥고 습하며, 습사(湿邪)가 침입하기 쉬운 때이다.
피부병의 경우 무좀 같은 축축한 것은 악화되고, 건조증은 개선된다.
몸은 습기의 영향으로 나른하고, 관절통과 장딴지 경련이 일어나기 쉽고, 발이 노곤해진다.
위장에 습사가 들면, 변이 묽어지고, 배가 팽팽해지고, 위궤양과 십이지장궤양 병은 악화된다.

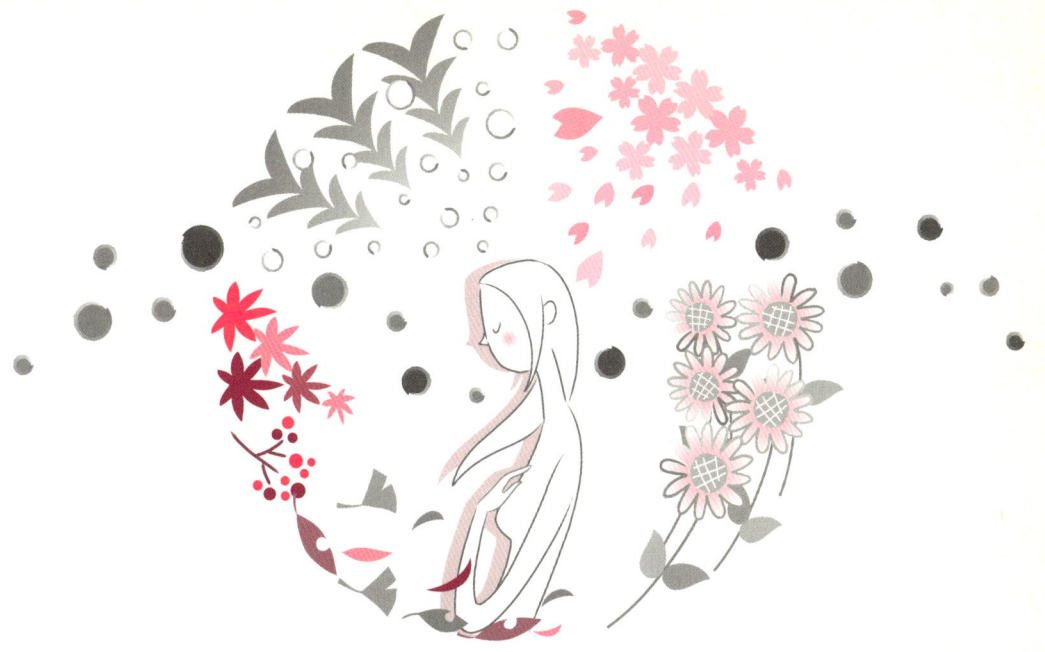

여름(夏)

여름은 햇살이 강해서, 일사병에 걸리거나 피부가 햇볕에 타기 쉬운 때이다.
또한 목이 마르기 때문에 반드시 수분을 많이 섭취한다. 그 결과 위장 장애, 부종, 심장 두근거림, 헐떡거림 등의 현상이 일어난다. 따라서 심장이 약한 사람은 주의해야 한다.

가을(秋)

초가을은 늦더위도 끝나고, 여름에 지친 위장도 회복하고, 식욕이 증가하고, 일반적으로 건강을 회복시키기에 좋은 계절이다.
그러나 호흡기가 약한 사람에게는 아침의 냉기가 악영향을 미친다. 그중 공기가 건조한 것도 관계가 있고, 코감기, 비염, 천식, 편도염 등을 일으키기 쉽다.
또한 귀가 약한 사람은 목의 염증, 중이염, 내이염(內耳炎) 등에 걸리기 쉽다.

겨울(冬)

겨울에는 추위와 건조 때문에 다양한 질환이 생기기 쉽다.
코와 목의 점막이 건조해서 감기에 걸리기 쉽다. 본격적인 추위가 시작되는 12월 초부터는 인플루엔자, 기관지염, 폐렴을 일으키는 사람이 증가한다. 결핵도 이때 악화되기 쉽다.
또한 심장병과 뇌졸중 발병 수도 12월 중순부터 4월 상순까지 증가한다.
추위로 혈관이 수축하, 혈압이 상승하기 때문에 고혈압 환자는 주의해야 한다.
그밖에도 신장병과 암도 주의해야 하는데, 암세포는 겨울에 증가율이 높고 신장병은 허리를 차게 하면 악화된다.

음(陰)과 양(陽)에 대한 논의

몸 속 음양의 조화가 건강의 시작
병의 진행은 '삼음(三陰)·삼양(三陽)'의 6단계로 나타낸다.

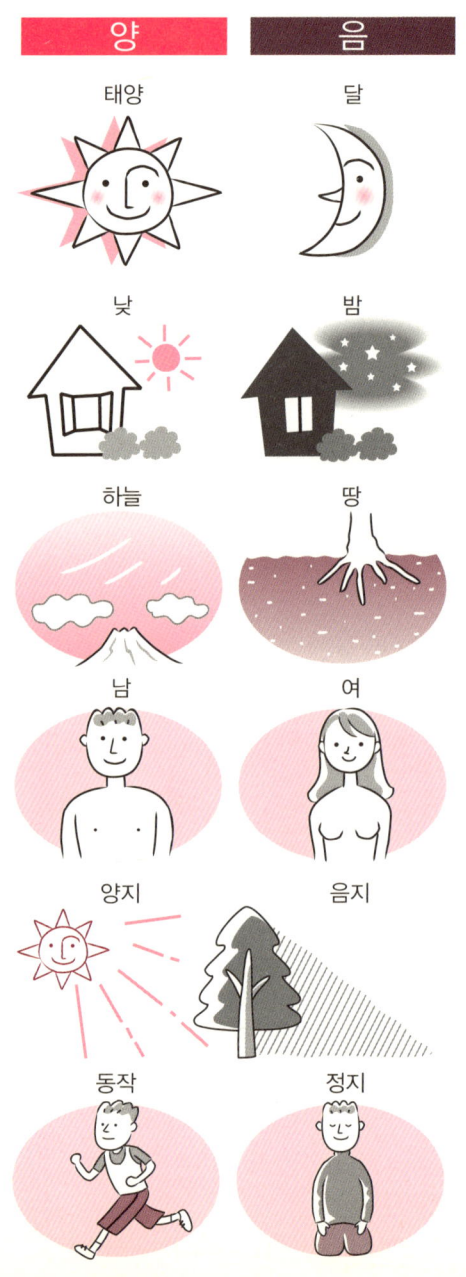

우주의 모든 것을 음양으로 나눈다.

'음'과 '양'은 본래 '빛'과 '옥광(玉光)'을 나타내는 말이었다. 그것이 점점 전 우주에 있는 모든 것을 음과 양의 두 가지로 나누어 생각하게 되었다. 예를 들어, 우주에서는 태양이 양, 달이 음, 하루 중에는 낮이 양, 밤이 음, 공간에서는 하늘이 양, 땅이 음, 사람 중에서는 남자가 양, 여자가 음, 부부에서는 남편이 양, 아내가 음이라는 것이다.

그러나 그 음양이 항상 일정한 것만은 아니다. 예를 들어, 태양은 양이지만, 양지[陽]도 음지[陰]도 있다. 남자는 양이지만, 격하게 움직이고 있을 때[陽]도 있지만, 고요하게 있을 때[陰]도 있다. 이와 같이 음과 양은 고정되어 있는 것이 아니라 시간과 장소에 따라서 변화한다.

동양의학에 나타난 음양에서는 몸을 다음과 같이 나누고 있다.

내장에서 중신(中身)이 관장하고 있는 폐·심장·신장 등의 장(臟)은 음(陰), 중신이 관장하고 있지 않은 위·소장·대장 등의 부(腑)는 양(陽)이다.

우리 몸에서 몸 자체는 음, 기능은 양이다.

음양의 조화가 이루어지면 건강한 신체지만, 이 조화가 무너지면 병에 걸린다.

병의 6 단계 [감기의 경우]

양병(陽病)
- 양병(陽病) 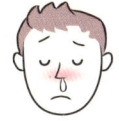 콧물이 흐른다
- 양명병(陽明病) 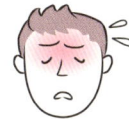 고열, 발한
- 소양병(少陽病) 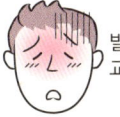 발열과 오한을 교대로 반복하는, 미열

음병(陰病)
- 태음병(太陰病) 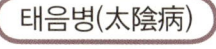 추위를 탄다. 식욕 부진, 설사
- 소음병(少陰病) 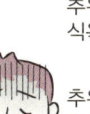 추위를 탄다. 활력 감퇴, 가만히 자 아프다
- 궐음병(厥陰病) 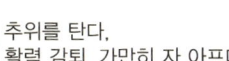 한열 들어가 섞여, 손발은 차가워지고 병상이 전신에.

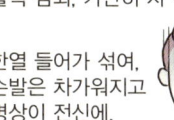

병의 진행 상황을 나타낸 삼음·삼양

동양의학에서는 이 음양론을 발달시켜 병의 상태를 '양병'과 '음병'으로 나누고, 각각 세 가지 단계로 나누고 있다. 이 '삼음(三陰)·삼양(三陽)'의 여섯 단계는 병의 진행 상황을 나타낼 때 사용되고 있다.

양병(陽病)은,

양병은 '태양(太陽)병', '양명(陽明)병', '소양(小陽)병'으로 나뉜다.
태양병은 발병 초기로, 감기에 비유하자면 콧물을 훌쩍거리기 시작한 상태다.
주로 머리, 코, 관절 등 신체의 표면에 발생하는 병이다.
양명병은 병의 증상이 가장 심해지는 때로, 감기에 비유하자면 고열이 날 때이다.
소양병은 최악의 상태는 넘겼지만 아직 완전히 치료되지 않은 때로, 감기에 비유하자면 미열이 계속될 때이다.

음병(陰病)은,

음병은 '태음(太陰)병', '소양(小陽)병', '궐음(厥陰)병'으로 나뉜다. 열은 거의 나지 않지만, 추위를 많이 탄다.
태음병은 체력이 떨어지는 때로, 감기에 비유하자면 위장 장애가 생기고 설사를 하는 상태다.
소음병은 더욱 생명력이 약해지고, 감기에 비유하자면 잠만 자고 싶을 때이다. 신장, 방광 계통이 병나기 쉽다.
궐음병은 생명력이 다해가고 있을 때로, 심장도 약하고, 손발의 끝 쪽부터 차가워지기 시작해서 점점 몸 전체로 퍼진다.

예를 들어 급성열성병의 경우, 치료를 하지 않으면 병은 태양병→양명병→소양병→태음병→소음병→궐음병의 순서로 진행되고, 마침내 죽음에 이른다. 단지 열병의 종류에 따라 이 순서가 조금씩 변화하는 경우도 있다.

치료를 할 때는, 양병 초기에는 병사(病邪)[18]를 다스리는 치료법을 시작으로 음병에 이르고, 약한 몸을 보충하는 치료로 바꾸어야 한다.

---

18) 동양의학에서, 질병의 원인이 되는 몸의 나쁜 기운을 이르는 말.

허(虛)와 실(實)에 대한 논의

'허실(虛實)'은 병의 상태를 나타내는 개념이다.
허증(虛証)의 증상은 가볍지만 치료하기 어렵고,
실증(實証)의 증상은 무겁지만 치료하기 어렵지 않은 편이다.

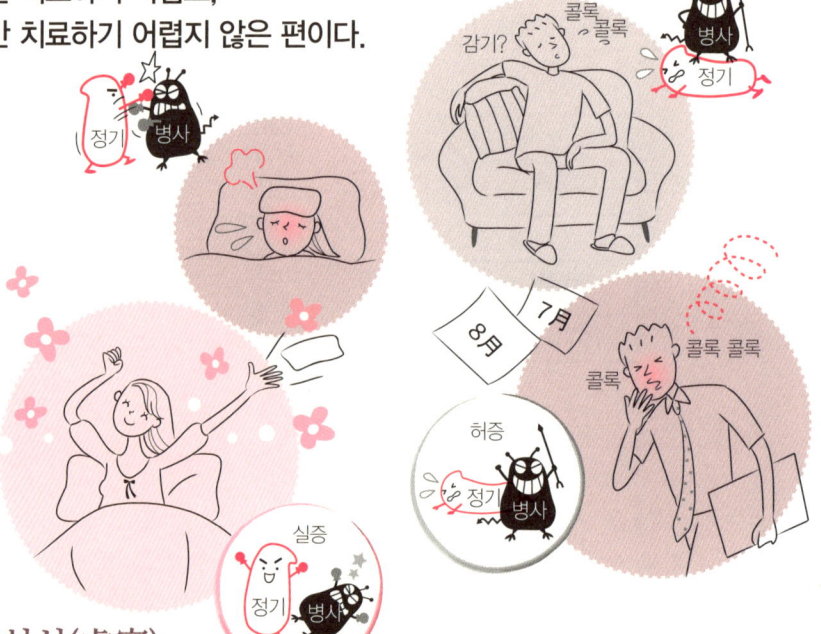

병의 상태를 나타내는 허실(虛實)

　'허실'은 병의 상태를 나타낼 때 사용되는 개념이다.
　동양의학에서는 병의 원인이 되는 세균이나 바이러스, 냉증, 습함 등의 '병사'가 몸의 생명력과 저항력인 '정기(正氣)'를 이겼을 때 발병하는 것이라고 생각한다. 이 두 가지 투쟁의 모습을 표현한 것이 '허실'이다.

■ 허증(虛証)은,

몸의 저항력인 정기가 약해지고, 병사 쪽이 우세한 상태이다.
허증의 경우에는 증상은 그다지 심하지 않지만 정기가 약해져 있기 때문에 병이 악화되기 쉽고 치료에도 시간이 걸린다. 또한 치료하기 어렵기 때문에 만성화되는 경향이 있다.
감기에 비유하자면, 허증의 증상은 두통·콧물·악한(惡寒)[19]·부종, 가벼운 기침 등. 열은 거의 없는데 있더라도 고열이 아니라 미열이어서 비교적 가벼운 증상이다.

---

19) 냉기를 싫어하는 것을 가리킴.

정기(正氣)와 병사(病邪)의 상태와 치료법

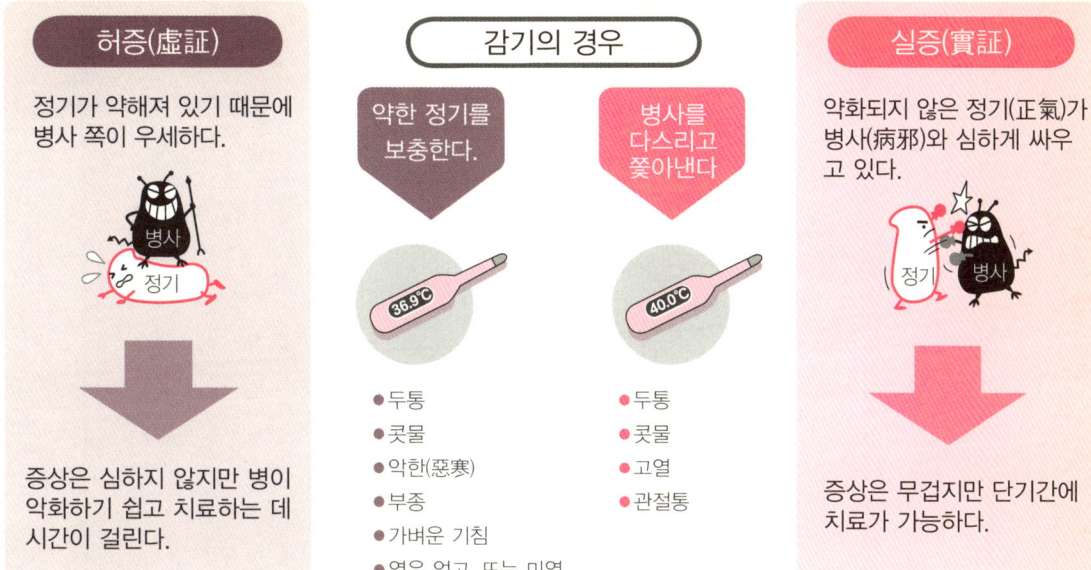

치료는 병사를 배제하는 쪽으로 힘을 써야 하는데, 체력이 떨어지고 약해진 정기를 회복시키는 일에 주력한다. 그러기 위해서는 정기가 약해진 원인을 밝혀내고, 부족한 것이 있다면 보충하거나 장기를 편하게 하거나 몸속의 균형 회복을 도모한다.

실증(實証)은

몸의 생명력·저항력인 정기도 강하지만 병사의 세력도 강해서 심하게 싸우고 있는 상태이다. 따라서 증상도 심하고 가볍지 않은 것이 특징이다. 감기에 비유하면, 두통·콧물 따위가 더해져 고열이 나거나 관절통이 생기는 등 매우 심하게 상태가 된다.
치료법으로는, 병사를 다스리거나 쫓아내는 방법을 사용한다. 따라서 병사를 특정하는 것이 중요하며, 병사를 판명하여 그것을 쫓아내는 처방을 사용한다.
실증의 경우, 증상은 상당히 무겁지만 단기간에 다스리는 경우가 많다.

체형에 의한 허실은 속설(俗說)

마른 편에 얼굴이 창백한 타입은 허증, 튼튼한 편에 붉은 얼굴은 실증이라는 말이 있다. 그러나 이것은 완전히 속설이다.
허실의 판단은 병사와 정기의 역학 관계로 결정되는 것이지 체형과는 상관없다. 마른 체형이 실증이거나 튼튼한 체형이 허증이 되는 경우도 있으며, 병의 진행과 '오치[誤治: 증상에 대한 판단 실수]'[20]에 의해 허실이 바뀌는 경우도 있다.

20) 잘못 치료했다는 의미인데, 서양의학에는 이런 개념이 없다.
21) 병세 따위가 심하여짐.

허실의 판단이 치료의 성패를 좌우한다.

만성병으로 내장 질환에 걸려 있는 경우, 장기의 기능이 약해진 상태는 허증, 기능이 항진(亢進)[21]하고 있는 상태는 실증이라고 한다. '기·혈·수(氣血水)' (p.40)에도 허실이 있어서, 기·혈·수의 기능이 약해져 있다면 허증, 항진하고 있다면 실증이다.
진찰의 경우에는 병의 허실을 판단하는 것이 매우 중요하다. 판단을 잘못하면 병이 다스려지지 않고 더욱 악화시키게 된다.

기·혈·수에 대한 논의

내장과 조직, 기관의 생리적 기능을 나타내는 '기·혈·수'.
어느 것이라도 변화가 있으면 병이 난다.
기·혈·수의 균형을 취하는 것이 건강의 지름길이다.

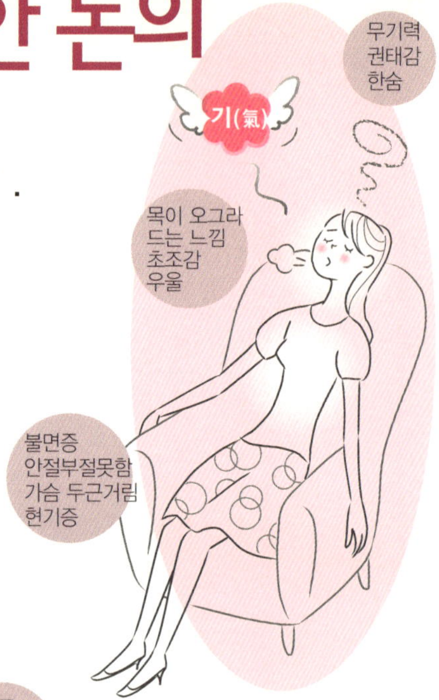

기(氣)
- 무기력, 권태감, 한숨
- 목이 오그라드는 느낌, 초조감, 우울
- 불면증, 안절부절못함, 가슴 두근거림, 현기증

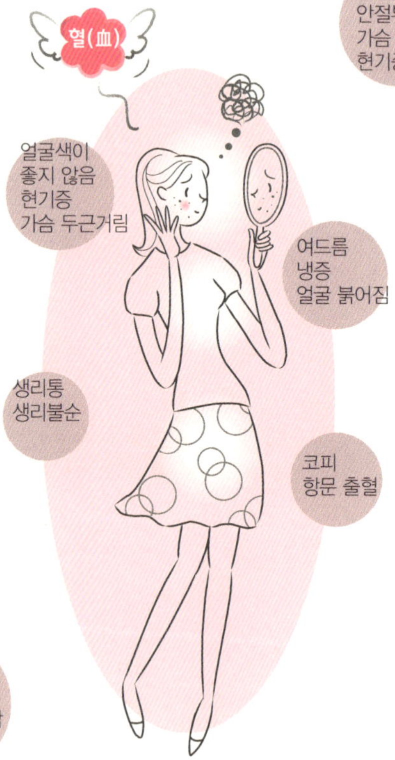

혈(血)
- 얼굴색이 좋지 않음, 현기증, 가슴 두근거림
- 여드름, 냉증, 얼굴 붉어짐
- 생리통, 생리불순
- 코피, 항문 출혈

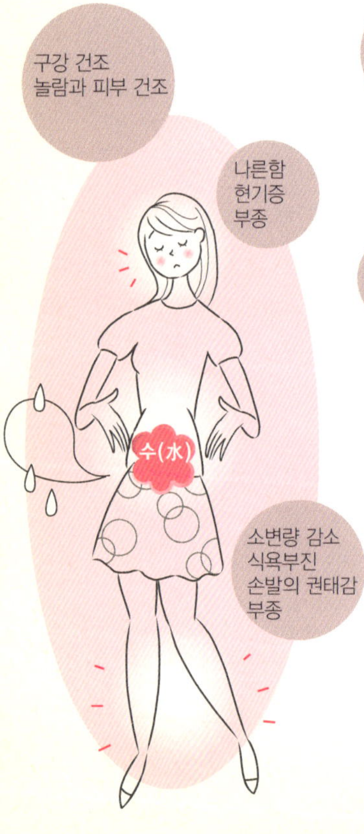

수(水)
- 구강 건조, 놀람과 피부 건조
- 나른함, 현기증, 부종
- 소변량 감소, 식욕부진, 손발의 권태감, 부종

몸을 구성하는 기(氣)·혈(血)·수(水)

동양의학에서 몸은 '기·혈·수'의 균형에 의해 유지되고 있다고 생각한다. 기·혈·수는 내장과 기관의 생리적 기능을 나타낸 것으로 이 균형이 잘 맞을 때는 건강하고 균형이 깨지면 병이 난다.
각각의 기능은 다음과 같다.

기(氣)란,

몸속에서 끊임없이 흘러 생명 기능을 유지하고 있는 생명 에너지로, 다음과 같은 기능이 있다.
①오장육부를 움직이게 한다. ②몸을 따뜻하게 하고, 체온을 유지한다. ③병났을 때 저항력, 회복력의 역할을 관장한다. ④정신적인 면을 관장한다. ⑤혈액과 수분을 몸속에서 순환시킨다. ⑥성장을 관장한다.
기의 상태가 변하면 다양한 기관과 조직이 정상으로 기능하지 않게 되어 건강이 상한다. 주된 상태의 변화는 다음과 같다.

- 기허(氣虛)
   기가 부족하다. 무기력, 권태감, 한숨
- 기체(氣滯)[22]
   기가 막힌다. 목이 오그라드는 느낌, 초조감, 우울함
- 기역(氣逆)[23]
   기가 병적으로 상승한다. 불면증, 안절부절 못함, 가슴 두근거림, 현기증

혈(血)은,

동양의학에서 혈은 혈액만을 가리키는 것이 아니라 영양분 전체를 의미하며, 다음과 같은 기능이 있다.
①몸의 각 기관·조직에 영양분을 제공하고 윤택하게 한다. ②기와 함께 정신 기능의 기초물질이 되고, 의식과 정신을 분명하게 한다.
혈액에 어떤 이상이 생겨도 기관·조직의 기능이 나빠져 건강이 상한다. 주요한 이상은 다음과 같다.

- 혈허(血虛)
   혈액이 부족하다. 얼굴색이 나쁘고, 현기증, 가슴 두근거림 등
- 어혈(瘀血)
   피 흐름이 막힌다. 생리통, 생리불순 등
- 출혈(出血)
   다양한 출혈이 일어난다. 코피, 항문 출혈

물[水]은,

림프액, 눈물, 땀, 소변 등 몸속에 있는 모든 수분을 가리키는데, 다음과 같은 기능이 있다.
①오장육부, 점막, 피부를 촉촉하게 한다.
②관절을 부드럽게 움직인다.
③땀과 소변을 생성한다.
몸속의 수분에 이상이 생겨도 각 기관·조직이 정상으로 기능하지 않아 건강이 상한다. 주된 이상은 다음과 같다.

- 수체(水滯)[24]
   몸속 수분이 막힌다. '수독(水毒)'이라고도 한다. 중의학에서는 '담음(痰飮)'이라 한다. 나른함, 현기증, 부종 등
- 습기[湿]
   몸속에 머무는 수분량이 희박하다. 식욕부진, 손발의 권태감, 부종 등
- 진액 부족
   체액이 부족하다. 구강 건조, 놀람과 피부 건조, 소변량 감소 등

이들 기·혈·수는 서로 균형을 이루어 장기와 기관, 피부, 점막 등을 정상으로 기능하게 한다. 따라서 균형이 깨지면 병이 생긴다. 병났을 때는 기·혈·수 중 어느 것에 문제가 있는가를 잘 살펴보고 부족한 경우에는 보충, 막혀 있는 경우에는 막힘을 개선시켜 병을 치료한다.

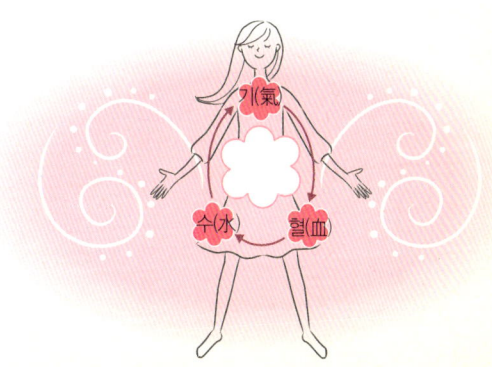

---

22) 동양의학에서, 체내의 기(氣) 운행이 순조롭지 못하여 어느 한곳에 정체되어 막히는 병리 현상.
23) 동양의학에서, 기운이 위로 치미는 병리 현상.
24) 넓은 의미에서 여러 가지 수음병(水飮病)을 통틀어 이르는 말로, 몸 안에 진액이 여러 가지 원인으로 제대로 순환하지 못하고 일정한 부위에 몰려서 생긴 증상.

증(証)을 세워 치료한다.

동양의학에서 병을 치료할 때 병을 다양한 면에서 검증하고, 「상한론(傷寒論)」 등 고전의 유문에 맞춰 '증(証)'을 세워 나간다.

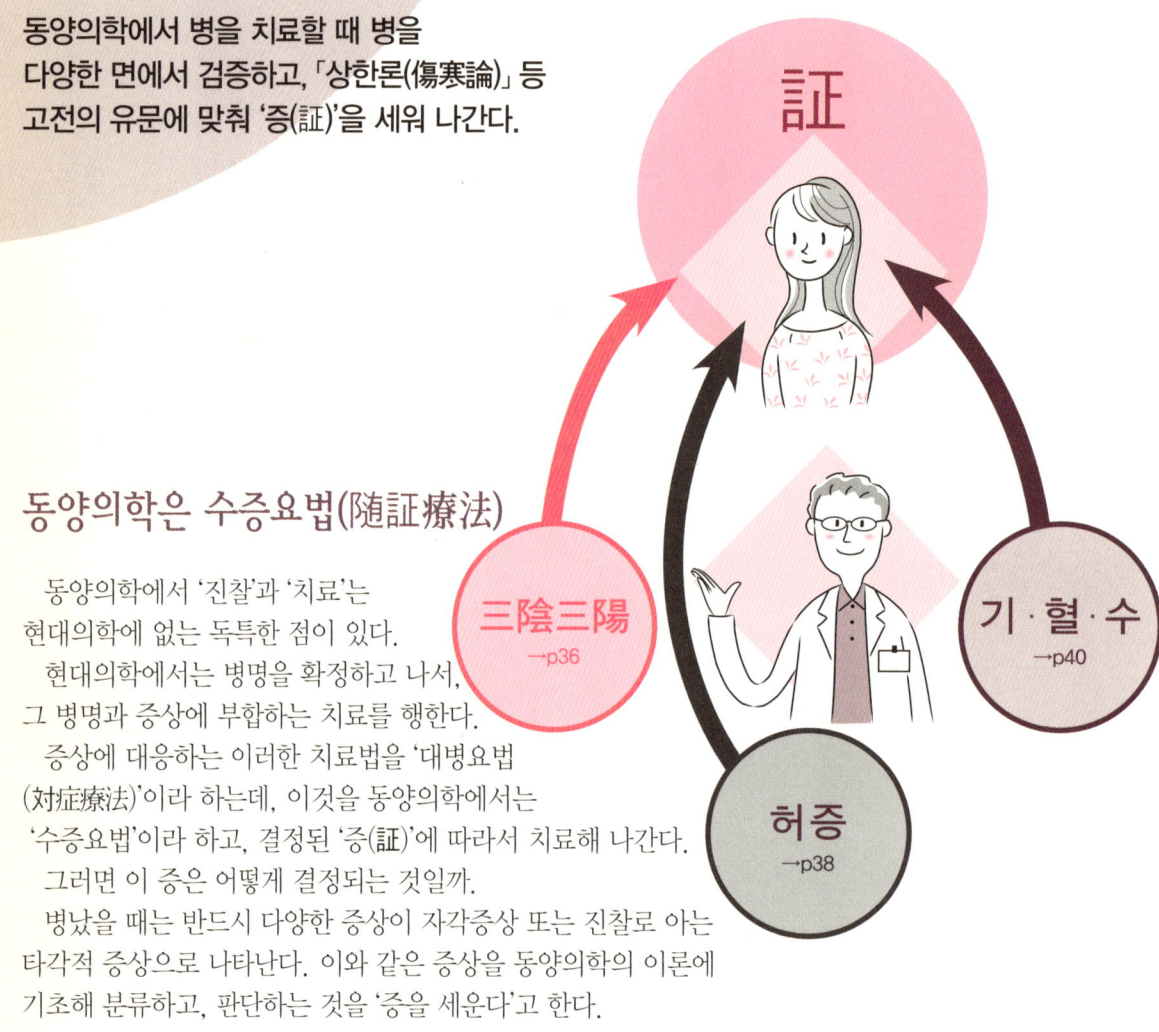

동양의학은 수증요법(随証療法)

동양의학에서 '진찰'과 '치료'는 현대의학에 없는 독특한 점이 있다.
현대의학에서는 병명을 확정하고 나서, 그 병명과 증상에 부합하는 치료를 행한다.
증상에 대응하는 이러한 치료법을 '대병요법(対症療法)'이라 하는데, 이것을 동양의학에서는 '수증요법'이라 하고, 결정된 '증(証)'에 따라서 치료해 나간다.
그러면 이 증은 어떻게 결정되는 것일까.
병났을 때는 반드시 다양한 증상이 자각증상 또는 진찰로 아는 타각적 증상으로 나타난다. 이와 같은 증상을 동양의학의 이론에 기초해 분류하고, 판단하는 것을 '증을 세운다'고 한다.

기(気)·혈(血)·수(水), 허증(虚証)·실증(実証) 등 다양한 면에서 검토

병의 원인인 '외사'와 몸의 저항력인 '정기'의 싸움은 어떤가, 몸을 구성하고 있는 '기·혈·수'의 균형은 어떤가, 병의 상태가 '허증'인가 '실증'인가, '삼음·삼양'에 비추어 병의 진행 상태는 어떤가를 밝혀내는 등 다양한 관점에서 판단하고 증을 세운다.

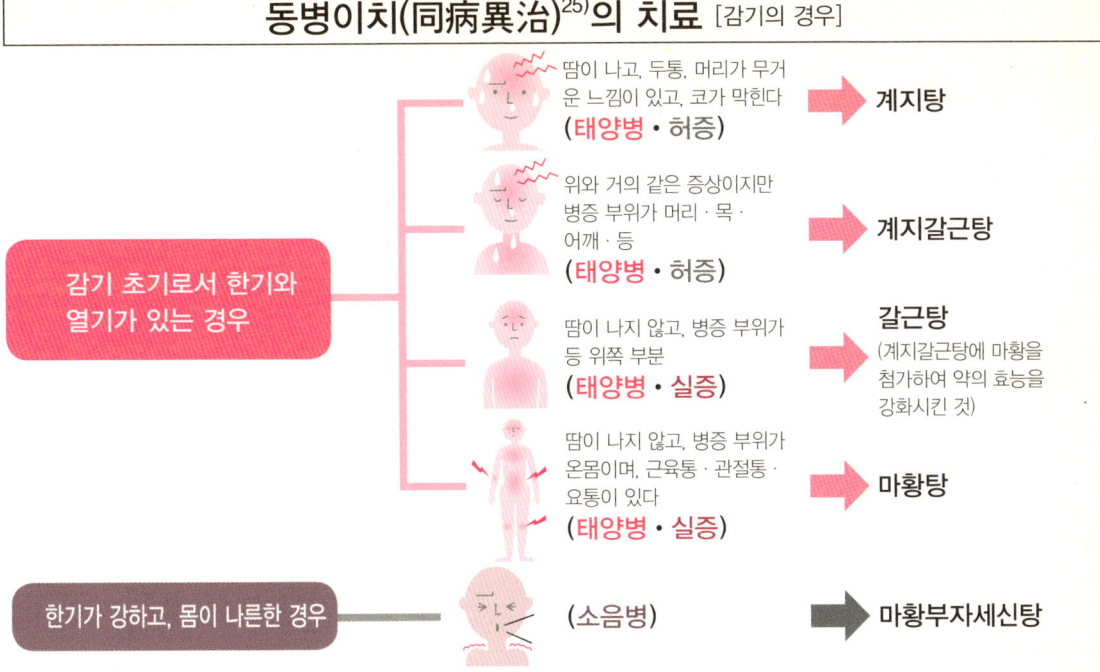

이렇듯 병의 진행 상태를 밝혀내는 등, 다양한 관점에서 판단하고 증거를 세워서 처방한다.

　일본의 전통적 동양의학['고방'이라고 한다]에서 증(証)을 세워 대응 처방을 따져나가고 최후의 결과를 「상한론(傷寒論)」 등의 조문에 비추어 맞추고, 일치하거나 또는 가까운 것을 선택한다.
　그리고 그 조문에 열거되어 있는 처방명을 붙여 '갈근탕증', '계지탕증' 등으로 불린다. 결국 갈근탕증은 갈근탕으로 다스리는 질환을 의미한다. 따라서 증이 결정하는 것은 직접 치료약이 결정된 것과 연결된다.

증(証)에 의해 처방이 바뀌는 '동병이치'와 '이병동치'(異病同治)

　감기의 경우, 현대의학에서는 '감기' 하나로 묶여지고, 같은 약이 투여된다. 그러나 동양의학에서는 앞서 열거한 증을 세워 사람에 따라 또한 증상에 따라 다양한 처방이 결정된다.
　예를 들어 감기 초기에 땀을 내지 않아도 되면 갈근탕을 처방하고, 땀을 내려고 한다면 계지탕을 처방한다. 이와 같은 치료의 방법을 '동병이치'라고 한다.
　반대로, 현대의학에서는 감기와 중이염이 완전히 다른 질환이지만, 동양의학에서는 양쪽 모두 초기에 감기에 침입된 것이라면 '갈근탕증'으로 되어 같은 처방으로 다스리는 경우도 자주 있다. 이와 같은 치료 방법을 '이병동치(異病同治)'[26]라고 한다.
　동양의학에서는 병명이 동일하더라도 반드시 같은 처방을 내리는 것은 아니라 한 사람, 한 사람의 병 상태를 진찰해서 증을 세우고 치료해 나간다.

25) 같은 병증이라도 사람과 계절, 지역의 차이, 또는 병세의 발전 상황에 따라서 다른 치료법을 써야 한다는 것을 말하는 용어.
26) 질병이 다르더라도 발병의 증상이 동일하면 동일한 방법으로 치료할 수 있다는 치료 이론.

사진(四診): 환자를 진찰하는 네 가지 방법, 네 가지 진찰 방법

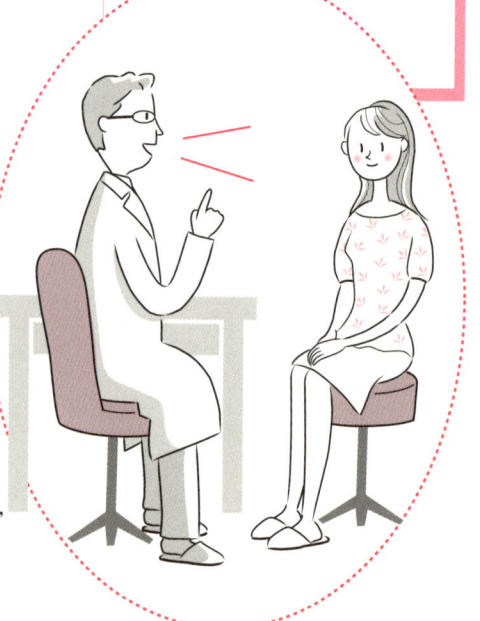

문진 (問診)
- 증상이 나타난 시기
- 증상
- 경과
- 기왕증[27]
- 온몸의 증상[위장, 변통(便痛)[28], 손발의 냉기 등]

진찰의 기본은 증상 등을 묻는 문진(問診)
얼굴색 등을 관찰하여 진찰하는 망진(望診)
청각과 후각으로 관찰하는 문진(聞診)
맥과 복부의 상태를 관찰하여 진찰하는 절진(切診)
등 네 가지가 있다.

증을 세우는 네 가지 진찰법

동양의학에서는 증상에 따라 치료한다. 증상을 알아보기 위해서 실시하는 독특한 진찰법이 있다. 그것은 '문진(問診)', '망진(望診)', '문진(聞診)', '절진(切診)'으로, 합쳐서 사진(四診)이라고 부른다.

'문진(問診)'은

병의 발병 시기, 증상, 경과, 과거의 병력 등을 직접 본인에게(아이나 노령자의 경우 가족에게) 묻는 것이다. 직접 듣기만 하는 경우도 있지만 '문진표'라고 부르는 서면에 써넣기도 하는 등, 대개 두 가지 방법을 같이 쓰고 있다.

먼저 현재 걸려 있는 병의 증상, 발병 시기와 발명의 계기 등을 묻는데, 검진 등을 받고 있다면 그것도 참고로 한다.

그리고 온몸의 증상을 듣는다. 그러면서 현재의 병과 직접 관계가 없다고 생각되는 것도 묻는다. 예를 들어 위장의 상태, 두 가지 변(소변과 대변)과 땀의 상태. 손발이 차가운가 따뜻한가, 여성이라면 생리의 상태 등등이다.

재진찰 시에는 초진할 때와 비교해 어떤 변화가 있는지를 묻는다.

---
27) 환자가 과거에 경험한 질병.
28) 대변을 볼 때 통증이 있는 증상.

망진(望診)

- 전체의 모습
- 자세
- 얼굴색
- 환부
- 혀의 형태, 색, 습기 상태,
- 설태(舌苔)[29]의 유무, 색깔

문진(聞診)

- 이야기 소리
- 말투
- 기침 소리
- 호흡 상태
- 체취
- 구취
- 분비물의 냄새
- 배설물의 냄새

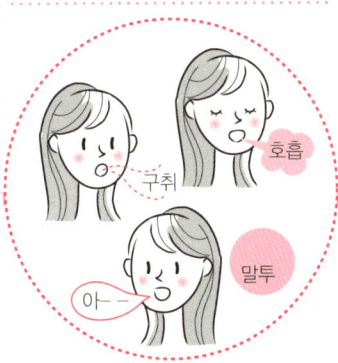

절진(切診)

- 맥의 상태
- 복부의 감각이나 환자의 반응

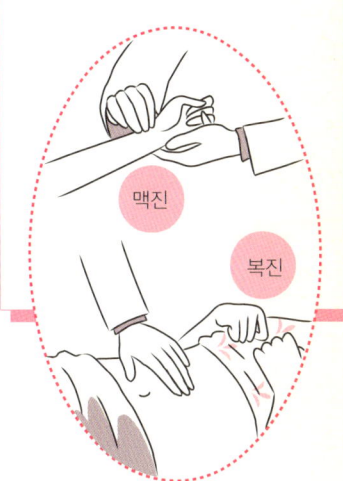

'망진(望診)'은

환자의 상태를 눈으로 보고 진찰하는 것이다. 환자의 전체적인 분위기, 자세, 얼굴색, 환부 등을 관찰한다.

더욱이 동양의학에서 가장 중요한 망진인 '설진(舌診)[29]'을 행한다. 혀의 형태, 색깔, 촉촉한 정도, 설태가 있는가, 색깔은 어떤가 등을 진찰한다.

'문진(聞診)'은

청각과 후각에 의한 진찰이다. 청각에 의한 것은 말하는 소리, 방식, 기침 소리, 호흡의 상태 등을 듣는다. 예를 들어, 호흡 소리가 괴롭다면 폐의 이상을 의심하고, 말하는 방식이 어둡고 정기가 없는 경우에는 기가 쇠한 상태라고 판단한다.

후각에 의한 것은 몸과 입에서 나는 냄새, 각종 분비물의 냄새, 대변이나 소변의 냄새까지 포함된다. 예를 들어, 변의 냄새가 강한 경우에는 습사와 열사에 침범당한 경우가 많다.

'절진(切診)'은

환자와 직접 접촉해 진찰하는 것으로, 맥을 진찰하는 '맥진(脈診)'과 복부 근육의 긴장 상태 등을 진찰하는 '복진(腹診)'이 있다.

맥진은 환자의 두 손과 머리의 맥을 인지, 중지, 약지의 세 손가락으로 짚어 맥이 강한지 약한지 빠른지 느린지를 관찰한다. 이것에 의해 병이 삼음·삼양의 어느 위치에 있는가, 정기가 어느 정도 지켜져 있는가를 알 수 있다.

복진은 「상한론(傷寒論)」에 근거한 일본의 독특한 진찰법으로, 복부를 손바닥으로 가볍게 누른 상태에서 환자의 반응이나 복부 근육의 긴장 정도를 확인하는 것이다.

---

[29] 동양의학에서, 혀의 상태를 보아서 병의 유무(有無)나 증상을 진단하는 일

한방약에 의한 치료법

각각의 증상에 맞추어 만드는 탕약이 제일이지만
편리한 엑기스 조제라도 일정한 효과는 있다.
빈속에 마시는 것이 기본이다.

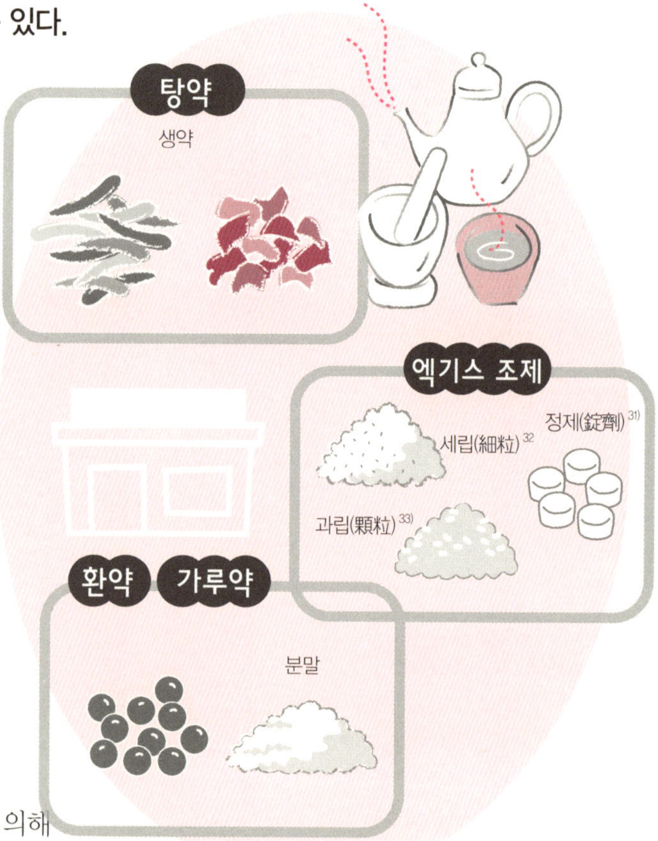

생약을 조합한 한방약

한방약은 몇 가지 '생약'(→p.198)을 조합해서 만든다. 생약의 약효는 아직 완전히 분석되지 않았지만, 「신농본초경(神農本草經)」에 그동안의 경험·실적을 통해서 파악된 결과가 나와 있을 뿐만 아니라 그 배합을 위한 처방 이론도 완성되어 있다.

또한 몸을 따뜻하게 하는 작용이 있는지 차갑게 하는 작용이 있는지도 중요한 부분인데, 이것은 열성(熱性)·온성(溫性)·평성(平性)·양성(涼性)·한성(寒性)의 다섯 가지 단계[五氣]로 나뉜다(→p.52).

한방약은 이와 같은 경험적 약리 작용에 의해 장기와 몸 전체의 신진대사를 높이고 병을 치료한다.(→p.92)

탕약 — 생약

엑기스 조제 — 정제(錠劑)[31], 세립(細粒)[32], 과립(顆粒)[33]

환약 / **가루약** — 분말

한방약의 조제 형태

한방약이라도 다양한 조제 형태가 있다는 것을 알고 있는가? 생약을 달인 '탕약'은 잘 알고 있지만, 그밖에도 탕약의 '엑기스'를 과립이나 알약으로 만든 것, 생약을 작은 환으로 만든 '환약', 생약을 분말로 만든 '가루약' 등이 있다.

30) 분말로 된 의약품을 작은 원판 모양으로 압축하여 복용하기 쉽게 만든 것.
31) 매우 잔 알갱이.
32) 둥글고 잔 알갱이.

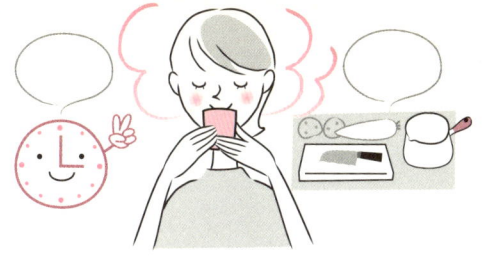

빈속일 때(식전은 식사 30분 전, 식간은 식후 2시간 후).

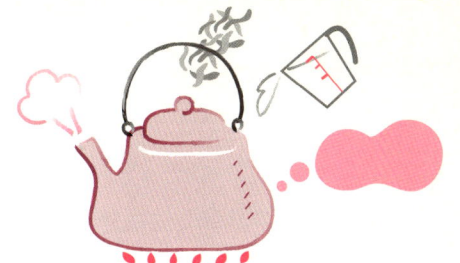

1일분을 한 번에, 생약에 물을 넣어 달인다.

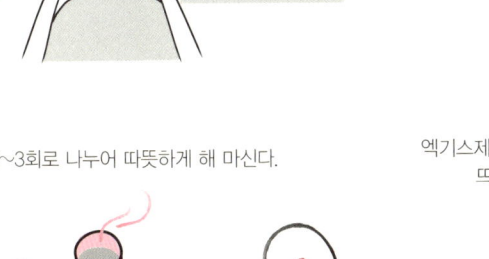

2~3회로 나누어 따뜻하게 해 마신다.

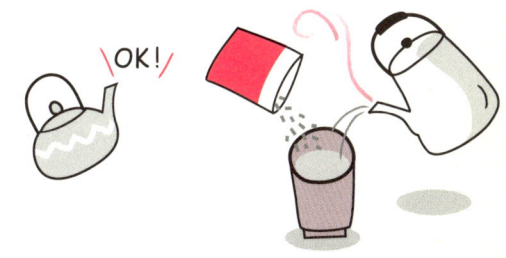

엑기스제는, 과립이나 분말로 만들어 차처럼 마셔도 괜찮고, 뜨거운 물에 녹이지 않고 그대로 마셔도 괜찮다.

탕약은 각각의 증상에 맞추어 생약의 종류와 양을 가감하는(많이 하거나 적게 하거나 한다) 것이 가능하기 때문에 세밀하게 치료를 행할 수 있다. 따라서 탕약은 한방약의 왕도라고 말하지만, 달이는 것이 번거롭고 냄새가 신경 쓰이고, 가지고 다니는 것이 불편하다는 결점도 있다.

엑기스 조제, 정제 환약, 가루약은 가지고 다니기 편리하고 달이는 번거로움도 없어 최근에는 이와 같은 한방약을 복용하는 사람이 늘어나고 있다.

그러나 병·증상에 따라서 탕약이 아니면 좋은 효과가 나지 않는 것도 있다. 약을 달이는 쪽이 좋다고 전문가가 판단한 경우에는 번거롭더라도 달여서 복용하시길.

먹는 방법의 기본

한방약은 식전·식간·식후에 복용할 수 있는 등, 신약의 복용만큼 크게 구애를 받지 않는다.
물론 식전 또는 식후로 한정되는 경우도 있지만, 전문가의 지도에 따르시길.
탕약은 하루치 생약에 물을 붓고 30~40분 정도 불에 달인 다음, 생약을 건져내 놓고 그 물을 2, 3회로 나누어 마신다. 두 번째와 세 번째 마실 때는 따뜻하게 데워서 마시도록 한다.
엑기스 조제는 과립과 분말로 되어 있어서 그대로 마셔도 좋지만, 조금 써도 괜찮다면 탕에 녹여 탕약과 같이 마실 것을 권장한다.
탕에 녹여 마시기 어려운 경우에는 그대로 먹어도 좋고, 오블라토[33]에 싸서 먹어도 좋다.

---

33) 사탕과자의 포장이나 약 포장에 사용되는, 먹을 수 있는 얇은 막. 주로 고구마전분이나 감자전분으로 만들어 일명 '녹말지'라고도 불린다.

경락(經絡)과 혈에 대한 논의

우리 몸에는 피부나 근육에 나타나는 중요한 반응점인 경혈, 이 반응점을 연결한 경로인 14경락이 있다.

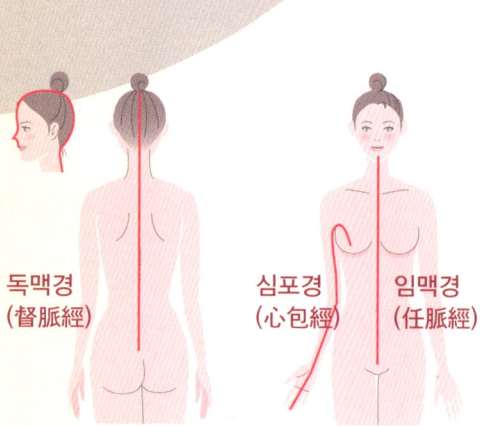

독맥경
(督脈經)

심포경
(心包經)

임맥경
(任脈經)

삼초경
(三焦經)

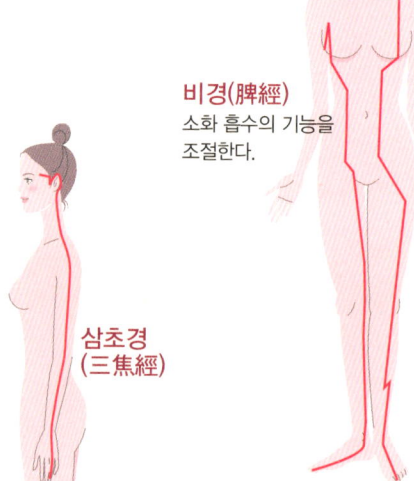

비경(脾經)
소화 흡수의 기능을 조절한다.

위경(胃經)
소화 흡수를 관장한다.

혈이 있고 기(氣)가 흐르는 경락

　몸속에는 기와 혈이 지나가는 길이 있고, 이것을 '경락'이라고 부른다. 경락을 선로에 비유한다면 그 사이에 마치 역과 같이 존재하는 것이 '혈'이다.
　주된 경락은 '육장·육부'와 관련되어 있는 12경락과 몸의 겉과 속의 중앙을 세로로 통과하고 있는 '임맥경(任脈經)'과 '독맥경(督脈經)'의 14경락이다.
　육장·육부는 간·심장·췌장·폐·콩팥·심포(동양의학의 독특한 개념으로, 심장을 싸는 외막)의 육부와, 담·소장·위·대장·방광·삼초(동양의학의 독특한 개념으로, 기와 물이 지나는 길)의 육부를 가리킨다.
　각각의 경락은 간경(肝經)·심경(心經)·담경(膽經)·소장경(小腸經) 등으로 불리고, 각각의 명칭에 붙은 장부와 깊은 관련이 있으며, 그 장부의 기능을 관장하고 있다.
　임맥(任脈)은 '음맥(陰脈)의 바다'로 불리는데, 육장의 경락을 통괄하고, 생식기의 기능을 관장한다.
　독맥(督脈)은 '양맥(陽脈)의 바다'로 불리는데, 육부의 경락을 통괄하고, 뇌의 기능을 관장한다.
　이들 경락은 몸 전체를 둘러싸고 있으며, 서로 관련을 가지면서 몸 전체의 장부와 기관을 관장하는 기능을 한다.

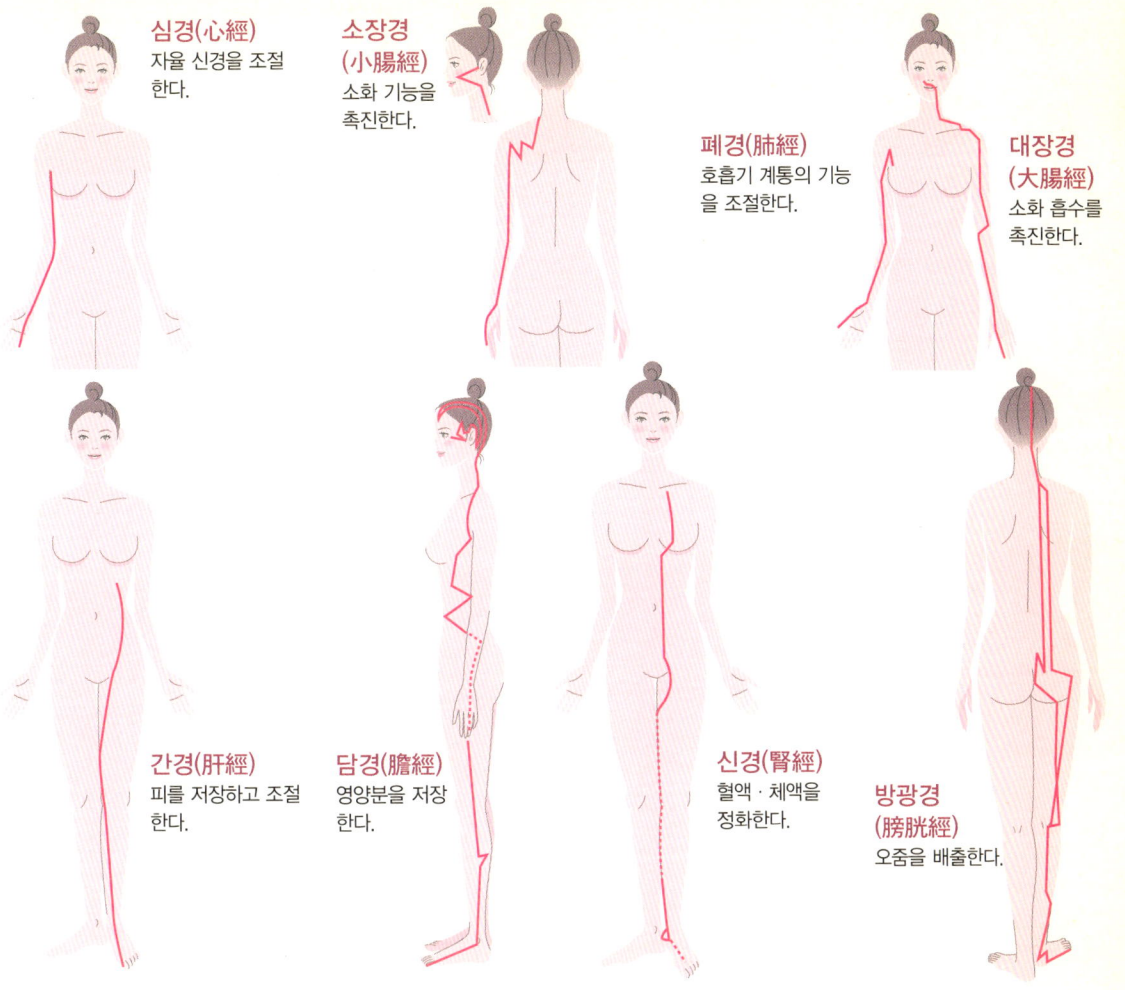

기혈과 장부의 이상을 살필 수 있는 경혈

　경락은 기와 혈이 흐르는 길이기 때문에 만약 기와 혈이 막히면 경락 위에 변화가 나타난다. 또한 장부에 이상이 일어나면 이 장부와 관련되어 있는 경락에 변화가 생긴다. 경락 위에는 통증의 변화가 잘 나타나는 장소가 있고, 그것이 경혈이라고 불린다 (→p.8). 14경락 위에 약 360혈이 있다.

　경혈은 경락 위에 있는 역 같은 것이라고 했는데, 이용객이 많은 역과 그렇지 않은 역이 있는 것처럼, 경혈에도 자주 이용되는 경혈과 그렇지 않은 경혈이 있다.

　또한 경혈은 기혈과 장부의 이상이 나타나는 장소이면서 치료하는 부위도 된다. 경혈을 자극하는 것으로써 그 경혈이 속한 경락의 장부 기능을 관장하고, 기혈의 흐름을 좋게 하고, 병을 다스려준다.

경락 위에는 없지만, 그 효능이 인정되는 경혈도 있다.

경혈에는 14경락에 속하지 않는 것도 있다. 그것은 경험적으로 효능이 있다고 인정되는 경혈로, '기혈(奇穴)' 이라고 불린다. 그 수는 1000혈에 이른다. 또한 명칭은 없지만 누르면 기분이 좋은 장소, 통증이 감소하는 장소인 경우에 그 혈을 '아시혈(阿是穴)' 이라고 부른다. 경혈은 우리 몸의 어디에나 존재한다고 해도 좋다.

경혈에 의한 치료법

경혈을 자극하는 방법은 다양하다.
자극하는 부위와 목적에 따라서
가장 효과적인 자극법을 선택하시라.

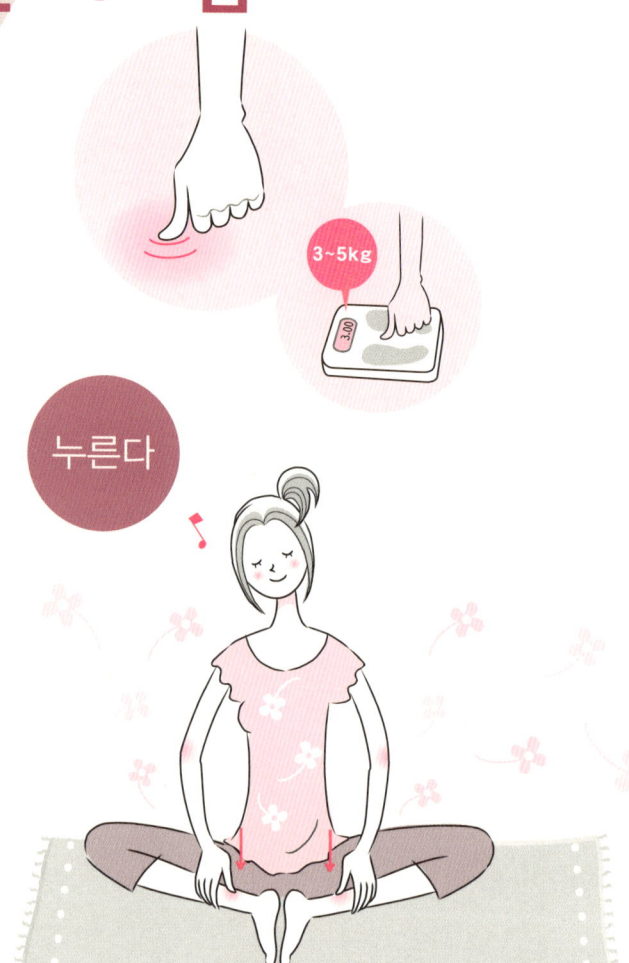

경혈요법에서 지나친 것은 금물

　경혈을 자극하는 시간은 15~20분 정도가 적절하다. 너무 오랜 시간 자극하여 지나치면 몸이 나른해져서 역효과가 난다.
　경혈 자극을 할 때는 의식을 집중해서 행한다. 의식을 집중하더라도 긴장해서는 안 된다.
　사람에게 지압을 해주는 경우에는 편안한 마음으로 행하도록 한다.

손을 사용해서 자극하는 안마법

경락을 자극하는 방법에는 다양한 것이 있지만, 가정에서 손으로 할 수 있는 것은 '안마법' 이다. '안(按)'은 누르는 것, '마(摩)'란 어루만지는 것을 가리킨다.
경혈요법에서 경혈을 누르거나 어루만지거나 자극해서, 기와 혈을 움직이게 해서 병을 다스리는 것이다. 매우 간단한 치료법이지만, 경혈을 잘 이용하면 상당한 효과가 있다.

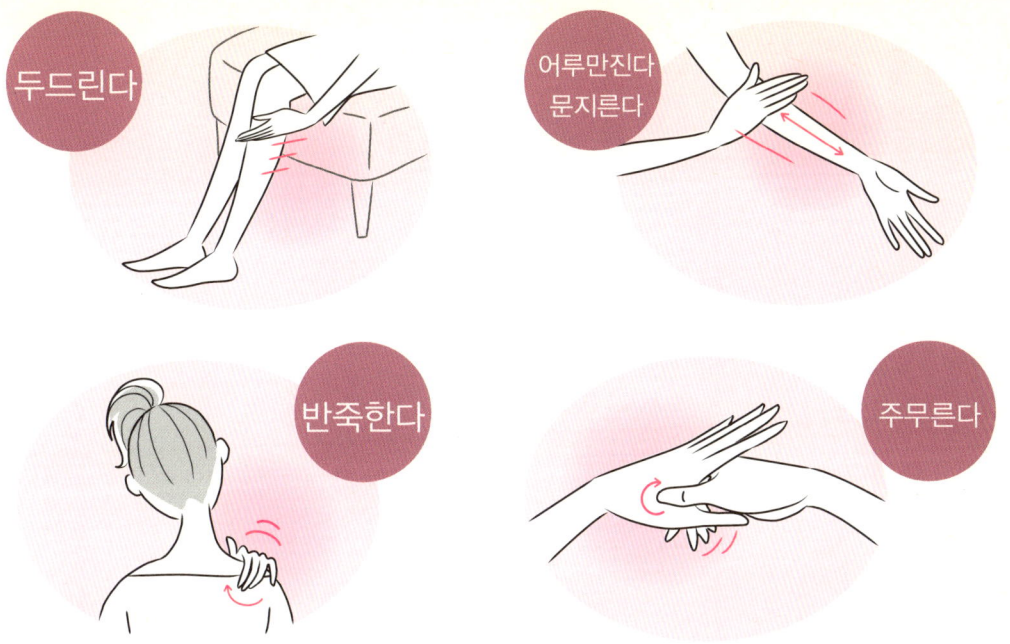

누른다
경혈에 엄지손가락을 대고 체중을 이용해서 3~5kg 정도의 압력을 가한다. 호흡도 중요한데, 누를 때는 천천히 숨을 내뱉으면서 3~5초 누르고, 떼어낼 때는 숨을 들이마시면서 3~5초에 걸쳐 떼어 낸다. 근육과 신경의 흥분을 억제하는 데 적당하다.

두드린다
주먹, 손등, 새끼손가락의 측면을 사용해서 리드미컬하게 두드린다. 두드릴 곳의 형태에 따라 어느 부분으로 두드릴지 선택하면 되지만, 손의 근육처럼 부드러운 부분은 새끼손가락의 측면으로 두드린다. 등쪽 근육에 있는 경혈을 자극할 때는 주먹으로 두드린다.
혈행을 좋게 하고, 신경과 근육의 긴장을 제거하는 데 적절하다.

어루만지거나 가볍게 문지른다
손바닥으로 어루만지거나 가볍게 문지른다. 경락을 따라 부위를 옮겨가는 것은 기본. 혈행을 좋게, 림프액의 흐름을 좋게 하고 싶을 때 적절하다. 저림, 부종에도 좋은 방법이다.

주무른다
손바닥과 손가락으로 원을 그리는 것과 같이 부드럽게 주무르는 것이다. 혈행을 좋게 하고 신진대사를 개선해서 피로를 회복시키는 데 적절하다.

반죽한다
손가락을 누르듯이 해서 반죽한다. 관절의 기능을 좋게 하거나 근육을 푸는 데 적절하다.

식이요법에 의한 치료법

동양의학에서 중시하는 '오미(五味)'와 '사기(四氣)' [35]
현대 영양학에는 없는 개념인데, 능숙하게 사용하면 효과가 대단하다.

건강을 만드는 식사

동양의학에 나타난 식이요법에 대한 개념은 오행론의 '오미(五味)'와 '사기(四氣)', '본초학'이라는 한방 약물학 등의 세 가지 이론에 근거한다.

오미는 달고 매운 맛에서, 사기는 몸을 따뜻하게 하는 음식물과 차게 하는 음식물이라는 관점과, 본초학의 지식에서 음식물의 성질을 나눈다.

본초학(本草學)은

중국 한(漢)나라 때 만들어진, 360종의 약물에 대해 기록한 「신농본초경(神農本草經)」이라는 약물서가 그 기본이다. 거기에 약 2천 년의 경험이 축적된 현대에 이르러 1800여 종의 약물의 효능을 기록한 이시진의 「본초강목(本草綱目)」이 출간되었고, 현재는 「중약대사전(中葯大辭典)」(5767종 기록)이 만들어졌다. 이들 본초서에는 식물의 대부분이 포함되어 있다.

오미(五味)란

음식물의 맛을 신맛·쓴맛·단맛·매운맛·짠맛의 다섯 가지로 나누며, 이 다섯 가지 맛은 각각 신맛→간·담, 쓴맛→심장·소장, 단맛→췌장·위, 매운맛→폐·대장, 쓴맛→콩팥·방광에 영향을 미치는 음식물로 생각한다.
짠 것을 먹으면 신장에 나쁘고, 위가 좋지 않으면 단것을 먹고 싶어지는 경향이 있다는 것은 대개 알고 있을 것이다. 이 다섯 가지 맛 중에서 어느 하나를 지나치게 섭취하면 관련된 장기가 상하게 하지만, 역으로 적당하게 이용하면 증상을 개선시킬 수 있다.

사기(四氣)란

사기는 따뜻한 것이나 차가운 것을 결정하는 것으로 뜨거움·따뜻함·차가움·시원함의 네 가지로 나뉜다. 이밖에 따뜻한 것에도 차가운 것에도 속하지 않는 '미지근함'도 있다.
뜨겁고 따뜻한 것은 위장냉증, 빈혈이 있는 사람이 좋아하고, 시원하고 차가운 것은 얼굴 붉은 사람이나 고혈압 환자들이 좋아한다.
자연 그대로의 채소 샐러드는 몸을 차갑게 하지만, 따뜻하게 데운 채소 샐러드는 몸을 따뜻하게 하는 것처럼 네 가지 기는 조리법에 따라서도 바뀐다.

---

34) 약재나 식재가 가지고 있는 내재적인 성질, 즉 한(寒)·열(熱)·온(溫)·양(涼)의 네 가지 약성(藥性)을 사기(四氣) 또는 사성(四性)이라고 한다.

| 오미(五味) | 사기(四氣)와 평기(平氣)=오기(五氣) |

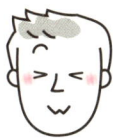 **신맛(酸)**
근육을 수축시키는 수렴 작용이 있기 때문에 설사와 식은땀 등에 좋다. 간장·담의 기능을 돕는다. 노래 등 소리를 잘 내는 사람은 과식 주의.

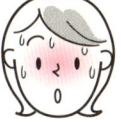 **뜨거움(熱)**
몸을 따뜻하게 하고, 흥분 작용을 하기 때문에 위장냉증과 빈혈이 있는 사람에게 좋다.

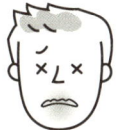 **쓴맛(苦)**
소화 작용과 단단해지는 작용을 하기 때문에 출혈성 질환과 설사에 좋다. 심장과 소장의 기능을 돕는다. 변비 증상에는 과식 주의.

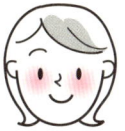 **따뜻함(溫)**
뜨거운 것보다 약하지만, 몸을 따뜻하게 하고 흥분 작용이 있기 때문에 위장냉증이 있는 사람에게 좋다.

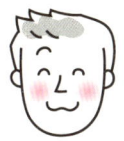 **단맛(甘)**
긴장을 늦추는 완화 작용을 하기 때문에 근육통과 목의 통증에 좋다. 췌장과 위의 기능을 돕는다. 그러나 과식하면 위와 피부가 상한다. 특히 아토피성 피부염, 비만에는 주의.

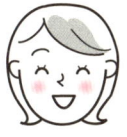 **미지근함(平)**
뜨거움·따뜻함·시원함·차가움의 어느 것에도 속하지 않고, 치우치지 않는다. 조화를 이룬 상태를 유지한다.

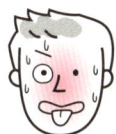 **매운맛(辛)**
발한·발산 작용이 있기 때문에 감기 등에 좋다. 폐와 대장의 기능을 돕는다. 항문과 눈의 충혈, 목·기관과 피부에 염증, 기침, 천식에 금기.

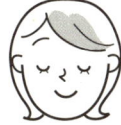 **시원함(涼)**
차가운 것보다 약하지만, 몸을 차갑게 하고 진정, 소화 작용이 있기 때문에 상기증(上氣症)[36] 있는 사람에게 좋다.

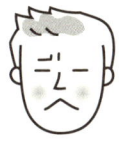 **짠맛(鹹)**
연화 작용을 하기 때문에 변비 등에 좋다. 신장과 방광의 기능을 돕는다. 신장염, 방광염, 부종이 있는 경우에는 과식 주의.

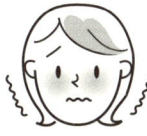 **차가움(寒)**
몸을 차갑게 하고, 진정, 소화 작용이 있기 때문에 상기증과 고혈압 환자에게 좋다.

무는 몸을 차갑게 하지만 익혀서 먹으면 따뜻한 작용을 하는 음식이 되는데, 여기에 생강을 넣어 같이 익혀 먹으면 몸을 따뜻하게 하는 기능이 더욱 강해진다.

현대 영양학과의 차이

현대 영양학의 식이요법은 음식의 영양소와 에너지량을 중시하기 때문에 당뇨병 환자에게는 에너지량을 제어시키고, 고혈압 환자에게는 소금을 제어하도록 지도한다. 동양의학에서는 그 같은 관점에서가 아니라 음식의 오미와 사기 및 본초학의 입장에서 식이요법을 생각하고 있다. 따라서 각자의 체질과 증상에 맞는 음식요법이 가능하게 되었다.

예를 들어, 같은 비만이라도 물이 많은지, 혈액순환이 나쁘기 때문인지를 살펴보고, 원인에 따라서 식사를 짜 맞춘다. 따라서 단지 체중을 줄이는 것이 아니라 건강하게 살을 빼는 것이 가능하다. 또한 현대 영양학과는 다르게 맛이 몸에 미치는 영향을 고려하는 것도 큰 특징이다.

35) 열이 가슴 위쪽으로 치밀어오르는 증상.

주요 식재 찾아보기

INDEX

식재의 성질을 알고, 몸에 맞추어 선택하자.

● 몸을 따뜻하게 하는 식재[陽]
호박, 생강, 부추, 당근, 마늘, 양파, 현미, 호두, 정어리, 닭고기, 양고기, 후춧가루, 산초

 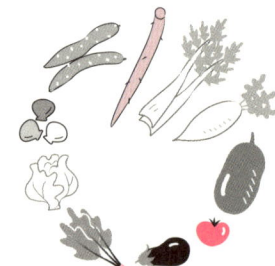

● 몸을 차갑게 하는 식재[陰]
오이, 우엉, 샐러리, 무, 토마토, 가지, 상추, 보리, 바지락, 재첩, 톳, 감, 수박, 배

※ 신맛-신, 약간 신맛-약신, 쓴맛-쓴, 단맛-단, 약간 단맛-약단, 매운맛-매, 짠맛-짠
※ 뜨거움-뜨, 따뜻함-따, 미지근함-미, 시원함-시, 차가움-차, 매우 차가움-매차

【야채류】

야채이름	오미							4기+평기						증상별
	신	약신	쓴	단	약단	매	짠	뜨	따	미	시	차	매차	
호박				O					O					치질(p84), 신경통(p144), 난유증(p158)
목이버섯				O						O				생리통·생리불순(p150), 유산·조산방지(p154), 암치료보조(p196)
양배추				O						O				위통·위하수(p74), 통풍(p118)
오이				O								O		숙취(p76)
원추리				O							O			빈혈(p108), 젖마름증(p158), 현기증(p174)
우엉				O								O		변비(p82), 치질(p84), 통풍(p118), 암치료보조(p196)
유채				O					O					암치료보조(p196)
구약나물				O									O	변비(p82), 당뇨병(p98)
고구마				O						O				변비(p82), 치질(p84)
생강						O			O					감기(p60), 콧물·코막힘(p64), 위장감기(p68), 숙취(p76), 구토(p78), 저혈압(p96), 허약체질(p100), 꽃가룻병(p102), 너무 마르는 증상(p106), 어깨결림(p128), 오십견(p130), 건초염(p132), 손가락·손목의 통증(p136), 무릎의 통증(p140), 관절류머티즘(p142), 신경통(p144), 냉증(p148), 입덧(p156), 두통(p166), 발열(p170), 부비강염(p186)

1장 한방의 기본을 알아보자

야채이름	오미							4기+평기						증상별
	신	약신	쓴	단	약단	매	짠	뜨	따	미	시	차	매차	
차조기				○					○					기침·가래(p66), 천식(p70), 꽃가룻병(p102), 비만(p104), 너무 마르는 증상(p106), 불면증(p114), 노화예방(p120), 인지증예방(p122), 어깨결림(p128), 갱년기장애(p160), 두통(p166), 상기증(p172), 신경불안, 우울증(p190)
감자				○					○					위통·위하수(p74)
쑥갓				○		○								암치료보조(p196)
샐러리				○							○			고혈압(p94), 상기증(p172)
무				○		○						○		감기(p60), 목의 통증(p62), 기침·가래(p66), 식욕부진(p72), 위통·위하수(p74), 숙취(p76), 당뇨병(p98), 빈혈(p108), 만성피로(p110), 식은땀(p112), 냉증(p148), 발열(p170), 구내염(p180)
동아				○								○		배뇨장애(p90), 식은땀(p112), 부종(p116), 무릎통증(p140), 관절류머티즘(p142)
토마토	○				○							○		고혈압(p94)
대파						○			○					감기(p60), 콧물·코막힘(p64), 설사(p80), 저혈압(p96), 허약체질(p100), 꽃가룻병(p102), 오십견(p130), 관절류머티즘(p142), 신경통(p144), 두통(p166), 발열(p170), 부비강염(p184)
가지				○								○		구내염(p180), 치주염(p182)
여주			○									○		암치료보조(p196)
부추						○			○					비만(p104), 정력감퇴(p124), 어깨결림(p128)
당근				○	○				○(약간)					식욕부진(p72), 위통·위하수(p74), 변비(p82), 치질(p84), 저혈압(p96), 빈혈(p108), 만성피로(p110), 통풍(p118), 냉증(p148), 암치료보조(p196)
마늘									○					치질(p84), 저혈압(p96), 허약체질(p110), 정력감퇴(p124), 관절류머티즘(p142)
피망				○					○(약간)					암치료보조(p196)
브로콜리				○						○				암치료보조(p196)
시금치				○								○		치질(p84), 저혈압(p96), 당뇨병(p98), 두통(p166), 암치료보조(p196)
양배추싹				○						○				암치료보조(p196)
참마				○					○					식욕부진(p72), 설사(p80), 치질(p84), 빈뇨증(p88), 저혈압(p96), 당뇨병(p98), 빈혈(p108), 만성피로(p110), 식은땀(p112), 노화예방(p120), 정력감퇴(p124), 냉증(p148), 이명(p176), 시력감퇴(p178), 구내염(p180), 피부 가려움증(p194)
백합뿌리				○						○				목의 통증(p62), 기침·가래(p66), 허약체질(p100), 꽃가룻병(p102), 비만(p104), 너무 마르는 병(p106), 노화예방(p120), 인지증 예방(p122), 갱년기 장애(p160), 정서불안과 우울증(p190), 암치료보조(p196)
쑥			○		○			○						빈혈(p108), 생리통·생리불순(p150)
연근				○					○					갱년기 장애(p160)

【생선 · 해조류】

야채이름	오미							4기+평기					매차	증상별
	신	약신	쓴	단	약단	매	짠	뜨	따	미	시	차		
모시조개				O	O							O		화끈거림·다한(p162), 현기증(p174), 시력감퇴(p178)
전복				O	O					O				시력감퇴(p178)
장어				O						O				암치료보조(p196)
잉어				O						O				부종(p116), 무릎통증(p140)
다시마							O					O		치질(p84), 치주염(p182)
바지락				O	O							O		화끈거림·다한증(p162), 현기증(p174), 시력감퇴(p178)
자라					O					O				인지증예방(p122)
김			O	O								O		암치료보조(p196)
톳나물		O			O							O		변비(p82), 치질(p84), 당뇨병(p98), 암치료보조(p196)
붕어				O								O		부종(p116)
미역					O							O		당뇨병(p98)

【고기 · 알 · 우유 · 기타】

야채이름	오미							4기+평기					매차	증상별
	신	약신	쓴	단	약단	매	짠	뜨	따	미	시	차		
오골계 알				O					O					인지증예방(p122)
우롱차			O	O								O (약간)		여드름·거친피부(p186)
우유				O						O				변비(p82)
닭뼈수프				O				O						인지증예방(p122), 관절류머티즘(p142)
닭고기				O				O						식은땀(p112)
양고기				O		O								불임(p152), 유산·조산방지(p154), 이명(p176)
새끼양				O		O								불임(p152)
계란 노른자				O						O				저혈압(p96)
간				O						O				저혈압(p96), 빈혈(p108), 현기증(p174), 암치료보조(p196)
포도주				O				O						저혈압(p96)

【곡물 · 콩 · 씨앗류】

야채이름	오미							4기+평기					매차	증상별
	신	약신	쓴	단	약단	매	짠	뜨	따	미	시	차		
팥	O			O						O				방광염(p86), 배뇨장애(p90), 비만(p104), 부종(p116), 오십견(p130), 손가락·손목의 통증(p136), 요통·돌발성 요통(p136), 무릎통증(p140), 관절류머티즘(p142), 현기증(p174), 암치료보조(p196)

야채이름	오미						4기+평기					증상별
	신	약신	쓴	단	약단	매	짠	뜨	따	미	시	차	매차	

야채이름	신	약신	쓴	단	약단	매	짠	뜨	따	미	시	차	매차	증상별
까치콩				O						O				아토피성 피부염(p192), 암치료보조(p196)
완두콩				O						O				당뇨병(p98), 아토피성 피부염(p192)
보리							O							방광염(p86)
호박씨				O						O				탈모・백발(p168)
은행			O	O										목의 통증(p62), 천식(p70), 다뇨증(p88), 꽃가룻병(p102)
호두					O				O					다뇨증(p88), 노화예방(p120), 탈모・백발(p168), 이명(p176)
까만콩				O						O				비만(p104), 불면증(p114), 노화예방(p120), 요통・돌발성요통(p138), 유산・조산방지(p154), 이명(p176), 구내염(p180), 피부 가려움증(p194)
현미				O						O				변비(p82), 치질(p84), 식은땀(p112), 아토피성 피부염(p192), 피부의 가려움증(p194), 암치료보조(p196)
참깨				O						O				식은땀(p112), 젖이 잘 안나옴(p158), 탈모・백발(p168), 구내염(p180)
밀				O										식은땀(p112), 화끈거림・다한증(p162), 가슴 두근거림(p188)
콩				O						O				치질(p84), 저혈압(p96), 식은땀(p112), 무릎통증(p140)
낫토(청국장)				O				O (약간)						암치료보조(p196)
율무				O										비만(p104), 부종(p116), 오십견(p130), 팔꿈치통증(p134), 손가락・손목의 통증(p136), 요통・돌발성요통(p138), 무릎통증(p140), 관절류머티즘(p142), 신경통(p144), 현기증(p174)
찹쌀			O	O						O				다뇨증(p88), 식은땀(p112)

【과실류】

야채이름	신	약신	쓴	단	약단	매	짠	뜨	따	미	시	차	매차	증상별
무화과				O						O				식욕부진(p72)
매실	O									O				위장감기(p68), 식욕부진(p72), 숙취(p6), 구토(p78), 설사(p80), 빈혈(p108), 입덧(p156)
굴				O								O		숙취(p76), 고혈압(p94)
구기자				O						O				저혈압(p96), 꽃가룻병(p102), 정력감퇴(p124), 시력감퇴(p178)
산사나무	O			O				O (약간)						너무 마른 병(106)
수박				O								O		방광염(p86), 당뇨병(p98), 부종(p116)

1장 한방의 기본을 알아보자

야채이름	오미						4기+평기					증상별
	신	약신	쓴	단	약단	매	짠	뜨	따	미	시	차	매차	

야채이름	신	약신	쓴	단	약단	매	짠	뜨	따	미	시	차	매차	증상별
배		O		O							O			감기(p60), 목의 통증(p62), 천식(p70), 발열(p170)
대추				O					O					너무 마른병(p106), 화끈거림·다한증(p162), 부비강염(p184), 가슴두근거림(p188), 정서불안·우울증(p190)
프룬	O			O					O					저혈압(p96), 빈혈(p108), 현기증(p174)
레몬	O										O			암치료보조(p196)

【조미료와 향신료】

야채이름	신	약신	쓴	단	약단	매	짠	뜨	따	미	시	차	매차	증상별
회향풀						O			O					콧물·코막힘(p64), 요통·돌발성요통(p138), 무릎통증(p140), 불임(p152)
겨자						O	O							저혈압(p96)
국화			O	O							O			꽃가룻병(p102), 상기증(p172), 시력감퇴(p178)
칡				O	O					O				감기(p60), 허약체질(p100), 꽃가룻병(p102), 어깨결림(p128), 오십견(p130), 건초염(p132), 팔꿈치통증(p134), 신경통(p144), 젖이 잘 안 나옴(p158), 두통(p166), 부비강염(p184)
클로브				O	O				O					콧물·코막힘(p64), 허약체질(p100), 너무마른 병(p106), 인지증예방(p122), 요통·돌발성요통(p138), 무릎통증(p140), 불임(p152)
후추				O		O								저혈압(p96)
샤프란				O	O				O					비만(p104), 빈혈(p108), 노화예방(p120), 인지증예방(p122), 어깨결림(p120), 오십견(p130), 냉증(p148), 생리통·생리불순(p150), 갱년기장애(p160), 두통(p166), 상기증(p172), 현기증(p174)
산초열매				O	O									너무 마르는 병(p106), 손가락·손목의 통증(p136), 요통·돌발성요통(p138), 냉증(p148), 치주염(p182)
계피				O	O				O					불면증(p114), 노화예방(p120), 어깨결림(p120), 오십견(p130), 건초염(p132), 화끈거림·다한증(p162), 두통(p166), 상기증(p172), 부비강염(p184), 가슴두근거림(p188), 정서불안·우울증(p190)
진피			O						O					입덧(p156)
박하				O								O		꽃가룻병(p102), 발열(p170)
팔각					O				O					허약체질(p100)
홍화				O					O					비만(p104), 노화예방(p120), 어깨결림(p128), 오십견(p130), 냉증(p148), 생리통·생리불순(p150), 갱년기장애(p160), 두통(p166), 상기증(p172), 현기증(p174)
개다래			O	O		O								건초염(p132), 팔꿈치통증(p134)
고추냉이				O		O								저혈압(p96)

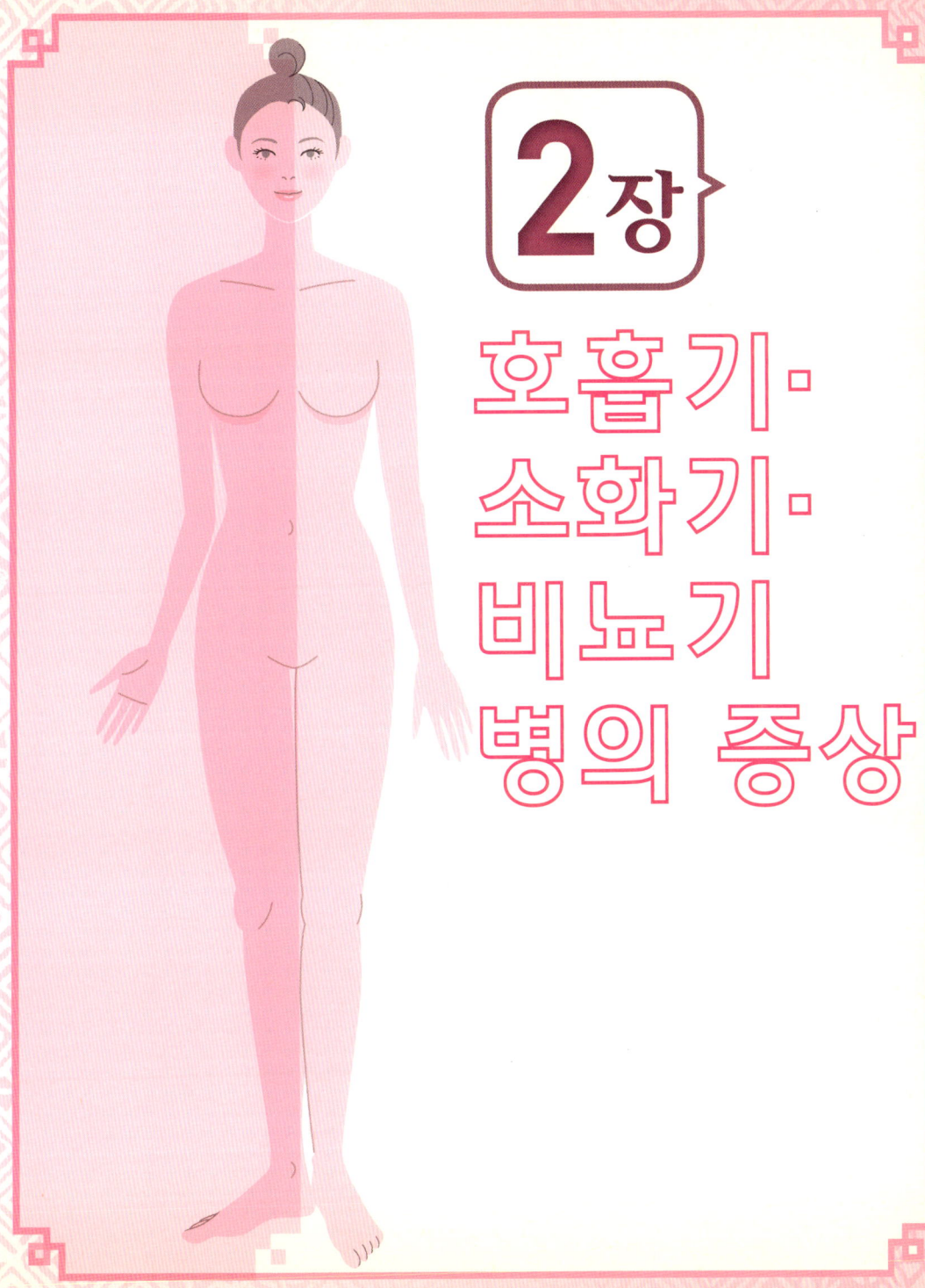

2장
호흡기·소화기·비뇨기 병의 증상

감기

춥고 건조한 계절에 유행

감기는 추위가 심한 12월부터 3월에 걸쳐 꽃샘추위의 4월에 유행하고, 냉방을 사용하기 시작하는 6월경에도 기승을 부린다. 왜냐하면 감기 바이러스는 춥고 건조한 환경에서 활발하게 기능하지만 습도와 온도가 좋은 환경이 되면 거의 활동하지 못하기 때문이다. 특히 목과 코의 점막이 말라 있으면 바이러스가 침입하기 좋은 환경이 되기 때문에 주의해야 한다.

땀 나는 감기, 나지 않는 감기

동양의학에서는 감기에 걸리는 원인을 머리와 어깨에서 한기와 함께 감기(p.33)가 들어오기 때문에 일어난다고 생각한다. 초기 증상은 재채기, 콧물이 나고 한기와 발열, 두통이 있는데, 이때 땀이 나는 사람이 있는가 하면 땀이 나지 않는 사람도 있다.

비교적 몸 상태가 괜찮은 사람은 땀이 나지 않는 감기에 걸리기 쉽고(이것을 실증이라고 한다), 몸 상태가 좋지 않은 사람은 땀이 나는 감기에 걸리기 쉽다(이것을 허증이라고 한다).

땀이 나지 않는 사람은 몸을 따뜻하게 함으로써 땀을 내어 한기와 발열을 다스린다. 땀이 나는 사람도 몸을 따뜻하게 해야지만, 땀은 조금만 내고 영양섭취를 잘해서 기 순환을 활발하게 하는 것이 중요하다.

감기 초기에는 재채기, 콧물, 축축한 가래가 많이 나오는 경우가 있다. 이것은 호흡기 계통의 수분대사를 개선시켜 다스린다.

또한 체력이 떨어지는 사람과 노인은 열은 나지 않는데 춥다고 호소하는 감기에 걸리는 경우가 있다. 이 경우에는 몸을 따뜻하게 하는 것이 상당히 중요하다.

관련증상

인후통 → 62P
콧물, 코막힘 → 64P
기침과 가래 → 66P

감기에 걸렸을 때

물론 감기는 초기에 쫓아내 버리는 것이 중요하다.

감기에 걸리면 열이 나고 한기를 느끼면서 콧물·코막힘·기침 현상이 나타난다.

더욱 심해지면, 식욕이 없어지고 입이 마르며 혀에 백태가 생기게 된다. 이런 경우에는 흉부와 복부의 염증을 가라앉히고, 기침과 식욕부진을 개선시키는 한방약으로 다스린다.

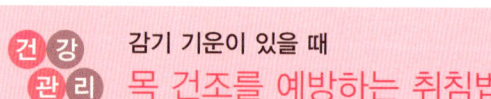

건강관리 — 감기 기운이 있을 때
목 건조를 예방하는 취침법

밤에 잠잘 때 목에 수건 같은 것을 감고 마스크를 한다. 목에 수건을 두르면 잠자는 사이에 머리에서 땀이 나면서 목이 건조해지는 것을 예방한다. 마스크도 목의 건조를 예방한다. 그런데 전기담요를 사용하면 목이 건조해지기 쉬우므로, 이불에 들어가기 전에 따뜻하게 해두고 끈 다음에 자도록 하자.

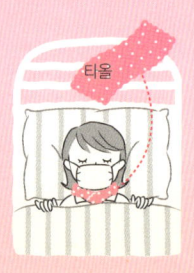

타올

한방약

처음에 두통·발열·한기와 함께 머리부터 어깨까지 결리는데, 땀이 나지 않는 실증 타입의 감기에는 땀을 내도록 하는 갈근탕이 매우 효과 있다.

같은 증상이더라도 땀이 나는 허증의 경우에는 기 순환을 좋게 해서 몸을 따뜻하게 하고 가볍게 땀을 내 치밀어오르는 기혈을 끌어내리는 데 효과가 좋은 계지탕이 적절하다.

감기 초기에 재채기·콧물이 그치지 않고, 축축한 가래가 많이 나오는 경우에는 수분대사를 개선하는 소청용탕이 좋을 것이다.

체력 약한 사람이 잘 걸리는 감기는 열이 거의 나지 않고 강한 한기가 들면서 노곤한 타입인데, 이 경우에는 마황부자세신탕을 복용한다.

만성화되어 며칠 동안 미열과 함께 땀이 계속 나는 감기에는 자고계지탕이 좋고, 식욕이 없고 혀에 백태가 생기는 경우에는 소자고탕이 매우 효과 있다.

 ## 경혈

처음에는 머리와 어깨가 결리기 쉽고 두통이 있는 경우도 있다. 이때는 천주·풍지·견정의 경혈을 충분히 안마하든지 가정용 간이뜸을 뜬다. 뜸을 뜰 때는 피부가 발그레해질 때까지가 적절하다. 견정은 뜨거움을 잘 느끼지 않기 때문에 10회 이상 한다.

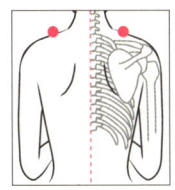

천주(天柱)
후두부 중앙의 머리카락 자라는 선 양쪽에 있는 두꺼운 근육의 바로 바깥쪽

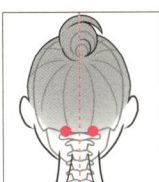

풍지(風池)
귀 뒤쪽 돌기 모양의 뼈와 후두부 중앙의 두꺼운 근육 사이, 머리카락이 자라는 경계선

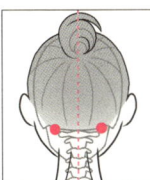

견정(肩井)
어깨 가운데 가장 불룩하게 솟은 부분

 ## 식이요법

목의 점막이 항상 촉촉하면 감기나 인플루엔자 바이러스에 감염이 쉽지 않다.

목을 촉촉하게 하려면 무즙과 배즙이 가장 좋다. 염증을 제거하는 기능도 있고 목의 통증과 기침에도 효과가 있기 때문이다. 무를 얇게 잘라 생강을 조금 넣은 다음 뜨거운 물을 부어 마신다. 배도 얇게 잘라 천으로 즙을 짜내어 따뜻하게 해서 마신다.

머리와 어깨가 욱신욱신할 경우에는 칡탕을 권한다. 컵에 칡가루를 1숟갈 넣은 다음 뜨거운 물을 부어 투명하게 될 때까지 잘 섞어 마신다. 차조기 잎과 생강을 넣어도 효과적이다.

양파와 생강으로 만든 수프도 몸을 따뜻하게 하고 땀을 내게 하는 기능이 있다. 양파 껍질을 벗긴 부분과 생강 자른 것에 따뜻한 물을 부어 마신다.

목의 통증

동양의학은 특히 감기에 강하다

목의 통증은 감기에 걸렸을 때 많이 나타난다. 그러나 목의 통증 이외에 다음과 같은 증상이 있는 경우, 중대한 병이 잠복해 있는 것이기 때문에 반드시 진찰받을 것을 권한다.

담배를 피는 사람이 운동할 때 숨이 차서 헐떡거리는 경우 → 폐기종을 의심

미열이 계속되면서 몸이 붓고(부종), 항상 기침을 하고 가래가 끼는 경우 → 폐결핵을 의심

건축 현장의 작업자가 장기간에 걸쳐 기침, 가래, 헐떡거리는 경우 → 진폐를 의심

동양의학은 특히 감기가 원인인 질병을 잘 치료한다. 목감기와 기침을 하면서 목이 아픈 경우의 두 가지로 나누어 생각해 보자.

목감기의 경우

동양의학에서는 목감기를 풍사와 한사에 의해 일어나는 한기를 동반한 감기와 구별하여 '온병(溫病)에 의한 감기'라고 부른다.

목감기에 걸리면 열이 나고 목이 부어서 아프고 입이 마른다. 그러나 목에 염증이 있는 느낌만 있을 뿐 한기는 거의 없다.

목의 점막을 촉촉하게 하여 목의 염증을 개선시킴으로써 다스린다.

기침과 함께 목이 아픈 경우

감기와 기관지염으로 기침을 많이 하면 목이 아프면서 맵싸하게 된다. 심하면 목소리가 쉬거나 나오지 않는 수도 있다. 또한 목구멍에 염증이 있는 것 같은 느낌이 없어지지 않는다.

폐와 기관지에 염증이 있는 수가 많기 때문에 그 염증을 억제하고 흉부의 열을 식혀 기침을 멈추게 함으로써 목의 통증을 개선시킨다.

관련증상
감기 → 60P
기침과 가래 → 66P

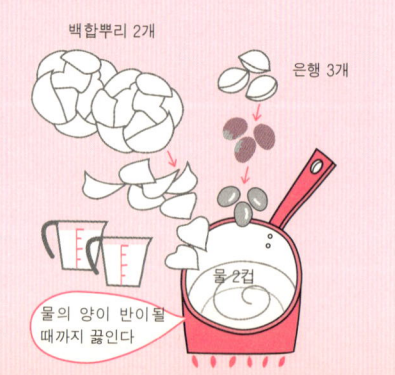

손쉬운 건강비법

기침과 통증을 진정시킨다
은행으로 백합뿌리수프

재료(1인분)
백합뿌리 2포기, 은행 알 3개

만드는 방법
① 백합뿌리를 잘 씻어 조각을 낸다.
② 은행 알의 껍질과 얇은 막을 벗긴다.
③ ①②를 넣은 냄비에 2컵의 물을 넣고 반이 될 때까지 졸인다.

따뜻할 때 마신다. 벌꿀을 타서 먹어도 괜찮다.

한방약

목이 아프고 열이 나며 입 안이 마르는데, 한기가 없는 목감기는 목의 염증을 억제하는 은교산이 매우 효과적이다. 같은 목감기라도 목에 염증과 통증이 강할 때는 구풍해독탕이 좋다.

기침이 심하고 황록색의 가래가 끊이지 않으며, 기침 때문에 목이 아프고, 때로는 목소리까지 나오지 않을 때는 기침을 진정시키는 마행감석탕이 효과가 있다. 기침을 멈추는 데 효과가 뛰어나서 천식에도 사용된다. 심한 기침은 같지만 혀가 붉어지고, 기침이 계속 나면서 목이 건조할 때는 목과 폐를 촉촉하게 하고 기침을 다스리는 맥문동탕이 적절하다. 담배를 지나치게 피워 기침이 나면서 목이 건조하고 아픈 데에도 효과가 있다.

 ## 경혈

목감기는 소상, 공최에 뜸을 뜬다. 목의 염증을 제거해준다. 또한 귀 아래에서부터 목까지 위에서 아래로 마사지하거나, 4개의 손가락만으로 배를 마사지해도 효과가 있다.

기침도 할 때는 단중, 유문에 뜸을 뜬다. 호흡기의 기운을 북돋아주고, 흉부의 불쾌감을 제거하고, 목의 통증을 해소한다.

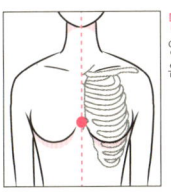
단중(膻中) 양측의 유두를 묶은 선의 중앙.

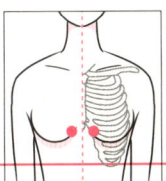
유문(幽門) 배꼽 위로 6치, 인체 앞쪽의 정중앙선에서 0.5치 떨어진 곳에 있음

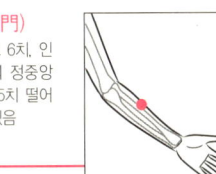
소상(少商) 엄지손가락 손톱의 뿌리 아래 바깥쪽 바로 옆

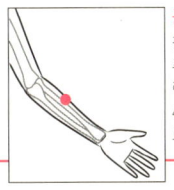
공최(孔最) 팔의 안쪽. 팔꿈치 주름에서 엄지손가락 쪽으로 손가락 4폭만큼 손목 쪽으로 다가간 곳

 ## 식이요법

목이 아플 때는 목의 염증을 진정시키는 배와 무를 먹는다.

중국에서 배는 기침을 그치고 목의 통증 완화에 애용되고 있다. 즙으로 된 것을 사용하는데, 마시지 않고 양치질을 하는 것만으로도 효과가 있다. 이 경우 서양 배는 적절하기 않다.

무는 얇게 잘라 담백하게 맛을 낸 멸치국물에 넣어 마시고, 무탕으로 해도 좋다. 또한 통째로 썬 무를 물엿이나 벌꿀에 2~3일 재워 그 즙을 마시는 무조청도 목의 염증을 진정시키는 데 효과가 있다.

기침을 멈추게 하고 목의 통증을 완화하고 싶을 때는 은행나무, 백합뿌리 등이 적절하다.

그런데 쓴맛이 강한 죽순과 산채류, 자극이 강한 고추 등의 향신료, 게, 새우 등은 목이 아플 때 먹어서는 안 된다.

콧물, 코막힘

원인은 비염? 꽃가루 알레르기? 부비강염?

콧물은 감기 초기나 비염의 경우 자주 나타나고, 코막힘은 감기 말기와 꽃가루 알레르기, 부비강염이 있을 때 나타나는 증상이다.

콧물이 나도 코를 자주 풀어서는 안 된다.

코막힘은 코로 호흡이 곤란하니까 입을 열고 호흡하지 않으면 안 되기 때문에 불쾌감뿐만 아니라 보기에도 좋지 않다.

콧물과 코막힘의 원인은 크게 세 가지로 나눈다. 감기 초기와 단순한 비염에 의한 것, 꽃가루 알레르기에 의한 것, 부비강염에 의한 것이다.

여름은 증상이 개선된다

땀을 흘리지 않으면 몸에 남은 수분이 쌓이기 쉽고, 그것이 비염을 일으킨다. 그런데 콧물과 코막힘도 땀을 내기 쉬운 여름에는 개선의 여지가 있다. 여름은 피부 호흡이 왕성해지고, 비염의 원인인 수분을 땀으로 배출해버리기 때문에 폐 호흡도 좋아지고, 콧물과 코막힘의 증상을 일으키지 않게 되는 것이다.

그러나 여름에도 냉방에 오래 노출돼 있으면 발한과 피부 호흡이 억제되어 버린다. 따라서 여름에는 바깥에 나와 땀을 내는 것이 필요하다.

한방약으로 체질 개선하고 근원을 다스린다

비염과 꽃가루 알레르기를 근본부터 다스리려면 체질 개선을 도모할 필요가 있다.

부비강염은 증상이 진행되면 부비강에 고름이 차고, 콧물·코막힘뿐만 아니라 머리와 목도 아프게 된다. 부비강염에 의한 두통은 두통약으로도 해결되지 않는다. 또한 수술을 해서 고름을 제거해도 반 년 정도면 다시 차게 된다.

한방약에 의한 치료는 체질 자체를 개선하는 것을 목표로 한다. 치료 기간은 적어도 1년 반 정도는 걸린다. 증상이 나타나지 않아도 복용을 멈추지 말고 장기 복용하는 것이 중요하다.

관련증상

감기 → 60P
꽃가룻병 → 102P
부비강염 → 184P

손쉬운 건강비법

땀을 내게 해 코가 뚫리게 한다

생강과 대파의 수프

재료(4인분)
생강 1개, 대파의 흰 부분 1개,
닭 육수 3, 소금 소량(엄지·인지
·중지 세 손가락으로 집은 정도)

만드는 방법
① 생강은 껍질째 으깨고, 대파는 가늘게 찢는다.
② 닭 육수를 더해 10분 정도 익힌 다음, 준비한 소금을 넣는다

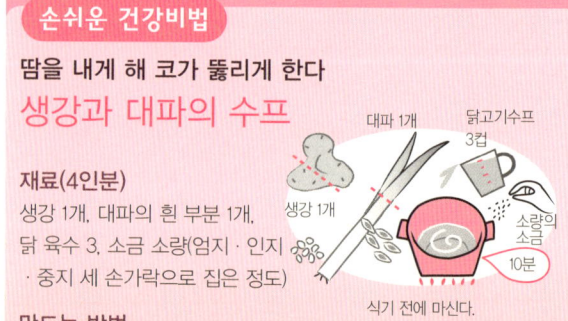

한방약

감기 초기와 단순한 비염일 때는 소청룡탕과 마황부자세신탕이 매우 효과가 있다. 소청룡탕은 수분대사를 개선하는 작용을 한다. 재채기와 콧물이 심할 때 사용하고, 그 증상과 더불어 냉증도 강할 때는 마황부자세신탕을 복용한다.

꽃가루 알레르기일 때도 심한 콧물에는 소청용탕이 매우 효과가 있다. 콧물만이 아니라 코 점막이 충혈되고 가렵고, 눈이 충혈되어 가렵고, 두통이 나는 등의 증상도 있을 때는 갈근탕합십미패독탕을 사용한다.

부비강염에 좋은 것은 갈근탕가천궁신이, 소자호탕, 소자호탕가길경석고이다. 갈근탕가천궁신이는 부비강염 초기에 코막힘과 코의 부종감이 있고, 때에 따라서는 안면통을 수반할 때 좋은 처방이다. 증상이 만성화되어 열이 안에 꽉 차 있는 것 같을 때는 소자고탕이 좋고, 열이 날 때는 그것에 길경석고를 넣은 소자호탕가길경석고가 매우 효과가 있다.

경혈

코 양쪽을 마사지하거나, 콧망울의 바로 옆에 있는 영향혈을 지압하면 좋다. 뜸 뜨면 좋은 경혈은 상성, 백회, 견정, 합곡, 내정이다. 다만, 뜸 뜰 때는 연기를 마시지 않도록 주의하자.

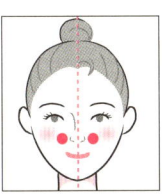
영향(迎香) 콧날 중앙 바로 옆으로 패인 부분

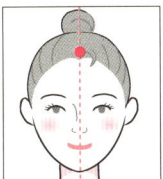
상성(上星) 이마 중앙의 머리카락이 자라는 선에서 엄지손가락 폭만큼 위의 곳

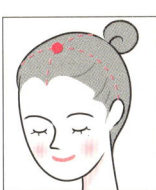
백회(百會) 머리의 꼭대기

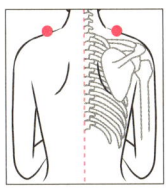
견정(肩井) 어깨 가운데 가장 볼록하게 솟은 부분

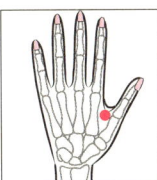
합곡(合谷) 손등 쪽에서 손목을 향하여 엄지손가락과 검지의 사이를 누르면서 더듬으면 뼈가 맞붙은 곳의 검지 쪽

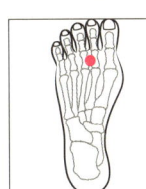
내정(內庭) 발등 쪽 둘째와 셋째 발가락 사이의 갈라지는 곳

식이요법

단것, 기름기가 많은 것은 증상을 악화시키기에 피해야 한다. 향신료도 고춧가루와 카레는 피하도록 한다. 몸을 따뜻하게 하고 발한을 촉진하는 생강, 양파를 권한다.

생강 성분은 혈액순환을 좋게 하고 발한을 촉진해서 코막힘을 개선한다. 양파는 하얀 부분에 약효가 있고, '총백'이라는 한방 생약도 있다. 총백은 감기 초기에 나타나는 코막힘의 개선에 도움이 된다.

기침·가래

감기 말기에 자주 나타난다

기침과 가래는 감기에 걸렸을 때 자주 나타나는 증상이지만, 감기만이 원인은 아니다. 감기에 의한 것은 걸린 지 며칠이 지나면 끈끈한 콧물로 증상이 나타나기 시작한다. 기침은 체력을 소모시키고 기침 때문에 밤잠을 설치면 더욱 체력이 저하되는 악순환을 유발한다. 기침이 며칠 계속되면 기관지염을 일으키는 수도 있기 때문에 초기에 치료해야 한다. 몸의 수분대사를 개선하거나 폐의 열을 식히는 한방약이 효과가 있다.

기관지가 약한 사람일 때

기관지가 약한 사람은 감기에 걸리지 않더라도 기침과 가래가 나오기 쉬운 체질이라고 할 수 있다. 특히 가을부터 겨울에 걸쳐 공기가 건조해지면 목의 점막이 건조해져 증상이 나타나기 쉽다.

호흡기 계통을 튼튼하게 만드는 한방약을 복용하면서 체질 개선을 꾀하도록 하자.

알레르기로 인한 경우

알레르기 때문일 수도 있다. 본래 목의 점막이 약한 사람에게 많고, 온도차가 있거나 먼지가 많은 곳에 가면 기침이 난다.

이런 타입의 사람은 점막이 항상 충혈되어 있기 때문에 자극이 강한 향신료와 단것을 섭취하는 것만으로도 반응하여 기침이 나기 시작한다. 음식물을 충분히 주의하고, 목 점막의 충혈을 제거하는 한방약이 치료의 주가 된다.

긴장이 원인인 경우

이밖에도 긴장하면 기침이 나오는 사람도 있다. 콘서트 회장 등에서 헛기침을 하지 않으려고 긴장하면 더욱 기침이 나오고, 사람 앞에서 말을 하려고 하면 기침이 나오는 것은 이 타입이다.

동양의학에서는 목에 무언가 막힌 것 같은 느낌을 '매핵기(梅核氣)[37]'라고 한다. 마치 목에 매실의 씨앗이라도 걸려 있는 것 같은 느낌이 나기 때문이다. 매핵기도 한방약에 의한 치료가 적절하다.

관련증상
감기→ 60P
인후통→ 62P
천식→ 70P

손쉬운 건강비법

폐를 적셔, 기침을 끊는다.

백합뿌리만 끓인 물로

재료(4인분)
백합뿌리 4개, 벌꿀 4큰술

만드는 방법
① 백합뿌리는 잘 씻어서 조각을 낸다.
② 뜨거운 물에 2분간 데친다.
③ 냄비에 1컵의 물과 벌꿀을 넣고 약한 불로 5분 정도 익힌다. 익으면 불을 끄고 그대로 식힌다.

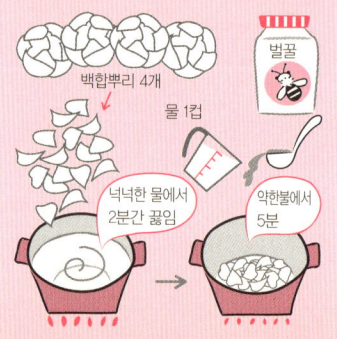

적당히 식었을 때 백합뿌리를 먹는다.

---

37) 梅: 매화나무 매, 核: 씨 핵, 氣: 기운 기. 한방 용어로서, 목구멍에 매실열매 같은 것이 막혀 있는 느낌. 히스테리의 일종이다.

한방약

감기 때 기침과 가래에 좋은 것은 소청용탕과 마행감석탕이다. 소청용탕은 축축한 가래가 나올 때 효과가 있고, 마행감석탕은 감기 말기에 폐에 열이 차고 끈끈한 가래가 나올 때 매우 효과가 있다.
기관지가 약해 기침이나 가래가 자주 나오는 사람은 기침을 다스리면서 체질 개선을 꾀하는 자박탕이 좋다.
알레르기에 의한 것은 백호탕과 소청용탕을 조합한 처방인 백호탕합소청용탕으로 다스린다. 백호탕은 목의 점막이 충혈되고 열이 차는 것 같을 때 좋은 처방으로, 알레르기에 자주 사용된다.
긴장하면 기침이 나는 사람은 목에 무언가 걸리는 느낌이 나기 때문이다. 이 매핵기를 제거하는 데에는 반하후박탕이 매우 효과가 있다. 위장 장애를 수반할 때도 좋은 처방이다.

 ## 경혈

상반신의 건포 마찰을 권한다. 등에는 기침에 효과가 있는 폐유혈, 신주혈이 있다. 그것을 중심으로 견갑간부[등쪽 어깨]를 마른 수건으로 위에서 아래로 3분 정도 마사지한다. 경거혈을 중심으로 손목부터 팔꿈치까지 마사지를 하는 것도 효과가 있다. 또한 기침이 날 때 명치의 끝부분을 만지면 뻐근한 부분이 있다. 그곳을 손가락으로 중앙에서부터 겨드랑이 쪽으로 마사지하면 효과가 있다.

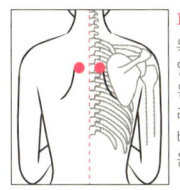
폐유(肺俞)
목을 아래로 숙일 때 가장 돌출된 목뼈에서 아래로 3번째 등뼈의 양옆에 있음

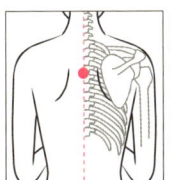
신주(身柱)
목을 아래로 숙일 때 가장 돌출된 목뼈에서 아래로 3번째 등뼈가 있는 곳

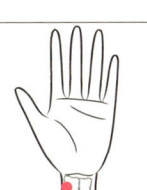
경거(經渠)
손목, 손바닥 쪽의 주름에서 엄지손가락 1개 폭의 아래에 맥박을 느끼는 부분

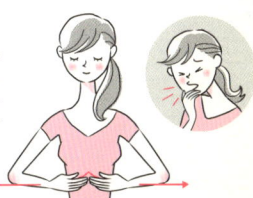

 ## 식이요법

알레르기성은 음식물의 영향이 뚜렷하게 나타난다.
단것, 자극이 강한 향신료, 고등어, 게, 새우, 죽순, 찹쌀 등은 증상을 악화시키기 때문에 피하자.
기침과 가래에 무와 백합뿌리가 좋다. 무는 통째로 잘라 물엿이나 벌꿀에 2~3일 재우고, 그 즙을 마신다. 이것을 무조청이라고 하는데, 기침을 멈추게 하는 민간약으로서 오래 전부터 유명하다.
백합뿌리에는 폐를 윤택하게 하고, 기침을 그치게 하는 효과가 있다. 백합뿌리 3개를 2컵 물에 넣고 반 정도 될 때까지 바짝 졸여, 소금으로 담백한 맛을 내어 마시면 좋다.
신경이 긴장되어 나오는 기침에는 차조기 잎이 좋다. 생것으로 먹거나 건조시킨 잎을 데워서 마시면 효과가 있다.

위장감기(胃腸感氣)

관련증상
식욕부진→ 72P
구토→ 78P
설사→ 80P

구토와 설사가 같이 일어난다

위장감기[38]는 현대의학에서는 감염성위장염, 구토설사증 등으로 불리는 병이다. 병원성대장균 등의 세균성과 노로바이러스 같은 바이러스성이 있다.

노로바이러스의 감염원은 대부분 굴, 바지락(가막조개) 등의 이매패류[39]라고 한다. 환자의 토사물이나 변 속의 바이러스가 손, 의복, 기물 등에 묻어, 그것을 만진 손으로 식품을 만지면 그것을 먹고 감염된다.

위장감기에 걸리면 아무런 징후도 없다가 갑자기 구토하고 수차례 반복한다. 구토가 가라앉을 만하면 이번에는 심한 수용성 설사가 시작된다. 1시간에 10회 가까이 화장실에 뛰어들어가는 일도 드물지 않다. 구토 없이 설사만 하는 수도 있다.

동양의학에서는 세균성인가, 바이러스성인가를 가리지 않고 증상에 따라서 치료약을 선택하기 때문에 구토하는 경우와 설사만 하는 경우 두 가지로 나누어 생각한다.

구토하는 경우

물을 마셔도 토할 것 같거나 실제로 토하는 경우에는 수분대사를 개선하고, 구토를 해소시키는 것으로 다스린다. 구토할 때는 한방약도 토해버리는 수가 많기 때문에 10~15분을 두고 1잔의 약을 천천히 마신다.

그러나 약을 먹은 후라도 울렁거리면 무리해서 참지 말고 토해버리는 것이 낫다.

설사만 하는 경우

감기로 설사, 위통, 식욕부진이 일어나고 명치가 막힌 느낌이 들 때는 위장의 염증을 억제하고 개선시킨다.

위에 여분의 수분이 쌓여, 복부를 움직이거나 두드리면 뽀차뽀차 하는 소리가 나는 '위내정수'가 있을 때는 위장의 수분대사를 개선하고 다스린다. 또한 위장의 냉증이 원인이 되어 위장감기를 일으킬 때는 냉증을 제거하는 방법으로 개선시킨다.

건강관리 — 약해진 위장을 배려하여 조금씩 체력의 회복을

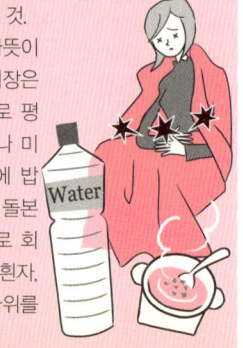

체력이 약한 사람은 구토나 설사가 계속되면 체력이 소모되어 탈수 증상을 일으키기 쉽다. 증상이 심할 때는 절식하고 위장을 쉬게 하는 것도 좋으나, 수분 공급은 빠뜨리지 말 것. 먼저 안정하게 하고, 몸을 따뜻이 해준다. 증상이 완화돼도 위장은 아직 약한 상태이므로 곧바로 평소처럼 식사하지 말고, 수프나 미음에서 시작해 죽, 그 다음에 밥을 먹는 식으로 서서히 몸을 돌본다. 죽을 먹을 수 있는 정도로 회복되면 소화가 잘되는 달걀 흰자, 야채를 부드럽게 익힌 것 따위를 섭취해 영양 보충을 한다.

---
38) 위장에 탈이 난 것처럼 설사를 하고 토해서 붙은 이름이다. 한국인보다는 일본인에게 많이 발생한다고 알려져 있다.
39) 이매패강의 동물을 통틀어 이르는 말. 2개의 패각(조가비)이 있다고 하여 이렇게 이른다.

한방약

구토기가 강하고, 물을 마셔도 토하고, 또한 구토와 함께 설사를 할 것 같을 때는 토사를 다스리는 오령산과 위장의 염증을 제거하는 황련해독탕을 조합시킨 황련해독탕합오령산이 적절하다.
또한 입이 마르고, 식욕부진과 함께 구토를 하고, 복부의 통증이 있을 때는 복부 팽만감을 해소시키고 토사를 다스리는 평위산이 효과적이다.
구토기는 없는데 설사, 위통, 식욕부진 증상인 위장감기에는 위장의 염증을 억제하는 반하사심탕이 좋다.
명치가 막힌 느낌이 있고 위내정수가 있는 경우에는 위장의 수분대사를 개선시키는 육군자탕이 적절하다.
본래 위가 약한데 설사를 하며 다리가 휘청거리는 증상이 있을 때는 위장을 따뜻하게 하는 인삼탕이 적절하다.

 ## 경혈

위장감기의 격퇴에는 '구운소금 온보요법(溫補療法)'(→ p148)으로 위장의 바깥을 중심으로 따뜻하게 하는 방법을 권한다.
먼저 소금(약 150g)을 뜨거운 철판에 뜨겁게 데워서 포대자루에 넣는다.
등에서 허리까지 타올을 대고, 그 위에서 소금이 들어 있는 포대를 순서대로 여섯 부분에 바짝 댄다. 닿은 부분의 피부가 발갛게 되거나 땀이 나면 복부로 옮겨 마찬가지로 한다. 소금이 차가워지면 데운 것으로 교체한다.

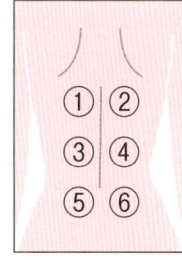 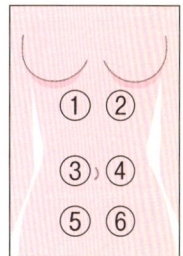

 ## 식이요법

토사가 있는 위장감기일 때는 구토를 진정시키기만 해도 기운을 차릴 수 있다. 구토기에 좋은 것은 생강과 매실이다. 특히 생강은 동양의학에서 '구가(嘔家)[40]의 성약(聖藥)'이라 불릴 만큼 효과가 있다. 생것을 '생강(生薑)', 건조시킨 것을 '건강(乾薑)'이라 하는데, 둘 다 구토기를 다스리는 기능이 있다.
얇게 잘라 물에 넣어 마시면 좋다. 단 구토기가 있을 때 따뜻한 것을 마시면 더욱 구토기가 강해지기 때문에 반드시 차게 해서 마신다.
매실은 구토기를 진정시키는 효과만이 아니라 살균력도 강한데, 정장(整腸) 작용도 하기 때문에 위장감기에는 안성맞춤이다.
2컵의 물에 매실 10개를 넣고 반으로 줄 때까지 달여서 마신다. 아무것도 입에 넣고 싶지 않을 때라도 마셔라. 메슥거리는 구토기가 사라진다. 설사일 때는 매실즙 엑기스(p.72)를 따뜻한 물에 타서 마시면 매우 효과가 있다.

---

40) 동양의학에서, 항상 메스껍고 구토 증상이 있는 환자.

천식

원인의 대부분은 알레르기성 질환

천식은 기관지가 수축해서 기도가 좁아져서 호흡하기 힘들어지는 발작을 일으키는 병으로, 숨을 쉴 때 쎄쎄거리는 소리가 난다.

하루 중 밤중이나 새벽녘에 발작하고, 가을이나 장마 때 일어나기 쉬우며, 발작이 심하면 생명에도 위협적이다.

원인의 대부분은 알레르기성이다. 먼지나 진드기 등을 마시면 체내에서 히스타민이라는 화학물질이 과잉되게 활성화한다. 그것에 의해 기관지가 수축하거나 분비물이 증가하거나 해서 발작이 일어난다고 생각된다.

그러나 단지 스트레스나 식사 피로 등이 원인일 수도 있다.

내인, 외인, 기타 요인으로 나누고 생각한다

동양의학에서는 발작의 원인을 내적 요인, 외적 요인, 기타 요인(→p.32) 등으로 나누어 생각한다.

내적인 원인은 알레르기 체질 이외에 체질의 약함, 감정의 혼란 등도 될 수 있다. 체질의 약함은 췌장, 폐 등의 기능이 약해진 것을 의미한다.

외적인 원인은 불안정한 기후, 특히 저기압과 추위이다. 또한 배기가스 같은 환경의 변화, 스트레스 등도 있다.

그밖에 건강을 생각하지 않는 식사, 수면 부족 등도 원인이 된다.

발작의 예방과 체질 개선

한방에서는 천식의 발작을 예방하고 개선하는 데 두 가지 방법을 쓴다.

물론 발작이 심하게 시작되면 곧바로 전문의를 찾아가 진찰을 받는다.

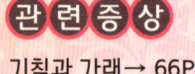

기침과 가래 → 66P

손쉬운 건강비법

발작 예방에

은행과 백합뿌리의 수프

재료 은행 10개, 백합뿌리 5포기

만드는 방법
① 은행은 껍질을 벗기고 백합뿌리는 잘 씻어서 각각 적당한 크기로 자른다.
② 이것을 냄비에 넣고 물 1컵 반을 부어 약한 불로 15분 정도 익힌 다음, 싱겁다 싶을 정도로 소금 간을 하고 먹는다.

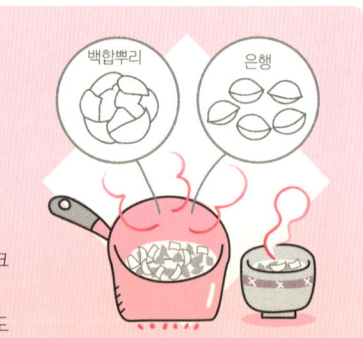

아침 저녁 한사발, 곁들여서 수프를 먹는다.

한방약

발작의 예방과 개선에 사용되는 처방은 소청룡탕, 마행감석탕, 반하후박탕 등이다.
소청용탕은 끈끈한 가래가 많이 나오거나, 추워지면 증상이 악화되는 타입에게 효과가 있다.
마행감석탕은 발작 시 호흡곤란을 개선시킨다. 발작 시에 땀을 흘리고, 입이 건조해지는 타입에게 좋은 처방이다. 스트레스로 발작을 일으키기 쉬운 사람에게는 반하후박탕이 효과가 있다.
알레르기 체질을 개선하면서 치료할 때는 자박탕, 보중익기탕, 맥문동탕 등을 사용한다.
자박탕은 호흡기 계통이 약하고 항상 감기에 걸려 있는 타입에 적절하다. 자주 식은땀을 흘리고, 쉽게 지치면서 위장이 약한 타입에게 좋은 것은 보중익기탕이다.
면역력을 높이고 기력을 충실하게 해서 발작을 억제한다. 혀가 번들번들 빛나고, 마른기침[41]이 오래 계속될 때는 맥문동탕을 권한다.

 ## 경혈

매일 상반신을 건포마찰하면 발작이 쉽게 일어나지 않는다. 등의 폐유혈과 신주혈을 중심으로 견갑 부분을 마른 수건으로 마사지한다. 또한 견정, 폐유, 신주 등을 지압과 뜸으로 자극하는 것도 발작 예방에 도움이 된다. 쇄골 사이를 손가락으로 주무르면 발작을 완화시킨다.

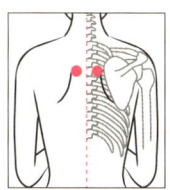
폐유(肺兪)
목을 아래로 숙일 때 가장 돌출된 목뼈에서 아래로 3번째 등뼈의 양옆에 있음

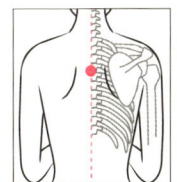
신주(身柱)
목을 아래로 숙일 때 가장 돌출된 목뼈에서 아래로 3번째 등뼈가 있는 곳

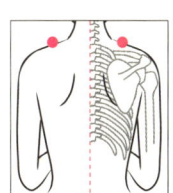
견정(肩井)
어깨 가운데 가장 불룩하게 솟은 부분

 ## 식이요법

천식은 특히 식이요법으로 기를 고루 미치게 하는 것이 중요하다. 그중에서도 가장 기를 북돋는 것은 배불리 먹지 않는 것. 위가 가득 차면 발작이 일어나기 쉽기 때문에 식욕 과잉은 발작을 불러일으키는 것이다.
알레르기가 원인인 사람이 피해야 할 식품은 뱅어와 팥밥 등 찹쌀로 만들어진 것, 고추 등 자극이 강한 것, 죽순·산채 등 떫은 맛이 강한 것, 혈액을 지저분하게 하는 오징어, 게, 새우, 고등어, 명란젓(대구알), 이크라(연어의 알젓) 등이다.
천식이 있을 때 섭취하면 좋은 음식물은 배즙, 은행수프 등이다.

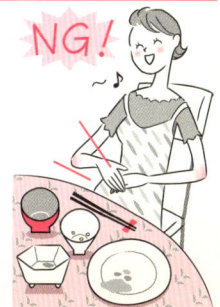

---

41) 가래가 나오지 않는 기침. 건성기침 또는 건기침이라고도 한다.

식욕부진

위장 장애와 그밖의 원인

식욕이 있느냐 없느냐 하는 것은 건강의 척도 중 하나인데, 동양의학에서는 위장 장애로 식욕이 없어진 원인을 위장이 차가워져서, 위하수가 있어서, 위에 여분의 수분이 쌓여서 등 세 가지로 나누어 생각한다.

식욕부진은 감기, 스트레스, 간장병, 신장병 등일 때도 생기는데, 그럴 때는 먼저 그 병을 치료하면 된다.

냉기가 위장 장애의 원인인 경우

차가운 맥주를 지나치게 마시거나, 날것을 지나치게 먹어서 위장이 차가워지면 위장의 기능이 저하되고 식욕이 없어진다. 또한 차가운 곳이나 냉방에 장시간 노출돼도 발과 허리의 냉증이 점점 위쪽으로 영향을 미쳐 식욕부진을 부른다.

이럴 때는 빨리 따뜻한 것을 섭취하거나 손발, 복부를 따뜻하게 하는 것으로 다스린다. 몸을 따뜻하게 하는 작용이 있는 한방약도 매우 효과가 있다.

위하수일 때

위의 위치가 평상시보다 아래로 내려가 있는 상태를 위하수라고 하지만, 위하수 자체가 병은 아니다. 식욕부진 등의 증상이 없다면 특별히 신경 쓸 필요는 없다. 타고난 신체가 허약하고 근육도 약해 쉽게 지치는 사람에게 위하수가 잘 나타나는 경향이 있다.

위에 수분이 쌓여 있는 경우

위장이 약하면서, 위에 수분이 쌓여 있는 상태를 위내정수라고 한다. 배를 움직였을 때나 복부를 두드렸을 때 꼬르륵 물이 흔들리는 소리가 나는 것이 특징이다.

본래 위장 약한 사람이 차가운 것이나 수분을 지나치게 섭취하면 수분을 처리하지 못하게 되고 위내정수가 일어난다. 그러면 위장이 제대로 기능하지 않게 되고, 식욕부진과 위통 등의 원인이 된다.

이와 같은 타입의 식욕부진일 때, 위에 남아 있는 수분을 제거하여 위장을 편하게 하는 한방약으로 다스린다.

관련증상
위통·위하수→ 74P
구토→ 78P
설사→ 80P

손쉬운 건강비법

식욕부진에 효과가 있다
매화고기 엑기스

재료
청매실 5kg

만드는 방법
① 매실을 잘 씻고, 물기를 없앤다.
② 강판에 1개씩 갈아, 가제로 짠다.
③ ②를 사기그릇에 넣고 나무 주걱으로 섞으면서 약한 불로 약 2시간, 색이 검어져서 걸쭉해질 때까지 졸인다.

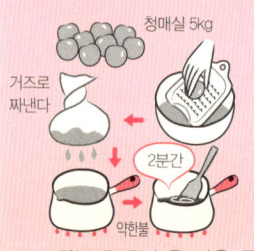

1회분에 1큰술을 더운 물로 푼 것을 하루 3회 마신다.

한방약

위장이 차가운 타입은 위장을 따뜻하게 하는 작용이 풍부한 인삼탕이 매우 효과가 있다. 위장을 따뜻하게 하는 것만이 아니라 위장의 기능을 활발하게 하는데, 소화 흡수 작용을 높이는 기능이 있다. 설사, 구역질이 있을 때도 효과가 있다.

위하수일 때는 보중증기탕을 사용하면 좋다. 위장 기능을 강화하고 면역력을 높이면서 내장기관이 처졌을 때 끌어올리는 효과도 있기 때문에 위하수가 있는 사람에게 가장 좋다. 체력 증강에도 도움이 되는 처방이다.
위에 수분이 쌓이는 위내정수가 있는 사람에게 좋은 것은 육군자탕과 복령음이다. 위장의 수분대사를 촉진하고 식욕부진, 위의 불쾌감과 구토를 해소시킨다. 복령음은 차멀미에도 사용되는 처방이다.

경혈

위장 장애로 식욕부진이 있을 때는 족삼리, 중완, 폐유, 위유를 지압하거나 뜸으로 자극한다. 족삼리에 뜸 뜰 때는 발끝에 자극이 전해질 때까지 계속한다. 위장냉증이 원인인 경우에는 지압보다 뜸이 효과적이다. 뜸을 뜬 주변의 피부가 따뜻하다고 느낄 때까지 계속한다.

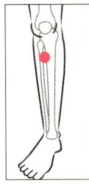
족삼리(足三里)
무릎 앞쪽 접시 모양의 뼈(슬개골)의 바깥쪽 바로 아래 오목하게 들어간 부분에서 바깥쪽 복사뼈로 이어지는 선을 중지만큼 내려간 곳

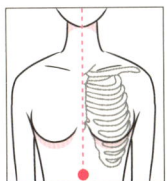
중완 (中脘)
배꼽과 명치의 중간

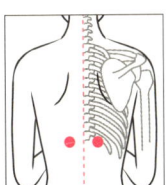
비유(脾俞)
견갑골 아래쪽을 연결한 선상에 있는 등뼈에서 아래로 4번째 등뼈의 양쪽에 있음

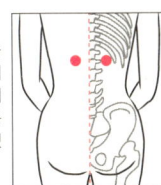
위유(胃俞)
견갑골의 밑부분을 연결한 선상에 있는 등뼈에서 아래로 5번째 등뼈의 양 옆

식이요법

식욕부진은 수분과 기름기가 많은 것을 지나치게 섭취할 때 자주 일어난다. 따라서 지나친 섭취에 주의하면서 향신료를 많이 넣어 자극이 강한 요리나 술은 피하도록 한다. 더불어 섬유질이 많은 우엉, 연근, 죽순, 지방이 많은 도넛츄류, 튀김도 먹지 않도록 한다.
그런데 위장 장애가 있어 식욕이 없을 때는 참마, 당근, 무화과가 적절하다. 위장을 편하게 만드는 기능이 있기 때문이다. 무도 소화에 도움되는 성분이 풍부하게 때문에 좋지만, 위장 쫑증이 원인일 때는 생것이 아니라 익히거나 살짝 데친 것을 먹도록 한다.
'의사가 필요 없는 과일'이라고 불리는 매실은 정장 작용이 풍부하고 식욕을 증진시키는 먹거리이다. 식욕이 없을 때라도 매실장아찌 죽은 먹기 괜찮다.

위통과 위 거북함

관련증상
- 식욕부진→ 72P
- 구토→ 78P
- 설사→ 80P

증상과 발생 원인을 기준으로 한다

서양의학은 위장 질환을 급성위장염, 만성위염, 위·십이지장궤양 등의 병명으로 구별하고 있는데, 동양의학에서는 증상과 발생 원인으로 나누어 보고 있다.

위통과 위 거북함, 본디 위장이 약한 데다가 위장 통증이 원인인 경우, 폭음·폭식이 원인인 경우, 스트레스가 원인 경우 등으로 나누어 생각한다.

일반적으로 단것과 기름기 많은 것이 무조건 먹고 싶을 때는 위장에 탈이 날 징조로 보면 된다.

위장이 약할 때

위장이 선천적으로 약할 경우, 만성병에 걸렸거나 노화 등으로 위장이 약해진 경우가 있다. 둘 다 기운이 없고 식욕이 없고 쉽게 지치는 증상이 나타난다.

소화 기능이 떨어지기 때문에 위장 기능을 활성화시키고 소화를 촉진하는 한방약을 처방한다.

냉기가 위장 장애의 원인인 경우

차가운 것을 과도하게 섭취하거나, 차가운 장소나 오랜 시간 냉방에 노출되어 위를 차갑게 하면 위가 아프면서 설사가 오기도 한다. 이때 복부와 발을 만져보면 당연히 차갑다.

위장을 따뜻하게 함으로써 소화를 촉진시켜 다스린다.

폭음·폭식이 원인인 경우

기름기 많은 것과 섬유질의 지나친 섭취, 과음이 원인이 되어 음식이 충분히 소화되지 않기 때문에 일어나고 식욕부진, 명치의 통증, 트림, 복통, 구토, 설사 등의 증상을 동반한다.

소화 기능을 원활하게 만들어 수분대사를 개선시키는 한방약을 처방한다.

스트레스가 원인인 경우

시험을 앞두고 위에 통증을 느꼈던 경험이 있는 사람은 많을 것이다. 위장은 정신적인 영향을 받기 쉬운 장기이기 때문이다. 스트레스는 기 흐름을 막고 안절부절못하게 만드는 원인이 된다.

기 흐름을 부드럽게 하고 긴장을 완화시키면서 위장의 기능을 활성화시키는 한방약으로 다스린다.

손쉬운 건강비법

위를 덥혀준다
무와 닭고기 조림

재료
무 5cm, 닭고기 100g, 생강 1개, 미림·소금 소량

만드는 방법
① 무는 껍질을 벗겨 8조각으로 자른다.
② 닭고기는 큼직큼직하게 토막낸다.
③ 생강은 얇게 썬다.
④ 모두 냄비에 넣고 물을 부은 다음. 생강·간장·미림·소금을 조금씩 넣고 무가 부드러워질 때까지 푹 삶는다.

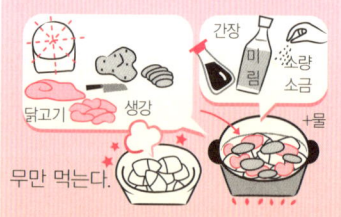

부드러워지면, 무만 먹는다.

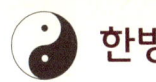 ## 한방약

본래 위장이 약한 타입이면 소화를 촉진시키고 위장을 편하게 하는 육균자탕과 보중증기탕이 적절하다. 육균자탕은 소화불량과 설사를 자주 일으키는 사람에게, 보중익기탕은 피로감을 제거하고 식욕부진이 있는 사람에게 좋은 처방이다.

위장냉증이 원인인 경우에는 위장을 따뜻하게 하는데, 소화 기능을 높이는 인삼탕과 진무탕을 권한다. 위장이 차갑고 식욕이 나지 않을 때는 인삼탕이, 차가운 것을 지나치게 섭취하거나 냉방으로 위가 차가워졌을 때는 부자를 첨가한 부자인삼탕이 좋다.

폭음·폭식이 아니라 섬유질과 요구르트의 지나친 섭취로 배가 긴장해서 가스가 자주 차는 사람에게는 평위산이 효과가 있다.

스트레스 때문에 안절부절못하고, 긴장하면 설사를 하는 타입에게는 감초사심탕이 좋다. 명치의 통증, 위산과다, 위통일 때에는 안중산이 특효약이다.

 ## 경혈

위장 장애에 가장 좋은 효력이 있는 경혈은 족삼리이다. 이 족삼리에서 내정까지를 피부가 따뜻해질 때까지 수시로 마사지한다. 위의 거북함에는 양능천에 지압을 하거나 뜸을 뜨는 것도 효과적. 단, 위산과다일 때 삼리의 뜸은 피한다.

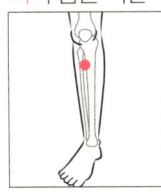

족삼리(足三里)
무릎 앞쪽 접시 모양의 뼈(슬개골)의 바깥쪽 바로 아래 오목하게 들어간 부분에서 바깥쪽 복사뼈로 이어지는 선을 중지만큼 내려간 곳

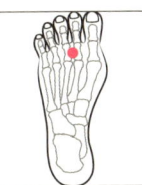

내정(內庭)
발등 쪽 둘째와 셋째 발가락 사이의 갈라지는 곳

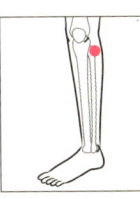

양능천(陽陵泉)
무릎의 바깥쪽 아래에 있는 큰 뼈의 바로 아래.

 ## 식이요법

본래 위장이 약할 때는 무, 당근 등 소화불량을 개선시키고 위장을 편하게 하는 음식을 많이 섭취한다.

무에는 지아스타제라는 소화효소가 포함되어 있다. 그래서 무는 생것이든 익힌 것이든 위장 장애에 효과가 있는데, 생것은 위의 열을 식히는 기능도 있다. 하지만 위가 차가워져 있을 때는 반드시 따뜻한 것을 섭취하도록 하자.

당근은 오장을 따뜻하게 하고 혈을 보충하는 기능이 있는 음식이어서 위장을 편안하게 한다. 따라서 위가 차가워져 있는 사람에게도 적합하다.

위산 분비를 억제하고 위 점막의 대사를 활발히 하는 비타민U를 풍부하게 포함하고 있어서 위·십이지장궤양에도 좋은 것은 양배추와 감자이다.

운동 부족이거나 위장 약한 사람이 섬유질과 요구르트, 생우유를 지나치게 섭취하면 배에 가스가 차고 설사가 나는 경우가 있기 때문에 주의해야 한다.

숙취

원인은 아세트알데히드

숙취의 증상은 사람에 따라 다양하지만 대부분은 두통, 구토, 식욕부진, 갈증, 심장 두근거림을 호소한다. 알코올은 체내에 들어오면 위와 장에 흡수되고, 간장으로 운반된다. 거기서 분해효소에 의해 아세트알데히드로 분해되고, 마지막에는 소변으로 배설된다.

그러나 간장의 분해 능력에는 한계가 있다. 알코올이 몸속에 다량으로 유입되면 분해할 수 있는 아세트알데히드가 혈액 속에 많이 남아 구토와 두통의 원인이 된다.

빈속에 마시지 않는다

숙취를 예방하려면 어쨌든 지나치게 마시지 않을 것. 그러나 머리로는 알고 있어도 마시기 시작하면 무심코 한계를 넘어버리는 사람이 대부분이다. 따라서 마시기 전에 먼저 대책을 마련해야 한다.

빈속에 술을 마시면 알코올이 급속히 체내에 흡수되어 빨리 취기가 돌고, 과음의 원인이 된다. 그것을 예방하려면 술을 마시기 전에 우유를 마시면 위의 점막에 막이 생겨 알코올의 급속한 흡수를 막는다.

또한 한방약 중에는 술을 마시기 전에 복용해두면 머리가 아프거나 매스꺼움을 예방하는 처방이 있다.

물을 마시고 땀을 낸다

술을 마시고 있는데 속이 이상해질 때는 위에 남아 있는 알코올이 몸에 흡수되기 전에 토해 내버리는 것이 좋을 것이다. 목에 손가락을 넣어 자극하거나, 소량의 소금을 넣은 미지근한 물을 마시는 등의 방법이 있다.

숙취가 생겼을 때는 무엇보다도 혈액 속에 남아 있는 알코올 성분을 제거하는 것이 급선무인데, 땀을 내게 해서 치밀어오른 기를 제거하는 한방약이 매우 효과가 있다.

더불어 약 복용 후 물을 많이 마시고, 뜨거운 물에 발을 담가 발을 따뜻하게 하는 족탕(→p.114)을 하면 상반신의 발한이 촉진되고 두통과 구토 등을 해소하기 쉽다.

그런데 한방약은 구토, 두통, 가슴 두근거림 등의 증상에 맞추어 각각 다르게 처방한다.

관련증상
식욕부진→ 72P
구토→ 78P
두통→ 166P

손쉬운 건강비법

과음으로 약해진 위장에
생강 넣은 무

재료
무 적당량. 생강을 갈아 내린 것 작은 스푼 한술

만드는 방법
① 무를 찐 다음, 가제로 싸서 짠다.
② ①의 국물에 생강을 갈아 내린 것을 더해 섞어 마신다.

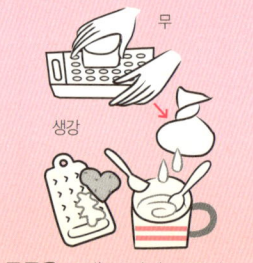

무즙을 그대로 먹어도 좋다.

한방약

숙취에는(예방에도) 황련해독탕함오령산이 매우 효과가 좋다. 이것은 황련해독탕과 오령산이라는 두 가지 약을 조합한 처방이다.
황련해독탕은 위에 열이 있고, 입안이 쓸 때 효과가 있다.
오령산은 이뇨 작용이 뛰어나서 소변 배출을 도와주고 목 갈증을 없애준다. 구토 예방에도 효과가 있지만, 구토를 했을 때에도 차갑게 해서 조금씩 마신다. 따뜻한 채로 마시면 구토를 일으키기 때문이다.
두통이 있을 때는 황련해독탕과 갈근탕의 두 가지 약을 조합해 처방한다.
황련해독탕은 치밀어오르는 기를 억제하고, 갈근탕은 두통에 매우 효과가 있다. 구토가 없어지지 않을 때는 복령음이 효과가 좋다.

경혈

구토에는 수삼리와 합곡 지압이 효과적이다. 두통에는 백회와 견정이, 기가 치밀어오를 때(상기)나 가슴 두근거림에는 용천이 효과적인 경혈이다. 용천은 통증을 느낄 만큼 세게 지압한다.

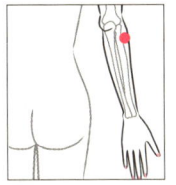

수삼리(手三里)
팔의 바깥쪽, 팔꿈치를 구부릴 때 생기는 주름에서 엄지손가락 쪽 끝에서 손목을 향하여 손가락 3폭 만큼 지난 곳

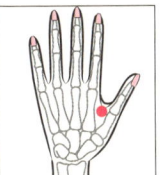

합곡(合谷)
손등 쪽에서 손목을 향하여 엄지손가락과 검지 사이를 누르면서 더듬으면 뼈가 맞붙은 곳의 검지 쪽

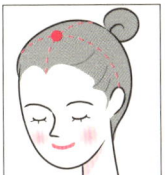

백회(百會)
머리의 꼭대기

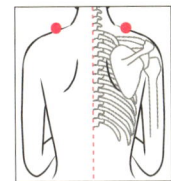

견정(肩井)
어깨 가운데 가장 불룩하게 솟은 부분

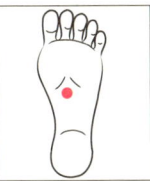

용천(湧泉)
발바닥 중앙 앞부분에서 패인 부분

식이요법

구토기가 있을 때는 생강·감·무 등을 권한다.
생강은 구토를 멈추는 데 효과가 뛰어나고, 식욕을 촉진하는 기능이 있다. 매운 맛 성분의 진게론(zingherone)도 마찬가지다. 감은 숙취 예방과 각성시키는 데 민간요법으로 유명해서 미나모토 노 사네토모(源実朝)[42]가 숙취 제거에 즐겨 먹었다고 전할 정도이다.
물을 계속 많이 마셔서 핏속에 있는 아세트알데히드의 배출을 촉진하는 것이 제일이다.
두통에는 열을 식히는 데 효과적인, 절인 오이를 권한다.

---

42) 1192~1219년. 일본의 제3대 쇼군으로 전 쇼군인 미나모토 요리이에를 폐위시키고 올랐으나 1219년 1월 2대 쇼군 요리이에의 아들 구교에게 암살되었다.

구토

다른 증상이 있다면 의사의 진찰을

구토(嘔吐)의 '구(嘔)'는 '웩~' 하고 토할 때 나는 소리를 나타내고, '토(吐)'는 '토하다'라는 의미를 나타내고 있다. 소리만 내고 토하지 않는 것은 헛구역질, 건구(乾嘔)라고 한다.

구토는 과식, 숙취, 식중독, 감기, 입덧 등이 원인으로 판단된다. 이런 원인이 없는데도 구토와 함께 복통을 동반하는 경우에는 장폐색(腸閉塞)을 의심해봐야 한다.

또한 두통, 복통, 발열, 경련 등을 수반하는 경우에는 뇌출혈 등을 의심해봐야 한다. 즉시 진찰을 받으실 것!

차라리 토하는 게 나을 수도 있다

구토하는 게 힘들기 때문에 구토기가 사라질 때까지 꾹 참는다는 사람도 적지 않다. 그러나 원인이 있으면 반드시 결과가 있는 것처럼 우리 몸은 틀림없어서, 밖으로 내버릴 것이 있으니 구토기를 느끼는 것이다. 따라서 구토기를 느끼면 대개는 토해버리는 것이 좋다. 식중독, 과식, 과음 등에 의한 구토는 토하고 나면 상쾌해지기 때문이다.

다만, 토하느라 체력 소모를 하였으므로 토한 후에는 안정을 취하고 몸이 받아들이기 쉽게 담백한 수프 등을 마시면 좋다.

위장의 기가 역행되면 구토가 난다

우리가 먹은 음식물은 위에서 소화되어 소장으로 내려간다. 동양의학에서 구토는 소장으로 향하던 기가 위로 거슬러 올라오기 때문에 일어나는 증상이라고 생각한다.

숙취로 인한 구토는 위의 기를 아래로 내리면서 수분대사를 개선시켜 다스린다.

두통을 수반한 구토는 몸을 따뜻하게 하고 위장의 긴장감을 제거함으로써 치밀어오르는 위장의 기를 진정시켜 다스린다.

구토와 함께 설사를 동반하는 구토일 때는 위장의 염증을 가라앉힘으로써 위장의 기운을 다스리고 개선시킨다.

구토는 수분이 몸에서 계속 배출되는 것이기에 탈수 증상을 일으키기 쉽다. 구토가 다 스러지면 수분을 많이 보충하도록 한다.

관련 증상

관련 증상
위통·위하수 → 74P
숙취 → 76P
입덧 → 156P

손쉬운 건강비법

구토에 효과
식초 생강탕

재료
생강 1개, 식초 적당량, 벌꿀 소량

만드는 방법
① 생강을 2mm씩 잘라 식초에 푹 담그고 4~5일 묵힌다.
② ①의 생강 2~3조각에 벌꿀을 조금 더하고 뜨거운 물을 타서 잘 섞은 다음 마신다.

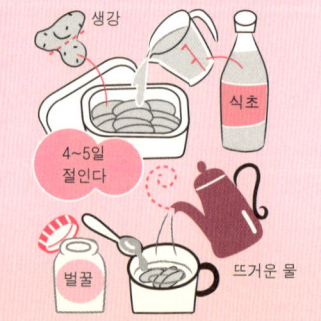

따뜻한 것을 마시면 오히려 구토가 촉발되므로, 반드시 식혀서 마실 것.

한방약

숙취에 의한 구토에는 위장의 기를 내리면서 수분대사를 개선시키고, 알코올을 핏속에서 배출시키는 황련해독탕합오령산이 매우 효과가 있다.

황련해독탕은 치밀어오르는 기, 화끈거림, 매슥거림 등을 제거하는 데 좋은 처방이고, 오령산은 체내의 남아 있는 수분을 없애는 기능이 있는 처방이다. 이 두 가지 처방을 배합하여 마시면 구토 등 숙취의 불쾌한 증상을 제거한다.

두통과 함께 치오르는 것 같은 구토가 있을 때는 대부분 몸이 차가워져 있다. 이럴 때는 오수유탕이 좋다. 몸을 따뜻하게 하고, 위장의 긴장감을 제거하고, 구토를 개선시키는 효능이 있다.

과식, 과음 등으로 명치에 치받히는 느낌이 있고, 구토와 함께 설사를 하는 토사일 때에는 반하사심탕이 좋다. 이 처방은 입덧에 의한 구토에도 적절하다.

경혈

구토는 물론 위장에 장애가 생겼을 때 대부분 족삼리혈이 특효 혈이다. 족삼리는 약한 위장의 기능을 도와주는 경혈이다. 또한 대장경의 대표적인 경혈인 합곡도 관자놀이통과 두통에 효과가 있다. 이들 경혈에 지압을 하고 자극을 준다.

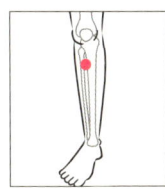
족삼리(足三里)
무릎 앞쪽 접시 모양의 뼈(슬개골)의 바깥쪽 바로 아래 오목하게 들어간 부분에서 바깥쪽 복사뼈로 이어지는 선을 중지만큼 내려간 곳

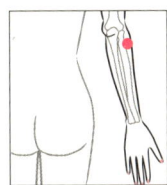
수삼리(手三里)
팔의 바깥쪽, 팔꿈치를 구부릴 때 생기는 주름에서 엄지손가락 쪽 끝에서 손목을 향하여 손가락 3폭만큼 지난 곳

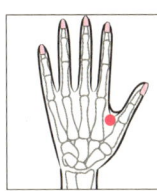
합곡(合谷)
손등 쪽에서 손목을 향하여 엄지손가락과 검지의 사이를 누르면서 더듬으면 뼈가 맞붙은 곳의 검지 쪽

식이요법

과음, 과식, 식중독에 의한 구토는 토해버리는 쪽이 약이 된다. 토하고 싶은데 잘되지 않을 때는 미지근한 소금물을 마시면 토할 수 있다. 밤꽃의 꽃가루를 따뜻한 물에 타서 마시는 것도 좋다.

토사물은 나오지 않는데 구토기가 다스려지지 않을 때는 생강과 매실이 적절하다.

생강은 동양의학에서 '토사병의 성약'이라고 전해질 만큼 효과가 좋다. 생강을 저며서 그 즙을 차가운 물에 섞어 조금씩 마시면 구토를 진정시킬 수 있다.

매실은 그대로 먹어도 좋고 즙을 내서 먹어도 좋은데, 목으로 넘기기 쉽지 않을 때는 물 1컵에 매실 1개를 넣고 양이 반으로 줄 때까지 끓인 다음 식혀서 마시면 좋다. 다만, 따뜻한 것을 마시면 역으로 구토가 유발되기 때문에 무조건 차갑게 해서 마셔야 한다는 것을 잊지 않도록.

설사

'설사'와 '이질'

동양의학에서는 설사를 '설사'와 '이질'이라는 두 가지 명칭으로 구별하고 있다. 설사는 물 같은 변이 대부분인 것, 이질은 시원하게 나오지 않고 양도 적은데 횟수가 많은 것을 가리킨다.

원인은 다양하지만, 차가운 것이나 기름기 많은 것을 지나치게 먹을 경우와, 위장감기와 스트레스에 의해 대장·소장의 수분 흡수가 잘되지 않을 때 많이 나타난다.

원인은 3가지

설사는 위장이 약한 사람에게 일어나기 쉽기 때문에 위장을 편하게 하는 것이 제일이다.

원인은 크게 세 가지로 나누어 생각한다. 위장냉증에 의한 경우, 수분대사가 나빠진 경우, 지방 많은 것의 과식으로 위장에 열이 날 경우 등이다.

차가운 것과 생것의 지나친 섭취에 의한 위장냉증이 원인인 경우에는 위장을 따뜻하게 해서 개선시킨다.

수분대사가 나빠진 경우에는 장의 수분대사를 개선시켜 다스린다.

지방 많은 것을 자주 먹는 사람은 위에 습열[습사(濕邪)와 열사(熱邪)]을 갖기 쉽다. 이 경우에는 위의 습열을 차게 해서 다스린다.

스트레스에 의한 과민성대장증후군

위의 세 가지 분류 이외에, 스트레스가 원인인 경우도 있다. 최근 증가하고 있는 '과민성대장증후군'이 그 대표적인 질환이다.

과민성대장증후군은 소장과 대장 기능의 균형이 무너지고, 설사와 변비가 주기적으로 일어나는 질환이다. 그러나 장을 검사해도 염증·궤양·종양 등이 발견되지는 않는다. 그 경우 신경질적인 사람이 되기 쉽고, 원래 스트레스를 잘 받는 사람이 설사도 잦다.

과민성장증후군이 증가하기 시작한 것은 거품 붕괴 후인 1990년 후반의 일이다. 현대의학으로서는 아직 효과적인 치료법을 찾지 못하고 있는 실정이다.

동양의학에서는 스트레스를 해소시키고, 위장 기능을 북돋음으로써 증상을 개선시킨다. 과민성장증후군으로 힘들어하는 사람은 한방치료를 시도해 보면 좋을 것이다.

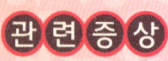

관련증상

감기→ 60P
변비→ 82P
냉증→ 148P

손쉬운 건강비법

냉기나 스트레스에 의한 설사에

참마죽

재료(4인분)
쌀 1컵, 물 10컵, 참마 100g, 매실 장아찌 3개

만드는 방법
① 참마는 가죽을 벗겨 가늘게 찢는다.
② 냄비에 쌀과 물 10컵을 넣어 8분 정도 끓인 다음, 참마를 더해 쌀이 부드러워질 때까지 삶는다.
③ 1회에 매실 장아찌 3개를 먹는다.

한방약

배가 차면서 아프고 물 같은 변이 나올 때는 복부를 따뜻하게 만들어 설사를 다스리는 부자인삼탕이 적절하다. 차가우면 즉시 설사를 하는 사람에게 적당하다.

몸과 장이 차갑지는 않은데 물 같은 변이 나오는 사람은 장의 수분대사가 비정상적이기 때문이다. 이런 경우 갈증이 잘 나기 때문에 물을 지나치게 마시는 경향이 있다. 이런 타입에게 좋은 것은 수분대사를 개선하는 오령산이다.

지방 많은 것을 과다 섭취하는 사람은 위장에 습열을 가지기 쉽다. 이 경우의 설사는 복통을 수반하고, 항문에 열기를 느낀다. 이 타입에게 좋은 처방은 장의 염증을 진정시키는 작용을 하는 황련해독탕이다.

신경질적으로 안절부절못하거나 긴장하기 쉬운 사람과 스트레스를 받기 쉬운 사람 등, 스트레스가 원인이라고 생각되는 설사에는 감초사심탕이 적절하다. 설사와 변비를 반복하는 경우에는 반하사심탕이 적절하다.

 ## 경혈

위장냉증과 비정상적 수분대사에 의한 설사는 배를 따뜻하게 하면 개선된다. 구약나물 익힌 것을 수건에 감아 배에 올려놓는 '구약나물[43] 온보요법(溫補療法)'(→ p.88), 뜨거운 철판에서 따뜻하게 달군 소금을 포대에 넣어 배에 올려놓는 '구운소금 온보요법'(→ p.148) 등을 권한다.

위장의 습열을 제거하려면 비유, 위유를 지압한다. 스트레스에 의한 설사에는 음릉천, 태충을 지압하면 좋다.

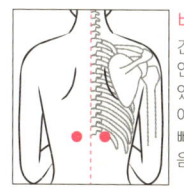

비유(脾俞)
견갑골 아래쪽을 연결한 선상에 있는 등뼈에서 아래로 4번째 등뼈의 양쪽에 있음

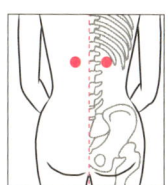

위유(胃俞)
견갑골의 밑부분을 연결한 선상에 있는 등뼈에서 아래로 5번째 등뼈의 양옆

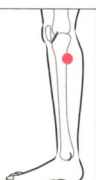

음릉천
(陰陵泉)
안쪽 복사뼈에서 무릎의 뼈의 안쪽을 더듬어 가면 부딪치는 무릎 아래의 아래 쪽.

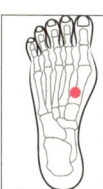

태충(太衝)
엄지발 가락과 둘째발가락 사이 갈라지는 곳에서 발목 쪽으로 뼈에 닿는 곳

 ## 식이요법

설사를 자주 하는 사람들은 대부분 차가우면 악화되기 때문에 차가운 것, 생야채 등은 자제하도록 한다.
설사에 좋은 것은 매실, 참마, 양파이다.
매실은 강한 항균 작용과 정장 작용으로 설사를 개선시킨다.
참마는 자양강장에 뛰어나고, 소화촉진, 설사 억제의 효능도 있다.
양파는 차가우면 설사하기 쉬운 타입에게 권한다. 몸을 따뜻하게 만들기 때문에 설사를 예방하는 것이다.
설사를 자주 하는 사람은 우유, 요구르트, 섬유질을 과다하게 섭취하지 않도록 주의할 것.

---
43) '곤약'이라고도 한다.

변비

정상적인 배변과 변비

2~3일에 1회라도 규칙적으로, 불쾌감 없이 배변을 할 수 있다면 변비가 아니다. 배변 주기가 1주일 이상 되거나, 배변 실패 횟수가 2~3회나 되거나, 배변 후에 상쾌함이 없을 때를 변비라고 한다. 동양의학에서는 변비를 몇 가지 유형으로 나누고 있다.

변 모양이 단단하고 동글동글하면 실증 타입

정상적인 체력을 갖고 있는 사람이 변비를 하면 단단하고 잘 배출되지 않는 타입과, 동글동글한 변 타입이 있다. 이런 경우를 실증 타입이라고 한다. 설사약을 많이 쓰지 않으면 효과가 없고, 게다가 같은 설사약을 계속 사용하면 효과가 점점 없어지는 곤란한 점도 있다.

대장의 열을 식히고, 장의 점막을 활성화시키는 방법을 처방한다.

설사약의 효과가 없는 허증 타입

변비 때문에 불쾌감은 별로 없는 상태에서 설사약을 복용하면 배가 아프기만 하고 별 효과가 없는 사람은 허증 타입이다.

이런 타입은 배변에 시간이 걸려 배변 후에 피로감을 느낀다. 장 기능이 약하기 때문에 장의 연동운동을 활성화시켜 다스린다.

잔변감이 있는 경우

허증 타입에는 한 가지가 더 있다.

배변은 규칙적으로 하는데 항상 부드럽고 깔끔한 느낌이 들지 않는 것이다. 변은 보는데 본인에게는 변비와 같이 느껴진다. 이 경우도 장 기능을 활성화시켜 개선한다.

이밖에도 배변의 유무에 상관없이 복부에 가스가 잘 차고 팽만감이 있는 숙변 타입도 있다. 숙변은 장의 상태를 활성화시켜 상쾌하게 배변시키는 것으로 개선한다.

관련 증상

설사→ 80P
여드름, 거친 피부 → 186P

손쉬운 건강비법

식물섬유를 풍부한 요리
7색 요리

재료(4인분)
무 10cm, 당근 1/2개, 구약나물 1/2장, 우엉1/2개, 말린 표고버섯 2송이, 다시마 5cm, 말린 언두부[44] 1모, 맛국물·간장·설탕·술·초 각 적당량

만드는 방법
① 무, 당근을 채 썰듯 자른 다음 소금으로 약간 간을 한다.
② 구약나물, 우엉, 표고버섯, 언두부를 알맞게 자르고 맛국물, 간장, 설탕, 술을 넣고 미리 익혀 둔다.
③ ①, ②를 합친 것에 다시마를 더하고 식초 3큰술, 간장 1큰술, 설탕 1.5작은술, 물 1큰술을 넣고 버무린다.

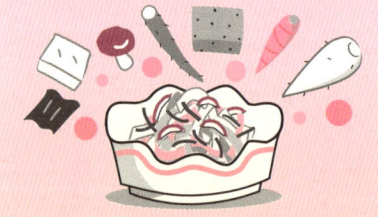

---

44) 얼린 다음에 바싹 말린 두부.

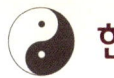 ## 한방약

단단해서 배출하기 어려운 실증 타입의 변비에는 대황감초탕이 효과가 있다. 대황은 배설하는 기능이 너무 강하기 때문에 배변 시 배가 아프지 않도록 감초를 배합한다.
같은 실증 타입이라도 변이 동글동글할 때는 마자인환이 매우 효과가 있다. 장의 점막을 매끄럽게 만들어 동글동글한 변을 해소시킨다.
허증 타입의 변비에는 장의 연동운동을 활성화시키는 소건중탕을 사용한다. 잔변감이 있을 때도 효과가 있다. 잔변감이 있는 경우에는 변의 상태를 활성화시키는 효능이 있는 반하사심탕이 특효다.
숙변과 함께 복부 팽만감이 있는 경우에는 염증을 억제하면서 배변 작용이 있는 삼황사심탕이 효과적이다.
같은 숙변 타입이더라도 변의 색깔이 검을 때는 어혈(瘀血)[45]이 원인인데, 이 어혈을 제거하고 혈행을 촉진시키는 도핵승기탕과 저당환을 사용한다.

 ## 경혈

어떤 타입의 변비라도 아랫배의 내장 기능을 활성화시키는 대횡, 긴장감을 완화하는 신문, 자율신경을 조절하는 백회에 뜸을 뜬다. 가정용으로 뜸을 떠도 충분히 효과가 있다. 백회에 뜸을 뜰 때는 백회→신문의 순서로 하고 반드시 신문에도 뜸을 떠야 한다.

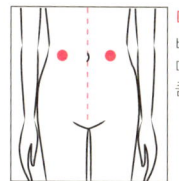
대횡(大橫)
배꼽에서 양쪽으로 다섯 손가락 폭만큼 옆에 있음

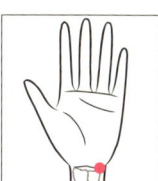
신문(神門)
손목, 손바닥 쪽 주름의 새끼손가락 쪽 끝, 누르면 푹 꺼지는 근육 안쪽

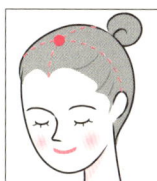
백회(百會)
머리의 꼭대기

 ## 식이요법

변이 단단할 경우 아침에 일어나 차가운 물을 1컵 마시면 변이 나오기 쉽다. 우유를 마시면 더욱 효과적이다. 변비 해소에는 요구르트와 비피더스균이 좋다. 그러나 그런 식품을 지나치게 섭취하면 변비는 좋아지지만 장내에 가스가 차고 복부 팽만감에 시달린다.
"장 건강을 위해 요구르트를 많이 먹어주는데, 배가 빵빵해지는 느낌이 있다."
이렇게 호소하는 사람은 그런 체질일 가능성이 있다.
식물섬유를 많이 포함한 현미, 우엉, 당근, 고구마, 톳, 구약나물을 권한다. 식물섬유를 많이 섭취하면 변비가 해소될 뿐만 아니라 유해물질과 콜레스테롤을 내장에서 배출하는 데에도 도움을 준다. 다만, 복부 팽만감을 자주 느끼는 사람은 조심하도록 하자.

---

[45] 몸 속의 피가 일정한 자리에 머무르는 바람에 노폐물이 많아진 피.

치질

치핵, 치열, 치루

치질은 크게 나누어 치핵, 치열, 그리고 항문에 종기 같은 것이 생겨 고름이 나오는 치루 등 세 가지 종류가 있다. 치핵과 치열의 주된 원인은 변비이며, 치루는 세균에 의한 염증이다.

동양의학에서는 어떤 치질이라도 원인에 따라 분류해서 생각한다. 변비로 인한 경우, 어혈로 인한 경우, 기 부족으로 인한 경우 등 세 가지이다.

변비로 인한 경우

대장 기능이 나빠서 변비에 자주 걸리는 사람이 걸리기 쉬운 치질이다. 항문 주변이 부어올라 통증이 있고 가끔 타는 것처럼 뜨겁게 느껴진다. 배변할 때마다 출혈이 있고, 때때로 선지피가 나와서 놀라는 경우도 있다. 항문 주변의 염증을 가라앉히고, 배변을 부드럽게 해서 다스린다.

어혈로 인한 경우

발이 차갑고 머리 쪽으로 기가 치밀어오르는 '냉증 상기'가 있다. 안절부절못하기 일쑤고 푸른 점이 생기기 쉽다. 여성은 생리통, 생리불순이 있다.

어혈 타입에 속하는 사람은 항문에 찌르는 듯한 통증을 느끼고, 낮보다는 밤중에 악화되는 경향이 있다. 대부분 변비를 동반한다.

어혈을 해소하는 것으로 항문 부위의 혈행도 좋아지고 증상이 개선된다.

기 부족으로 인한 경우

기 부족에 의한 치질은 본래 위장이 약한 사람에게 많다. 잘 지치고, 얼굴색이 창백한 타입이다. 통증은 그다지 없지만 탈항(脫肛)[46]되기 쉬워서 재채기하는 것만으로도 탈항하는 경우가 있다. 이 경우 한번 탈항하면 계속 탈항 가능성이 있는 회복하기 어려운 증상이다.

위장을 편하게 하고, 기력을 보충시키고, 내장을 끌어올리는 작용이 있는 한방약으로 다스린다.

관련증상
설사→ 80P
변비→ 82P

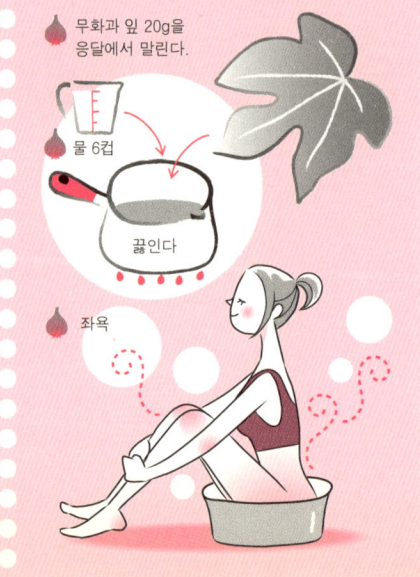

옛부터 전해지는 치질의 묘약
무화과나무 습포

그늘에서 말린 무화과나무의 잎 20g을 6컵의 물을 붓고, 1/3로 줄 될 때까지 진하게 달인다. 그 국물에 가제 등을 담갔다 빼서 항문에 대어 따뜻하게 하든지, 적당히 식힌 다음 좌욕을 한다. 무화과나무의 이파리 또는 말린 잎사귀를 욕조에 띄운 채 전신욕을 해도 좋다.

- 무화과 잎 20g을 응달에서 말린다.
- 물 6컵
- 끓인다
- 좌욕

---

46) 곧창자(직장) 점막 또는 곧창자 벽이 항문으로 빠지는 증상. 직장탈출증(直腸脫出症)이라고도 한다.

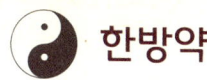 ## 한방약

변비가 잘 걸리고, 배변 시에 출혈이 자주 일어날 때는 항문 주변의 염증을 가라앉히면서 변을 부드럽게 만드는 을자탕이 적절하다. 가장 유명한 치질약인 을자탕은 치핵, 치열, 치루 어느 것에도 효과가 있다.

냉증의 상기가 있으면서 치질 증상이 밤이 되면 더욱 악화되는데, 여성의 경우 생리통과 생리불순이 있을 때는 어혈을 제거하는 계지복령환이 좋다.

어혈 증상과 함께 변비가 있을 때는 변비를 해소시키는 도핵승기탕을 사용한다. 생약의 대황이 들어 있기 때문이다.

잘 지치고, 땀을 잘 흘리면서, 위장이 약하고, 탈항 현상이 잘 일어나는 사람은 위장을 편하게 하고 내장을 끌어올리는 작용이 있는 보중익기탕과 소건중탕이 적절하다.

 ## 경혈

치질의 통증은 백회, 공최, 승산에 뜸을 뜨면 매우 효과가 있다.
통증이 다스려질 때까지 20~30회 뜸을 뜨는데, 반드시 백회→공최→승산의 순서로 한다.

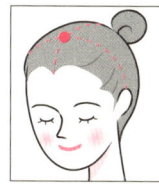
백회(百會)
머리의 꼭대기

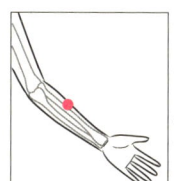
공최(孔最)
팔의 안쪽. 팔꿈치 주름에서 엄지손가락 쪽으로 손가락 4폭만큼 손목 쪽으로 다가간 곳

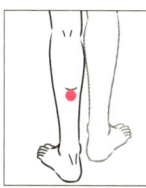
승산(承山)
아킬레스건 윗부분에 있는 장딴지의 중앙, 근육이 나누어지는 곳

 ## 식이요법

치질 악화 방지와 예방에는 식물섬유가 많은 식품을 매일 먹어서 변비가 되지 않도록 하는 것이 최상이다.
식물섬유를 많이 포함한 식품은 현미, 우엉, 대두, 고구마, 시금치, 카보차, 다시마, 톳 등이다.
어혈이 있는 사람은 초콜릿 같은 단것, 생강, 고추 같은 자극이 강한 것, 알코올류 등이 어혈을 만들거나 증상을 악화시키기 때문에 피한다.
기가 부족할 때는 인삼과 마늘, 참마가 좋다.
마늘은 몸을 따뜻하게 하고 위장을 편하게 하는 작용을 한다. 인삼을 믹서로 갈아 닭고기 카레수프에 넣고 함께 끓인 인삼수프를 권한다.
마늘을 껍질을 벗겨 벌꿀에 반 년 정도 절여 만든 마늘벌꿀절임을 매일 2~3개씩 먹으면 좋다.

방광염

남성보다 여성에게 많다

방광염은 화장실에 가는 횟수가 증가하고, 배뇨 시에 통증을 수반하고, 배뇨 후에도 불쾌한 잔뇨감(殘尿感)[47]이 남는 질환이다.

원인은 요도의 세균 감염이다. 남성보다 여성 쪽이 요도가 짧기 때문에 걸리기 쉬운 경향이 있다. 대개는 방광에 세균이 들어가도 방광 점막에 세균 저항력이 있기 때문에 발병하지 않는다. 그러나 배뇨를 장시간 참거나 몸이 차가워지거나 저항력이 약해지면 발병한다.

신장 관련 질환 '림'

방광염, 요도염 등과 같은 질환을 '림(淋)'[48]이라 한다.

림에는 다양한 종류가 있는데, 빈뇨인데 혈뇨(血尿)[49]까지 겹쳤을 때를 '혈림(血淋)'[50], 정신적인 스트레스가 있으면 화장실 가는 횟수가 늘어나는 경우를 '기림(氣淋)'[51]이라고 부른다. 더불어, 신결석(=腎臟結石), 방광결석 같은 질환을 '석림(石淋)'[52]이라 부르고, 림으로 분류된다.

습사와 열사를 제거한다

현대의학에서는 방광염을 세균 감염에 의한 염증이라고 하는데, 동양의학에서는 방광에 습사나 열사(→ p.33)가 침입하여 빈뇨와 배뇨통을 일으킨다고 생각한다.

따라서 방광의 습사와 열사를 제거하는 쪽으로 치료를 하는데, 방광의 염증을 가라앉히고 수분대사를 활발하게 하는 한방약을 사용한다. 방광염 초기에 한방약을 복용하면 빠른 시간 안에 치료할 수 있다.

관련증상
빈뇨증→ 88P
냉증→ 148P

손쉬운 건강비법

염증, 혈뇨에 팥과 대파수프

재료
팥 1/4컵, 대파(흰 부분) 1개, 일본술 1컵

만드는 방법
① 대파를 갈고 으깨어 팥과 함께 프라이팬에 약한 불로 볶는다.
② 파가 바싹 마르면 믹서[53]로 가루로 만든다.
③ ②에 정종을 넣고 가제에 담아 짜낸다.

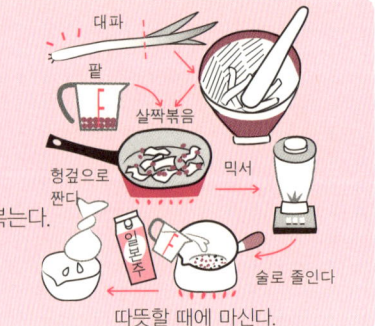
따뜻할 때에 마신다.

---

47) 의학에서, 오줌을 누고 난 뒤에도 방광 속에 오줌이 남아 있는 느낌. 방광에 기능 장애가 있거나 방광목에 병이 있을 때 나타난다.
48) 림(淋)은 '①임질(淋疾·痳疾: 임균이 일으키는 성병) ②장마 ③긴 모양 ④물을 뿌리다 ⑤물방울 떨어지다 ⑥잠기다 ⑦젖다 ⑧성하고 많다'는 뜻을 가지고 있다.
49) 오줌에 피가 섞여 나오는 병.
50) 소변에 피가 섞여 나오는 증상.
51) 오줌이 시원하게 나오지 못하고 아프기도 하면서 아랫배가 그득하게 불러 오르며 묵직해지는 병.
52) 소변이 잘 나오지 않으면서 아프고 결석이 섞여 나오는 병.
53) mixer. 과실, 곡물, 야채 따위를 갈거나 이겨 가루 또는 즙을 내는 기계.

재발 방지에도 한방약

방광염은 한번 걸리면 재발 가능성이 높은 질병이다. 따라서 치료되어 증상이 나타나지 않더라도 재발 방지 한방약을 당분간 계속 복용할 것을 권한다. 신장을 편하게 하는 것, 냉증을 개선시키는 것 등 다양한 방법으로 체질 개선을 꾀하면 재발을 예방할 수 있다.

 ### 한방약

특히 초기에는 갈근탕이 효과가 있다. 갈근탕은 다양한 염증성 질환의 초기에 효과적인 처방이다.
입이 마르고, 잔뇨감이 있고, 배뇨통, 혈뇨가 있을 때는 저령탕이 효과가 있다. 갈증과 잔뇨감이 있고 배뇨통과 혈뇨가 없을 때는 오령산, 생리불순 상태에서 방광염에 잘 걸리고, 오줌이 탁하며, 배뇨통과 잔뇨감이 있을 때는 오림산이 적절하다.
재발 방지를 위해서는 팔미환, 진무탕, 청심연자음, 당귀작약산 등을 처방한다. 노인이 다리와 허리가 약하면서 밤중에 오줌 횟수가 많을 때는 팔미환을, 손발이 차갑고 자주 설사가 나며 배가 차가워지면 방광염을 일으키는 타입에게는 진무탕을, 위장냉증으로 위장이 약한데 피곤하면 재발하는 경우에는 청심연자음을 사용한다.
생리통과 생리불순이 있고 생리 때 자주 붓는 사람은 방광염이 잘 재발하는데, 이때는 당귀작약산이 매우 효과적이다.

 ### 경혈

방광염에는 음릉천, 방광유, 중극의 경혈을 지압하고 자극하면 좋다.

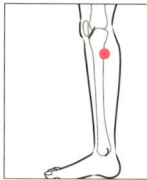
음릉천(陰陵泉)
안쪽 복사뼈에서 무릎의 뼈의 안쪽을 더듬어 가면 부딪치는 무릎 밑의 아래 쪽.

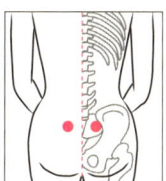
방광유(膀胱俞)
골반 윗부분을 연결한 선상에 있는 등뼈의 아래, 선골 위에서 둘째와 셋째 돌기 사이의 양옆

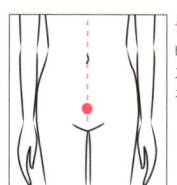
중극(中極)
배꼽에서 손가락 6개 폭 아래, 복부 정중앙선에 있음

 ### 식이요법

방광염이 생겼을 때 염증을 억제하는 작용이 있는 음식을 섭취하면 효과가 있다. 그러나 배가 차가우면 방광염을 잘 일으키는 사람은 생야채나 과일처럼 몸을 차갑게 하는 것은 피한다. 또한 떡이나 팥밥 등 찹쌀 식품을 비롯해서 은행도 소변 배출을 억제하는 기능이 있기 때문에 피하도록 하자.
염증을 억제하고 오줌 배출을 잘 시키는 음식은 팥, 보리, 수박 등이다.
팥은 끓인 것을 먹든지 즙을 내서 마신다. 다만, 설탕을 넣어 찐빵의 소처럼 되게 해서는 안 된다. 보리, 수박은 열을 식히고 소변의 배출을 돕는 기능이 있다. 수박을 더운 여름에 맛있게 먹을 수 있는 것은 열을 식히는 이 작용 때문이다. 그러나 이런 식품들도 배가 차가우면 방광염을 잘 일으키는 사람에게는 좋지 않으니 지나치게 먹지 않도록 하자.

화장실에 자주 가는 증상

관련증상

방광염→ 86P
당뇨병→ 98P
냉증→ 148P

냉증인가, 신허인가?

화장실을 자주 가는 원인은 여러 가지인데 특히 냉증이 있는 사람은 더욱 그렇다. 몸을 따뜻하게 하는 한방약을 복용함과 함께 아랫배와 허리에 쓰다가 버린 보온매트 등으로 앞과 뒤를 감싸주어 따뜻하게 하면 빈번하게 화장실에 가지 않고 생활할 수 있다. 외출했을 때 화장실 출입이 잦아 몹시 불편하다는 사람에게 권하는 방법이다.

나이가 듦에 따라 화장실에 자주 가게 되는 것은 그만큼 신장, 방광 계통이 약해지기 때문이다. 이것을 동양의학에서는 신허(腎虛)라고 말하는데, 낮보다는 밤에 화장실에 자주 가게 되는 것이 특징이다. 소변을 자주 보게 돼 숙면을 취할 수 없기 때문에 늘 잠이 부족하고 피로감을 호소하는 사람도 많다.

이런 때는 신장을 튼튼하게 하는 한방약을 사용한다. 신장 기능이 개선되면 빈뇨증만이 아니라 시력이 감퇴되고 다리와 허리가 약해지는 증상도 예방할 수 있으며 노화 예방에도 효과가 있다.

방광염 · 당뇨병이 원인?

화장실 가는 횟수와 소변량이 증가하고, 쉽게 피곤해지면서 배뇨통이나 혈뇨가 있고, 목이 마르는 따위의 증상이 있을 때는 질병이 잠재되어 있는 것이기에 주의해야 한다.

배뇨통이나 잔뇨감, 혈뇨 등을 동반할 때는 방광염을 의심할 수 있다. 방광의 염증을 없애고 수분대사를 정상화하는 처방으로 치료한다.

소변량이 증가하고 목이 마르고 식욕이 늘어나는 증상은 당뇨병에서 자주 나타난다. 당뇨병은 초기에는 확실한 자각증상이 나타나지 않는 질환이기 때문에 빈뇨 이외에 그 같은 증상이 있을 때는 전문의의 진단을 받아보는 것이 좋다. 안이하게 빈뇨만 개선하면 될 것이라고 생각하다가 병이 진행되어 무서운 합병증을 일으키게 된다.

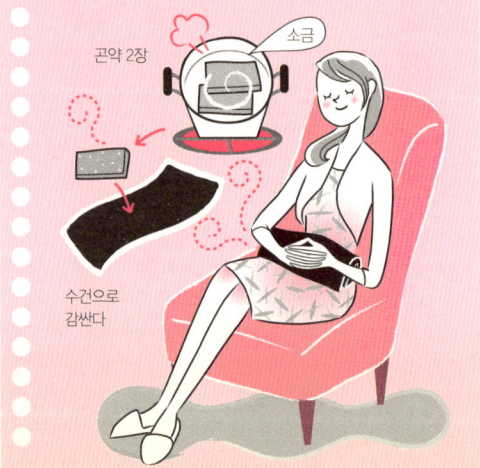

건강관리

아랫배를 따뜻하게 하는 구약나물의 보온요법

한 움큼의 소금을 넣은 냄비에 구약나물 2장을 넣고 끓인다. 구약나물이 뜨거워지면 1장을 꺼내 마른 수건에 싸서 아랫배에 올려놓아 따뜻하게 한다. 식으면 다른 구약나물로 대체하고 식은 구약나물은 다시 데운다.

이것을 반복하여 아랫배에 온기를 느낄 때까지 따뜻하게 한다.

곤약 2장
소금
수건으로 감싼다

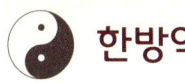 ## 한방약

냉증, 그것도 특히 하반신이 냉한 사람이 화장실에 자주 가는 증상이 나타날 때 좋은 처방은 영감출감탕이다. 이런 사람의 소변은 투명하며 대단히 양이 많은 것이 특징이다.

노령자로서 밤중에 화장실에 자주 가는 신허 유형의 사람은 신장을 튼튼하게 하는 처방이 적합하다. 그중에서도 팔미환은 신허증을 치료하는 대표적인 처방이다.

화장실 가는 횟수가 많을 뿐만 아니라 배뇨 시에 통증이나 잔뇨감도 있을 때는 방광의 염증을 진정시키는 작용이 있는 저령탕이나 오령산이 좋다.

화장실에 가는 횟수가 많고 목에 갈증이 있고 물을 자주 마시는 사람에게 좋은 것은 목의 갈증을 완화시키는 백호탕이 좋다. 이런 증상은 당뇨병에서 자주 나타나며 백호탕은 당뇨병을 치료하는 처방이다.

 ## 경혈

냉증이 원인인 때는 중극혈에 뜸을 뜬다.
신허일 때에는 신유혈에 뜸을 뜬다.
어떤 곳이든 피부가 발그레해질 때까지 뜨는 것이 좋다.

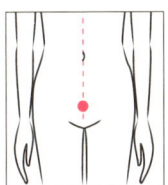

중극(中極)
배꼽에서 손가락 6개 폭 아래, 복부 정중앙선에 있음

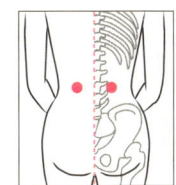

신유(腎俞)
골반의 윗부분을 연결한 선상에 있는 등뼈에서 위로 2번째 등뼈의 양옆

 ## 식이요법

위장냉증·방광염·당뇨병으로 화장실을 자주 가게 되면 각각의 증상을 설명한 페이지를 참고하라. 여기서는 신허증에 좋은 음식물과 소변의 배출을 억제하는 작용이 있는 음식물을 소개한다.

신허증에 좋은 음식물은 고구마, 호두 등이다. 고구마는 산약(山藥)이라고 불릴 정도로 한방의 생약으로도 자주 쓰이는 것이다. 신허 증세의 대표적 처방인 팔미환의 주된 약재가 이런 음식물이다. 호두는 신허증뿐만 아니라 노화 예방에도 효과가 있다.

소변의 배출을 억제하는 작용이 있는 음식물은 은행, 찹쌀이다.

중국에는 화장실을 자주 가는 사람에게 은행을 먹이는 관습이 있고, 일본에도 야뇨증 어린이에게 은행을 먹이는 민간요법이 있다. 그러나 은행은 많이 먹으면 중독 증상을 일으킬 수 있으므로 어른은 하루에 10개, 아이들은 하루에 5개 정도까지만 먹는 것이 좋다.

찹쌀은 몸을 따뜻하게 하는 작용이 강하기 때문에 식은땀이나 야뇨증에 옛날부터 활용되어 왔다.

그렇지만 부종이 있거나 소변이 잘 나오지 않는 사람은 이런 배뇨 억제 작용이 있는 음식물을 과잉 섭취하지 않는 것이 좋다.

소변이 잘 안 나오는 증상

관련증상
부종→ 116P
노화 예방→ 120P

동양의학의 강점 분야

소변이 잘 나오지 않는 계통의 질병에는 전립선비대, 요도협착, 요로결석 등이 있다. 심한 전립선비대증이나 종양 등이 원인이 아니라면 빈뇨증을 개선시키는 것은 동양의학이 특히 잘 치료하는 분야이다.

그러나 거기에 더해 복통이나 혈뇨를 동반할 때는 비뇨기과에서 진찰을 받을 것을 권한다. 그 상태로 놔두게 되면 방광염이나 신우염 등을 일으킬 위험이 있기 때문이다.

동양의학에서는 방광에 열이 있을 때, 신장의 기가 부족할 때, 부종을 동반할 때 등 세 가지 경우로 나누어서 생각한다.

방광에 열이 있는 경우

동양의학에서는, 화장실 가는 횟수는 많은데 소변량이 적어서 잔뇨감이 있을 때 방광에 열이 모여 있다고 생각한다. 방광염은 그 전형적인 예이다.

방광에 모인 열을 식혀서 배뇨를 촉진한다.

신장의 기가 부족할 때

노령이 되면 신장에 비축되어 있는 선천의 기(氣)도 후천의 기도 부족해진다. 신장은 비뇨기, 생식기를 아우르는 장기이기 때문에 신장의 기가 부족하면 배뇨를 하기 거북하다든지 화장실에 가는 횟수가 늘어나게 된다. 그리고 요의(尿意)[54]를 분명히 느끼는데도 배뇨가 잘되지 않고 잔뇨감이 남아 있는 증상도 나타난다.

이럴 때 신장의 기를 보함으로써 방광의 기능이 정상화되도록 치료한다.

부기를 동반하는 경우

만성신장염 따위에 걸리면 빈뇨증이 악화되면서 얼굴에 부기가 나타난다. 부기는 몸의 수분대사가 나빠지면 일어나는 증상이다.

수분대사를 개선하여 소변이 잘 나오도록 하고 부기를 해소시키면 증상이 개선될 수 있다.

54) 오줌이 마려운 느낌.

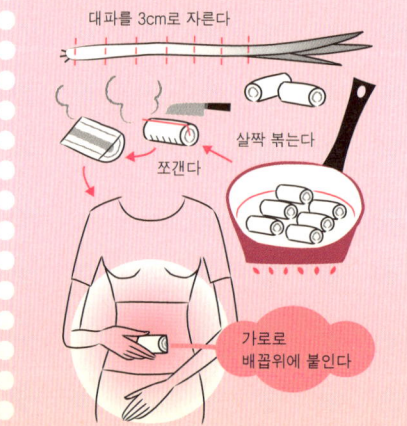

건강관리 — 오줌을 시원하게 싸게 한다
파를 약으로 쓴다

파 1개. 파의 흰 부분을 3cm 정도로 자르고 프라이팬에 볶는다. 그 파를 쪼개고 쪼갠 파의 가운뎃부분을 배꼽에 붙인다. 화상만 입지 않을 정도로 뜨거운 파여야 한다. 식으면 다른 파를 붙인다.

또는, 흰 부분을 잘라 알루미늄 호일에 싸서 불로 구운 다음, 파를 헝겊 같은 것에 싸서 배꼽에 붙이면 좋다. 물론 화상 조심!

대파를 3cm로 자른다
살짝 볶는다
쪼갠다
가로로 배꼽위에 붙인다

한방약

화장실 가는 횟수가 많은 것과 소변 나오기 힘들고 잔뇨감이 있는 것은 방광에 열이 모여 있기 때문이다. 이런 때는 저령탕이 좋다. 저령탕은 요로결석이나 전립선비대 초기에도 자주 이용된다. 방광이나 요로의 염증을 해소시키고 소변이 잘 나오도록 개선해 준다.

허리와 다리가 약하고 냉증이 심한데, 밤중에 화장실에 자주 가고 소변량도 시원치 않은 것은 신장의 기가 부족하기 때문이다. 신장 기능을 튼튼하게 하는 팔미환을 사용하면 좋다.

전립선이 비대할 때는 용담사간탕이 효과적이다. 부기가 있고 목에 갈증이 있으며 물을 자주 마시는데도 소변의 횟수나 양이 적은 사람은 몸의 수분대사가 나쁘기 때문이다. 체내에 남아 있는 수분을 배설시켜 주는 오령산이 적절하다.

부기와 소변 배출 증상뿐만 아니라 냉증까지 있을 때는 수분대사를 촉진할 뿐만 아니라 어혈도 해소시키는 당귀작약산이 좋다. 몸을 따뜻하게 함으로써 혈행을 촉진함과 함께 수분대사를 개선시키고 몸에 있는 여분의 수분을 배설시킨다.

 ## 경혈

중극, 음릉천, 연곡에 뜸을 뜬다. 어느 곳이든 소변의 배출을 좋게 해주는 혈자리이다.

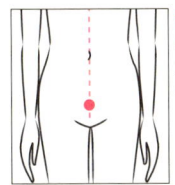

중극(中極)
배꼽에서 손가락 6개 폭 아래, 복부 정중앙선에 있음

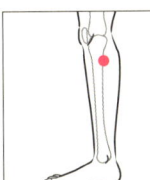

음릉천(陰陵泉)
안쪽 복사뼈에서 무릎의 뼈의 안쪽을 더듬어 가면 부딪치는 무릎 밑의 아래 쪽.

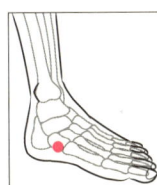

연곡(然谷)
안쪽 복사뼈에서 엄지손가락 폭 만큼 앞쪽으로 붙은 돌출된 뼈의 바로 아래

 ## 식이요법

빈뇨증일 때는 소변 배출을 억제하는 은행이나 찹쌀은 섭취하지 않는 것이 좋다.

이뇨 작용이 있는 음식물은 팥, 동아[55] 등이다.

팥 끓인 물은 물론, 검정콩을 넣으면 신장을 보하는 작용이 강해진다. 그러나 설탕을 넣어서 단팥죽이 되게 해서는 안 된다. 신장이 약할 때는 고구마를 넣어서 보해준다.

동아는 몸에 쌓인 열을 식히는 작용이 있기 때문에 방광의 염증을 진정시키는 작용도 있다. 그런데 몸을 냉하게 하는 것이기 때문에 냉증의 사람은 너무 많이 먹으면 안 된다. 생것으로 즙을 짜서 꿀을 넣어 마시면 좋다.

---

55) 박과의 한해살이 덩굴성 식물. 열매는 호박 비슷한 긴 타원형이고 익으면 흰 가루가 앉는다. 동과(冬瓜)라고도 한다.

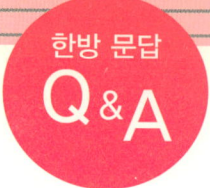

한방약과 민간약은 어떻게 다른가?

누군가가 "한방약을 마시고 있다"라고 하기에 잘 들어보니 이질풀(痢疾-)을 달인 것이었다. 설사나 변비에 효과가 있는 이질풀이나 치질에 좋은 모밀 등의 탕약은 '민간약'이라고 불러야 옳은데, 건조시킨 식물을 달여 마시는 것은 모두 한방약이라고 생각하는 사람들이 많다. 실제로 칡이나 삼백초처럼 한방약이나 민간약에 두루 사용되는 생약이 있기 때문에 혼동하기 쉬운 것도 사실이다.

가장 큰 차이는, 민간약은 이른바 생활의 지혜 같은 것임에 반하여 한방약은 체계적으로 연구되고 검증된 의학에 속한 결과라는 점이다. 민간약은 옛날부터 말로써 전해진 것이 대부분이지만, 한방약은 몇천 년 전 옛날에 쓰여진 책인 고전이 기본 지침서인 것이다.

민간약은 설사·변비·치질 등의 증상이나 병명으로 판단해서 쓰이는 것이지만, 한방약의 경우는 음양(陰陽)·허실(虛実), 기·혈·수(気血水) 등을 사용한 진단을 거쳐 증(証)을 결정해서 처방을 내리는 것이다.

그리고 한방약은 독삼탕처럼 인삼만 사용한 처방이 없는 것은 아니지만, 일반적으로 몇 종류의 생약을 조합하여 처방한다. 생약들끼리 조합하여 작용을 증강 또는 억제시켜서 효과가 높은 것을 만들어 내는 것이다. 같은 갈근탕이더라도 7종류가 조합된 것이 있는가 하면 무려 20종류가 조합되는 처방도 있을 정도이다.

이러한 처방은 어떤 질병에 사용하는지, 어떤 증상을 개선시키는 것인지, 어떤 유형의 사람에게 사용하는 것인지 등등이 확실히 결정되어 있다.

그리고 복용하는 분량이나 복용 방법도 한방약에서는 세세하게 규정되어 있지만 민간약의 경우는 대충대충이다.

그러나 그렇다고 해서 민간약도 만약에 효과가 없었으면 몇백 년이나 전승되었을 리 없기 때문에 업신여겨서는 안 된다. 민간약은 저마다의 민족과 지역에 전해오는 귀중한 전통문화의 하나로 생각되며, 앞으로도 후세에게 전해주고 싶은 것이다.

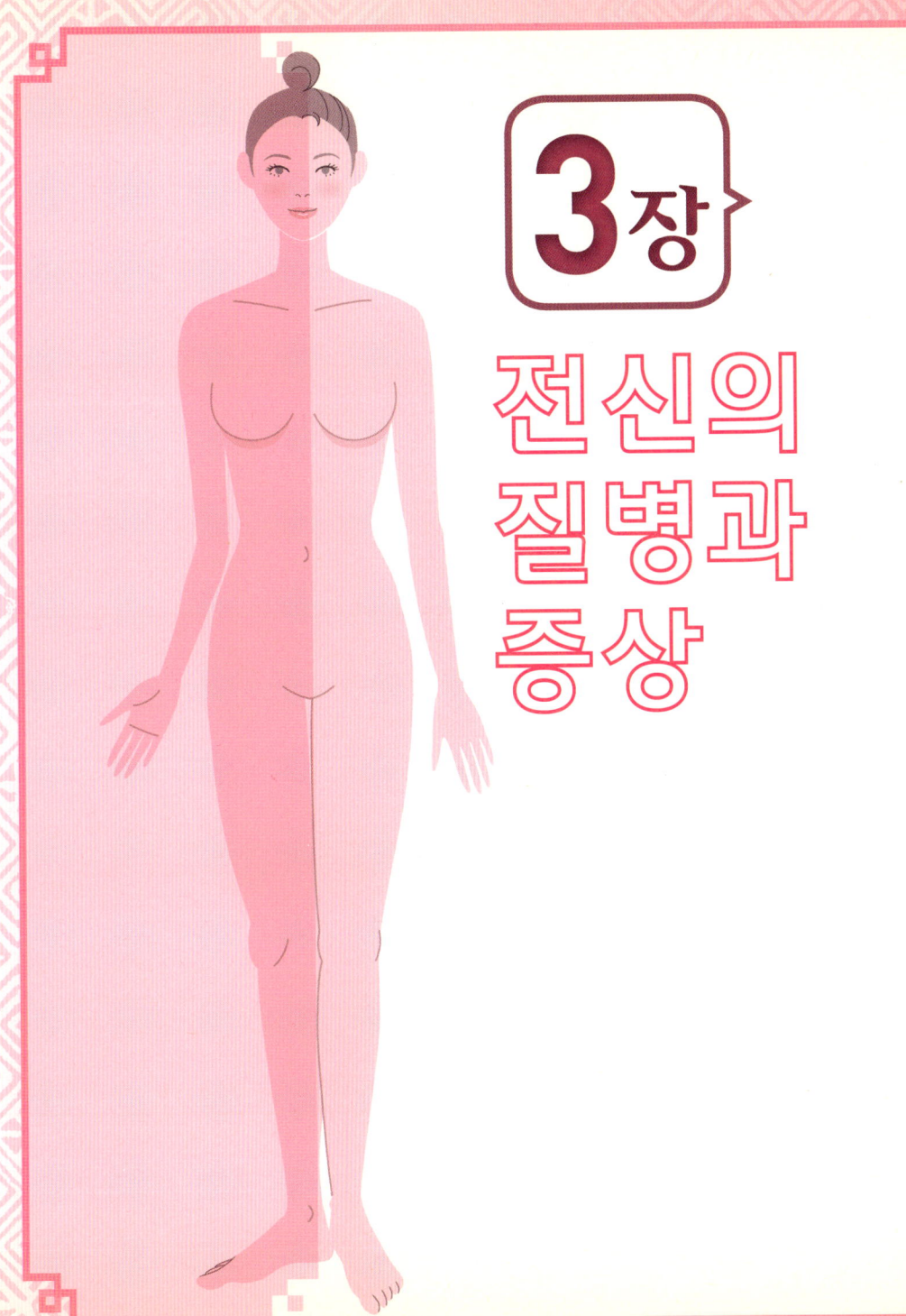

3장

전신의 질병과 증상

고혈압

관련증상
상기 → 172
동계(심장의
두근거림) → 188P

3가지 유형

현재 동양인의 혈압은 표준치가 최고 혈압 140 미만, 최저 혈압 90 미만으로, 이것은 세계보건기구(WHO)의 기준과도 일치하고 있다. 다만, WHO에서는 최고 140~160에 최저 90~95일 때를 고혈압이라고 단정하지 않고 '경계역고혈압'이라 해서 주의가 필요한 수치로 규정하고 있다. 혈압은 항상 변동하고 있으므로, 일시적으로 높아지더라도 그다지 걱정할 필요가 없다는 의미다.

고혈압에는 원인을 특별히 규정할 수 없는 선천성, 신장이 원인인 신장(腎臟)성, 스트레스 등이 원인인 정신(精神)성 등 세 가지 유형이 있다.

선천성 고혈압은 정체된 혈액으로 발생하는 어혈의 하나로, 신장성 고혈압은 수분대사가 안 좋은 수독(水毒)[57]의 하나로, 정신성 고혈압은 기 순환이 잘되지 않는 나쁜 기의 하나로 치고 치료를 한다.

어혈의 하나

세 가지 유형 중에서도 가장 많이 볼 수 있는 것이 어혈인데, 이 경우 부스럼이 많고 눈이 충혈되며 기가 치밀어오르기도 한다. 뒷머리의 머리카락 시작하는 곳이 빨갛게 되거나 붉은 반점 또는 부스럼이 생기는 것은 발작의 징조일 수 있기 때문에 주의해야 한다. 밤에 일을 하면 기가 심하게 치밀어오르기 때문에 일찍 자고 일찍 일어나도록 습관을 붙이는 것이 중요하다.

수독의 하나

수독 유형의 고혈압은 중년이나 노년에 많은데, 이것은 노화와 함께 신장 기능이 약해지기 때문에 일어나는 것이다. 발목이 약해지고, 입이 마르며, 밤중에 화장실에 자주 가게 된다. 이런 유형은 신장을 튼튼하게 함으로써 수분대사를 개선시켜 치료한다.

기 순환이 나쁜 유형

이른바 스트레스에 의한 고혈압으로서, 정신적으로 몹시 불안하고, 심장이 떨리는가 하면 불면증을 동반한다. 정신을 느긋하게 갖도록 신경 써야 한다. 불안감만 없애면 고혈압도 개선할 수 있다.

잠깐만!

뇌졸중에 주의하라!

후두부에 나타나는 위험신호

고혈압은 뇌졸중을 일으키는 위험성 높은 질환이며, 발작의 징조는 머리에 나타난다.

머리 뒤의 근육은 탄력이 있는데, 이 부분이 부드러우면 발작할 위험은 적다. 하지만 이 부분이 탄력이 없어 딴딴하고 옆으로 주름 잡힌 것처럼 보이면서 붉은 반점이나 부스럼이 생기면 주의하는 것이 좋다. 더불어 눈이 충혈되고 이마가 반들반들하면 더욱 주의해야 한다.

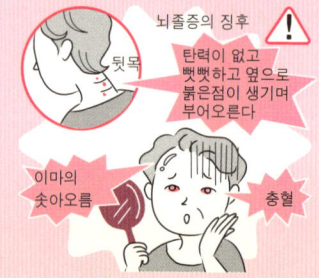

뇌졸중의 징후
뒷목 탄력이 없고 뻣뻣하고 옆으로 붉은점이 생기며 부어오른다
이마의 솟아오름
충혈

---

57) 말 그대로 '나쁜 물'이다. 70% 이상이 물로 되어 있는 우리 몸의 수분은 소변, 대변, 땀을 통해 배출이 되어야 하는데, 이러한 것이 제대로 이루어지지 않으면 그대로 체내에 쌓아 독소가 된다.

한방약

냉증의 상기(발이 차갑고 머리가 뜨겁다)가 있고, 얼굴이 벌겋고, 두통·현기증·어깨결림이 있는 사람은 어혈을 치료하는 계지복령환이 매우 효과가 있다. 같은 증상이 있고 변비도 있는 경우에는 도핵승기탕을 쓴다.
숙변이 있고, 부스럼이 있는 경우에는 소염·진정 작용이 있는 삼황사심탕을 권한다.
밤중에 화장실에 자주 가고, 입의 갈증이 심하며, 허리가 무겁고, 손발이 뜨거운 사람은 신장 기능을 높이는 팔미환이 좋다.
입에 갈증이 있고, 소변의 배출이 어려우며, 붓기 쉬운 경우에는 수분대사를 개선하는 오령산이 적합하다.
손발이 냉하고 현기증이 있는 유형에는 냉증을 치료하는 진무탕을 쓴다.
가슴 두근거림, 불면증이 있고, 불안감이 심할 때는 신경안정 작용이 있는 계지가룡골모려탕, 같은 증상에 명치가 결린 것 같거나 변비가 있을 경우에는 역시 신경안정 작용이 있는 시호가룡골모려탕이 효과가 있다.
자주 안절부절못하고, 치밀어오르는 기와 가슴 두근거림이 있을 경우에는 소염 작용과 신경안정 작용이 있는 가미소요산이 좋다.

 ## 경혈

백회, 천주, 견정, 용천에 뜸을 뜬다. 뜸을 뜨는 곳의 피부가 따뜻하다 싶을 때까지 떠야 한다.
뜸은 반드시 머리에서 발쪽으로 내려가며 떠야 한다. 반대로 하면 상기증이 심해지게 된다.

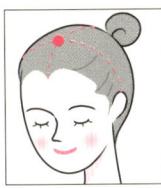

백회(百會) 정수리

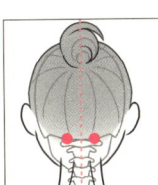

천주(天柱) 후두부 중앙의 머리카락 자라는 선 양쪽에 있는 두꺼운 근육의 바로 바깥쪽

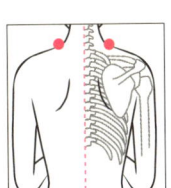

견정(肩井) 어깨 가운데 가장 불룩하게 솟은 부분

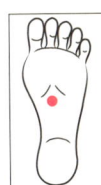

용천(湧泉) 발바닥 중앙 앞부분에서 패인 부분

 ## 식이요법

무엇보다 중요한 것은 염분과 향신료를 먹지 않는 것이다.
어혈이 있는 사람은 어혈을 생기게 하는 초콜릿, 새우, 게, 가리비, 알코올류를 먹지 않는 것이 좋다.
혈압을 낮추어 주는 음식물은 샐러리, 토마토, 감 등이다.
그러나 시판되고 있는 토마토 주스는 소금기를 많이 함유하고 있어 고혈압이 있는 사람에게는 오히려 해롭다. 따라서 매일 신선한 토마토를 생으로 직접 먹든지 주스로 즙을 내서 먹는 것이 좋다.
굴은 상기증을 내리는 작용이 있으므로 기가 치밀어오르는 사람에게 적합하다.

저혈압

빈혈이나 냉증과 거의 같다

동양의학에서는 저혈압을 빈혈이나 냉증과 거의 같은 경향을 가진 질환으로 생각한다. 항상 쉬 피곤하고 아침에 일어나기 어려우며 하반신이 냉한 증상을 보인다.

원인은 부인과 계통이 약할 때, 위장이 약할 때, 기력 부족일 때, 수분대사가 안 좋을 때 등 크게 4가지로 나눌 수 있다.

부인과 계통이 약할 때

생리불순·생리통이 있고, 현기증, 머리가 무거운 느낌, 아랫배의 통증 등을 동반한다. 혈허증(혈액 성분이 충분하지 않은 증상)으로 나타나기 쉬운데, 이 증상을 개선시키는 한방약으로 치료한다.

위장이 약할 때

체질적으로 위하수가 있다든지, 위장이 과민해서 스트레스를 받으면 곧바로 설사를 한다든지 하는 유형이다. 대부분 이런 사람은 마른 편이며, 얼굴색이 나쁘고 피부는 윤기가 없다. 아침에 일어나기 힘들고 쉬 피로해지는 경향이 있다. 이때 철분제를 복용하면 좋겠지만 위장에 부담이 되므로 주의해야 한다.

몸을 따뜻하게 하고 위장을 튼튼하게 하는 한방약으로 개선시킬 수 있다.

기력 부족일 때

혈액 성분이 부족하기 때문에 기력 부족인 유형이다. 빈혈 등 혈액 성분 그 자체에 문제가 있기 때문에, 얼굴색은 정기가 없고 쉬 열이 나며 한번 열이 나면 쉽게 내리지 않는 편이다.

관련증상
빈혈→ 108P
냉증→ 148P
현기증→ 174P

건강관리 — 저혈압 특효약
규칙적인 생활

저혈압에는 생활 습관의 개선이 최고의 대책이다. 가능한 한 일찍 자고 일찍 일어나고, 일정한 시간에 편향되지 않은 식사를 하는 등 규칙적인 생활을 이어 나가면 식욕도 좋아지고 영양 부족에 의한 빈혈도 막을 수 있다.

냉기가 느껴질 때는 가벼운 운동이나 마사지로써 혈행을 좋게 하는 것이 바람직하다. 그런데 절대로 피해야 하는 것은 담배이다. 말초혈관의 혈류를 악화시키고 냉기를 불러오기 때문이다. 술도 소량이라면 몸을 따뜻하게 하고 혈행을 좋게 하지만, 그렇다고 해서 저혈압이 개선되는 경우는 없다. 따라서 과음하지 않도록 주의해야 한다.

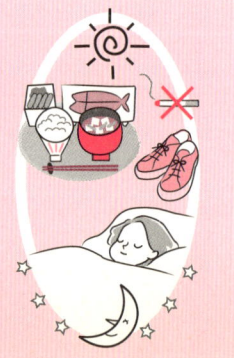

일찍 자고, 일찍 일어나고, 운동하고, 규칙적인 식사

신장이 약하고 수분대사가 나쁜 경우

신장이 약함에 따라 수분대사가 원활치 않게 됨으로써 부종을 일으키는 경우가 있다. 밤중에 화장실을 자주 간다든지, 허리부터 복부나 하지에 걸쳐서 항상 차가운 느낌이 든다. 가끔은 등이나 발끝까지 차가워지기도 한다.

신장을 튼튼하게 함으로써 수분대사를 개선한다든가 하반신을 따뜻하게 해주는 한방약으로 개선시킬 수 있다.

 ## 한방약

생리불순에 냉증이 있을 때는 혈허(血虛)를 해소시키는 당귀작약산이 좋다. 마찬가지로 생리불순에 냉증의 기미[발이 차갑고 머리가 뜨겁다]가 있을 때도 혈허를 해소시키는 계지복령환이 효과가 있다.

위장이 허약하고 위하수가 있을 때는 위장을 튼튼하게 하는 육군자탕을 사용한다. 위장이 냉해서 식욕이 없는 유형에는 위장을 따뜻하게 하는 부자인삼탕이 좋다.

쉬 피로해지고 식욕도 없으면서 수면 중 땀을 많이 흘릴 기력을 충실하게 하는 보중익기탕이, 빈혈이 있어서 혈행이 나쁘고 체력과 기력이 달릴 때는 강장 조혈 작용이 있는 십전대보탕이 효과가 있다.

밤중에 화장실 가는 일이 잦고 하반신에 냉기가 있을 때는 냉과 수분대사를 치료하는 진무탕이 좋을 것이다. 하반신이 찬물에 들어간 것처럼 냉기가 심하고 빈뇨, 요통 등이 있을 때는 영감출감탕이 효과가 있을 것이다.

 ## 경혈

백회와 견정에 뜸을 뜬다. 뜸은 백회→ 견정의 순서로 하고 살갗이 따뜻할 정도가 될 때까지 뜸을 뜬다.

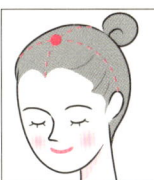
백회(百會) 정수리

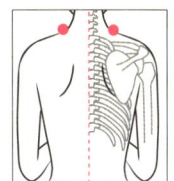
견정(肩井) 어깨 가운데 가장 불룩하게 솟은 부분

 ## 식이요법

저혈압인 사람은 대개 식욕이 없기 때문에 반드시 영양가가 높은 것을 섭취하고 규칙적인 식습관을 몸에 붙이는 것이 중요하다. 특히 아침밥은 중요하다. 아침식사 전에 가벼운 산보나 운동을 해서 식욕을 증진시키도록 노력하라. 또 저녁 식전에는 와인이나 서양 자두를 넣은 과실주, 구기자주, 시판하는 양명주(養命酒) 등의 약주를 마시면 식욕이 일어나서 식사를 맛있게 할 수도 있고 몸도 따뜻해진다.

요리를 할 때도 생강, 인삼, 파, 마늘 등 냄새가 진한 채소나 고소, 고추냉이, 겨자 등의 향신료를 잘 써서 식욕을 돋우는 것이 좋을 것이다.

그밖에도 간, 달걀 노른자, 고구마, 시금치, 콩, 콩식품 등 조혈 작용이 있는 음식을 많이 섭취하도록 하는 것이 좋다. 또 지방이 적은 등심살 등 동물성 단백질을 소량 섭취하는 것도 중요하다.

당뇨병

증상의 진행에 따라 처방도 다르다

당뇨병은 동양의학의 고전에도 언급돼 있는 질환으로서, 「소문(素問)」에는 '소갈(消渴)'이라는 이름으로 실려 있는데 "이 질병은 부귀한 것이어서 살이 잘 찌고 술이나 육식 등 맛이 좋은 것을 먹는 사람이 잘 걸린다. 목이 마르는 질병이다"라고 쓰여 있다.

또 다른 책에는 "이 질병을 앓는 사람의 오줌은 단맛이 난다", "피부에 종기가 나기 쉽다"라고 쓰여 있다.

당뇨병은 인슐린이라고 하는 호르몬의 결핍이나 감소에 의해서 일어나는 질환이다. 이 인슐린은 췌장에서 분비되어 포도당을 에너지로 변화시키는 호르몬인데, 그 존재를 알지 못했던 그 옛날에도 동약의학에서는 증상에 따르는 처방을 찾아내서 치료에 사용하고 있었다.

질병의 진행 상황에 따라 상소(上消), 중소(中消), 하소(下消)로 구분한다.

상소 때

당뇨병 초기로서 증상은 거의 없다. 약간 입이 마르지만 물을 찾는 횟수가 늘고 화장실 가는 횟수도 상당히 많아진 정도이다. 식욕은 보통이다.

수분대사를 개선해서 체액을 증가시키고 입의 갈증을 그치게 하는 것을 목적으로 치료한다.

중소 때

당뇨병이 진행되고 있는 시기로서 식욕은 왕성한데 몸은 점점 말라간다. 소변에 거품이 생기고 과일 썩는 것 같은 냄새가 난다. 낮에는 소변의 횟수가 많은데 밤중에는 많지 않고 자주 변비 현상이 나타나고 갈증이 심해진다. 몸에 냉증은 별로 없다.

심한 갈증을 그치게 하는 것을 목적으로 치료한다.

하소 때

당뇨병에 걸린 지 오래 되었을 때이다.

몸은 마르고 피부는 검어지는데, 소변의 횟수와 양이 많아지면서 완전히 썩은 과일 냄새가 난다. 또 밤에 화장실 가는 횟수가 늘고 다리와 허리가 무거워진다.

이러한 증상들은 신장 기능이 약해진 신허증(腎虛症)에 의한 것이다. 따라서 신장 기능을 튼튼하게 해서 당뇨병을 개선시키는 것을 목적으로 치료한다.

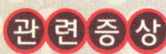

관련증상
비만→ 104P
정력 감퇴→ 124P

식이요법 평소 생활을 바꿔야 한다
적당한 운동이 최고!

적당한 운동은 혈액 속의 포도당을 소화시켜 당뇨병의 개선에 매우 중요한 역할을 한다. 하지만 운동을 격렬하게 하면 피로가 쌓여 오히려 혈당치를 높이게 된다는 것을 명심해야 한다. 맥박이 1분간에 110회 될 정도로 빠른 걸음으로 걷고, 출퇴근 시에는 에스컬레이터 등을 사용하지 말고 계단으로 오르내린다. 또 매일 식후에 30분~1시간 정도 빠른 걸음의 산보가 이상적이다.

한방약

상소 때에 좋은 것은 수분대사를 개선시키는 오령산이나 자령탕이다.

아무리 물을 마셔도 목이 마르는 중소 때가 되면 염증이 생긴 목의 갈증을 치료하는 배호가인삼탕이 효과가 좋다. 살이 점점 빠지기 시작하면서 쉬 피로해지고 얼굴색이 검어질 때도 좋은 처방이다.

몸이 마르고, 손발이 차갑고, 얼굴색이 검어지면서 입과 목이 심하게 마르고, 소변 횟수와 양이 많고, 특히 밤중에 화장실을 자주 찾게 되는 하소 때에 좋은 것은 신장 기능을 강화하는 팔미환이다. 이때는 피로감이 강하고 백내장이나 피부의 가려움 등의 증상도 많이 볼 수 있다.

그런데 증상은 같지만 손발에서 냉증 대신 오히려 열을 느낄 때는 팔미환에서 냉기를 억제하는 작용을 뺀 육미환이 효과가 좋다. 신장 기능을 높이는 작용이 있기 때문이다.

 ## 경혈

위유, 비유에 뜸을 뜬다. 동양의학에서 비장은 췌장을 나타내기 때문에 비유는 췌장에 작용하는 경혈이라고 할 수 있다.

그 다음에는 위장의 식욕 이상을 개선하는 족삼리혈과 신진대사를 좋게 하는 삼초유에 뜸을 뜬다.

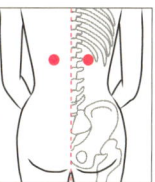

위유(胃俞)
견갑골의 밑부분을 연결한 선상에 있는 등뼈에서 아래로 5번째 등뼈의 양옆

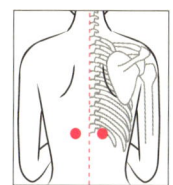

신유(腎俞)
골반의 윗부분을 연결한 선상에 있는 등뼈에서 위로 2번째 등뼈의 양옆

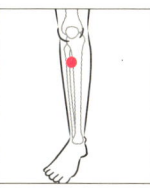

족삼리(足三里)
무릎 앞쪽 접시 모양의 뼈(슬개골)의 바깥쪽 바로 아래 오목하게 들어간 부분에서 바깥쪽 복사뼈로 이어지는 선을 중지 만큼 내려간 곳

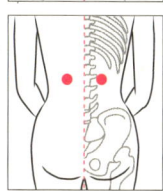

삼초유 (三焦俞)
견갑골의 밑부분을 연결한 선상에 있는 등뼈로부터 아래로 6번째 등뼈의 양옆

 ## 식이요법

당뇨병은 식사 관리가 특히 중요한 질환이다. 전문의에게 지시받은 에너지 섭취량은 반드시 지키도록 한다. 칼로리는 거의 없고 포만감을 갖게 하는 무, 톳나물, 구약나물, 미역 등을 잘 활용하면 좋다.

당분과 함께 염분도 줄여야 한다. 반찬이 자극적이면 과식하기 쉽기 때문이다.

당뇨병의 개선에 좋은 음식은 고구마, 완두콩, 시금치, 수박 등이다.

고구마는 밤중에 화장실을 자주 찾는 사람에게 좋은 음식이다. 완두콩은 목이 마르는 사람이 항상 먹으면 좋고, 시금치도 목마름을 없애 준다. 수박은 몸에 쌓인 열을 제거해서 목의 갈증을 없앨 뿐만 아니라 이뇨 작용이 뛰어나고 부종의 개선에도 효과가 있어서 중국에서는 '천연의 백호탕(白虎湯)'[58]이라고 불릴 정도로 좋은 것이다.

---

58) 백호탕은 중국 한나라 때의 명의 장중경(張仲景)의 저서 「상한론(傷寒論)」에 수록되어 있는 하나의 처방인데, 해열 작용이 뛰어나다.

허약 체질

허약 체질은 허증(虛証)의 유형

사람은 부모에게 물려받은 선천의 기가 튼실하지 못할 때, 그리고 먹는 음식 등 후천의 기가 충분하지 못할 때 허약 체질이 된다.

대개 몸이 가늘고 위장이 약하며 설사를 잘하고 자주 감기에 걸린다. 이것을 동양의학에서는 허증의 유형이라고 한다. 기도 부족하고 피도 모자라며 수분대사도 나쁜 유형이다. 위장이 약한 유형과 호흡기 계통이 약해서 감기가 잘 걸리는 유형으로 구분하여 치료한다.

위장이 약한 유형

위장이 약한 것은 복부 근육이 긴장하고 있어서 복통을 잘 일으키기 때문이다.
냉증이 있으면 배가 아프게 되고 곧바로 설사를 하게 된다.
피곤해지면 몸을 못 가눌 정도가 되고, 빈혈기가 있으며 얼굴색도 좋지 않다.
대부분 위하수 증상이 있으며, 수분대사도 나쁘고, 위 안에 수분이 모여 정체돼 있는 상태가 된다. 위의 냉증을 치료하고 수분대사를 개선함으로써 위장을 튼튼하게 하여 허약 체질을 개선하는 것을 목적으로 한다.

호흡기 계통이 약한 유형

허약 체질인 사람은 약간만 추워도 감기에 걸리기 쉽다.
동양의학에서 감기는 몸의 외부에서 침입해오는 바람, 추위 등의 사기에 의해서 일어난다고 여기는데, 호흡기 계통이 약하면 풍사나 한사의 침입을 막을 수 없어서 감기에 걸리고 마는 것이다.
호흡기 계통이 약한 사람은 등의 위쪽에 솜털이 많이 난다. 아마도 우리 몸이 자신의 약한 부분을 지키려고 하는 본능적인 현상이라고 생각된다.
몸을 따뜻하게 함과 동시에 호흡기 계통을 튼튼하게 하여 풍사나 한사의 침입을 막음으로써 허약 체질을 개선시켜야 한다.

관련증상
과수증→ 106P
만성피로→ 110P

손쉬운 건강비법

몸을 따뜻하게 하고, 위장을 튼튼하게 한다.

닭고기와 클로브(clove)[59] 볶음

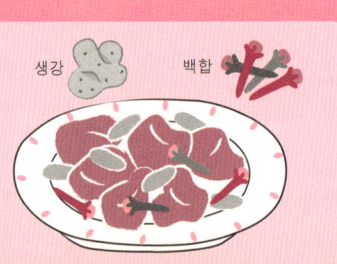

재료(4인분)
닭고기 300g, 설탕 소량, 클로브 3~4송이, 조미료 1큰술, 간장 1큰술

만드는 방법
① 닭고기는 한 입 크기로 자르고, 얇게 자른 생강과 클로브를 섞어서 중불로 볶는다.
② 닭고기가 익으면 미림[60]과 간장을 붓고 물기가 없어질 때까지 볶는다.

---

59) 정향(丁香)이라고도 하는데, 정향나무의 꽃봉오리를 따서 말린 향신료를 가리킨다. 향기가 무척 강하다.
60) 달게 한 맛술. 주로 요리에만 사용한다.

한방약

위장이 약하고, 추워지면 위가 아프고, 식욕부진을 일으키며 설사를 할 때는 위장의 소화 기능을 활성화시키는 인삼탕이 효과가 좋다.

자가중독(自家中毒)[61]이나 현기증을 잘 일으키는 사람에게도 좋은 처방이다.

또한 위장이 약하고, 소화가 잘 안 되면 곧바로 설사를 하며, 명치에 걸리는 느낌이 있고, 위 안에 물이 남아 있을 때는 배를 움직인다든가 두드리면 꿀렁꿀렁하는 소리가 난다. 이럴 때 위의 수분대사를 개선시키는 육군자탕이 좋다.

감기가 잘 걸리고 한기를 많이 느끼며, 감기에 걸리면 좀처럼 낫지 않는 사람은 저항력을 키우는 사호계피건강탕이나 보중익기탕이 적합하다.

콧물이 줄줄 흐르는 비염에 자주 걸리면 호흡기의 수분대사를 개선시키는 소청룡탕을 쓰면 좋다.

경혈

위장이 약한 유형은 위유혈, 비유혈에 뜸을 뜬다. 위장을 튼튼하게 만들고 싶을 때 매우 효과 있는 경혈이다.

호흡기 계통이 약할 때는 신주혈, 폐유혈에 뜸을 뜬다. 등에 있는 견갑골 사이를 마른 수건으로 마찰하는 것도 대단히 효과가 있다.

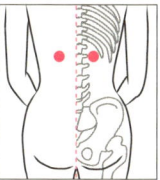

위유(胃俞) 견갑골의 밑부분을 연결한 선상에 있는 등뼈에서 아래로 5번째 등뼈의 양옆

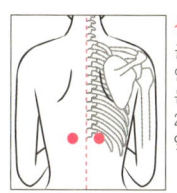

신유(腎俞) 골반의 윗부분을 연결한 선상에 있는 등뼈에서 위로 2번째 등뼈의 양옆

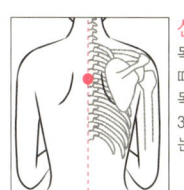

신주(身柱) 목을 아래로 숙일 때 가장 돌출된 목뼈에서 아래로 3번째 등뼈가 있는 곳

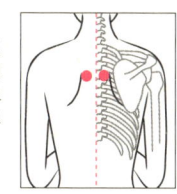

폐유(肺俞) 목을 아래로 숙일 때 가장 돌출된 목뼈에서 아래로 3번째 등뼈의 양옆에 있음

식이요법

위장이 약한 유형은 배를 차갑게 하지 않는 것이 무엇보다 중요하다.

생야채나 날것, 차가운 음식물은 절대로 피해야 한다. 위장 기능의 개선에 좋은 것은 생강, 클로브(clove), 팔각(八角) 등이다. 클로브는 3~4컵의 물이 절반으로 줄어들 때까지 볶아서 벌꿀을 첨가하여 클로브 수프로 마신다. 팔각도 같은 방법으로 팔각 수프를 만들어서 마시면 좋다.

이런 것들을 잘 섭취하면 배가 따뜻해지고 위가 튼튼하게 되며 허약 체질이 개선되는 것이다. 호흡기 계통이 약할 때는 칡, 백합뿌리, 파 등이 좋다. 칡은 칡즙으로 해서 마시고, 파는 흰 부분을 얇게 잘라서 된장과 함께 끓여 파 수프로 만들어 먹으면 좋다. 마늘을 사용한 요리도 효과가 있다.

---

61) 체내에서 생성된 독성 물질에 의한 중독. 자기중독 또는 내성중독이라고도 한다.

꽃가룻병(花粉症)

식생활의 변화로 꽃가룻병에 걸리는 사람이 증가함

꽃가룻병은 1970년대부터 발생이 증가한 질병이다.

대표적인 원인은 소나무 꽃가루이다. 그런데 소나무는 몇천 년 전부터 있었지만 옛날사람들은 꽃가룻병에 걸리지 않았다. 또 꽃가룻병에 전혀 걸리지 않았던 사람도 어느 시점부터 발병하는 경우도 있다.

왜 이런 현상이 일어났는가 하면, 배기가스나 황사 등에 의한 대기 오염이 심각해지고 식생활의 서구화와 함께 우리의 체질이 크게 변한 것이 원인이라고 생각된다.

그렇기 때문에 꽃가룻병을 개선하기 위해서는 한방약이나 단지요법과 함께 식생활 관리가 대단히 중요하다.

동양의학에서는 꽃가룻병이라는 개념 자체가 없지만, 증상에 따라 3가지로 분류하여 개선을 시도하고 있다. 코에 오는 경우, 기관지에 오는 경우, 눈에 오는 경우 등 3가지다.

코에 오는 경우

코에 오는 경우, 재채기·콧물·코막힘이 주요 증상이다. 또한 한기를 동반하며 어깨 결림이나 두통을 호소하는 경우도 많다.

한기를 해소하고 재채기·콧물 등의 증상을 개선시켜서 치료한다.

기관지에 오는 경우

기관지에 올 때는 목의 불쾌감과 가래가 주요한 증상이며 한기를 동반하는 경우가 많다. 한기를 해소시키고 목의 불쾌감이나 가래를 제거하는 것으로 치료한다.

눈에 오는 경우

눈에 올 때는 몸이 뜨거워지고 눈이 충혈되어 가려워진다.

몸의 열을 식히고 염증을 제거하여 불쾌한 증상을 개선하는 것을 목적으로 치료한다.

또 하루에 2회 이상 눈 씻는 것을 권한다. 다만, 수돗물은 염소가 포함되어 있어서 의외로 자극적일 수 있기 때문에 시중에 판매되고 있는 세정액을 사용하는 것이 좋다.

관련증상
콧물, 코막힘→ 64P
천식→ 70P
아토피성 피부염→ 192P

건강관리 — 꽃가루 날리는 계절의 대비책
집 밖에서의 예방책

기관지나 코에 오는 유형의 사람은 외출할 때 반드시 마스크를 한다. 꽃가루의 침입을 막아주기 때문이다.

또한 화장을 하는 사람도 주의해야 한다. 외출 시에 수분이 다량 함유된 화장품을 바르면 그곳에 꽃가루를 불러들이는 것과 같기 때문이다. 이는 연고도 마찬가지이다.

콘택트렌즈를 착용하는 사람은 렌즈의 주변에 꽃가루가 묻으면 염증을 일으키기 쉽기 때문에 가능하면 안경을 써야 한다. 또 꽃가루가 날리는 계절에는 가능한 한 이불이나 빨래를 밖에 말리지 않는 것도 중요하다.

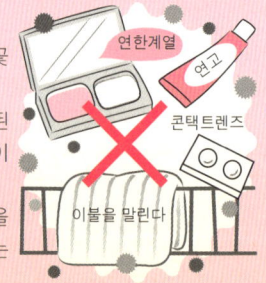

한방약

재채기, 콧물이 계속 나오면서 한기가 올 때는 코 점막의 염증을 제거하는 갈근탕가천궁신이가 효과가 있다. 두통이나 어깨 결림을 동반할 때도 좋은 처방이다. 소청룡탕도 좋다.
똑같은 증상에 코까지 가려울 때는 코의 증상을 개선시키는 십미매독탕을 포함한 갈근탕합십미매독탕이 좋다.
한기가 있어서 가래가 나올 때는 가래를 치료하는 소청룡탕을 사용한다.
같은 증상에 한기가 심할 때는 몸을 따뜻하게 하고 콧물·가래를 치료하는 마황부자세신탕이 효과가 좋다.
눈을 꺼내 씻고 싶을 정도로 눈이 가려울 때는 몸이 뜨거워지는 느낌이 일어나는데, 이럴 때는 소염 작용이 있는 황연해독탕과 알레르기 증상을 치료하는 십미매통산을 함유한 황연해독탕합십미매독탕이 적합하다.
눈물이 심할 때는 수분대사를 개선하는 소청룡탕이 효과가 있다.

 ## 경혈

코에 올 때는 상성혈을 지압하면 코의 불쾌감을 개선할 수 있다.
뜸도 좋지만 뜸 뜰 때의 연기가 증상을 악화시키기 때문에 삼간다.
기관지에 올 때는 신주혈을 지압하여 폐나 기관지의 증상을 개선시킨다.
눈에 올 때는 얼굴이나 머리에 나타난 증상을 개선시켜주는 합곡혈을 지압해준다.

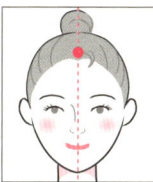

상성(上星)
이마 중앙의 머리카락이 자라는 선에서 엄지손가락 폭만큼 위의 곳

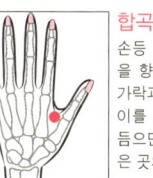

신주(身柱)
목을 아래로 숙일 때 가장 돌출된 목뼈에서 아래로 3번째 등뼈가 있는 곳

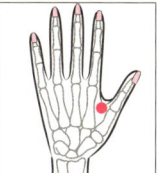

합곡(合谷)
손등 쪽에서 손목을 향하여 엄지손가락과 검지의 사이를 누르면서 더듬으면 뼈가 맞붙은 곳의 검지 쪽

 ## 식이요법

증상이 코에 오는 사람에게는 파, 생강, 칡, 박하를 권한다. 기관지에 오는 사람은 차조기, 은행, 백합뿌리를 섭취하면 좋고, 눈에 오는 사람은 국화와 구기자가 적합하다.
꽃가룻병 따위의 알레르기를 가진 사람은 피를 오염시키는 음식이나 자극성이 강한 향신료를 피하는 것이 기본이다. 눈, 코, 목 등의 염증을 악화시키고 불쾌한 증상을 일으키기 때문이다.
코에 오는 사람은 초콜릿·코코아·치즈·생선알 등을, 기관지에 오는 사람은 찹쌀·게·고추·고추냉이·카레 등을, 눈에 증상이 나타나는 사람은 생강·마늘·고추 등의 향신료와 초콜릿·찹쌀·양하(襄荷), 등을 피해야 한다.
전반적으로 단맛이나 신맛은 점막을 충혈시키기 쉽기 때문에 피해야 한다.
단맛이 나는 양과자나 화과자(和菓子)[62]는 물론이고 흑사탕이나 벌꿀도 피해야 한다.

---

62) 일본의 전통 과자.

비만

체중이 아니라 체질의 차이로 본다

같은 것을 먹더라도 살찌는 사람도 있고 살찌지 않는 사람도 있다.
동양의학은 이러한 체질의 차이를 고려하면서 무리 없이 비만을 해소시키는 데에 대단히 효과적이다. 비만은 체질별로 기(氣)에 관련된 것, 혈(血)에 관련된 것, 물(水)에 관련된 것으로 분류한다.

기에 관련된 것

스트레스가 있으면 마구 먹는 타입이다. 위장이 약하면 칼로리가 흡수되기도 전에 음식물이 위장을 지나가 버리기 때문에 살이 찌기 어렵지만 위장이 튼튼할 때는 살이 찐다. 이런 사람은 식사량을 무리하게 줄이면 스트레스를 풀 곳이 없어지고 만다.
우선은 양을 줄이지 않고 무나 구약나물처럼 칼로리가 거의 없는 음식을 섭취해서 포만감을 얻도록 한다. 그런 다음에 스트레스를 해소시키는 것을 목적으로 하여 치료해 나간다.

혈에 관련된 것

어혈이 있기 때문에 생리불순 등 산부인과 계통의 질환이 있는 사람이 되기 쉬운 비만이다. 질병으로 자궁이나 난소를 절제한 사람도 비만이 되기 쉽고, 변비를 동반하는 비만도 많다.
어혈을 개선하고 변비를 해소시켜서 비만을 치료한다.

물에 관련된 것

이른바 물살로서, 수분대사가 나쁜 것이 원인이 되어 일어나는 비만이다.
이런 사람은 물을 마시는 것보다 화장실에 가는 횟수가 적고, 그렇기 때문에 여분의 수분이 모여서 몸이 붓기 쉬운 것이다.
붓는 것은 똑같지만 아침에 붓는 것은 신장, 저녁에 붓는 것은 심장과 관계가 깊다.
체내의 수분대사를 개선하여 비만을 해소시켜야 한다.

관련증상

고혈압→ 94P
당뇨병→ 98P
요통과 돌발성 요통 → 138P

잠깐만!

눈에 보이는 것보다 건강이 우선이다.

다이어트는 서두르지 않도록 한다.

세상에는 수없이 많은 다이어트법이 알려져 있다. 어떤 방법이라도 한두 달의 짧은 기간이라면 대체로 할 만한 것이다.
문제는 다이어트 후의 일이다. 단기간으로 급하게 다이어트를 하면 몸은 다시 효율적으로 지방을 축적하게 된다. 이른바 요요현상[63]이다.

고혈압이나 간 장애 등을 피하면서 다이어트를 하려면 체질 개선을 꾀하면서 조금씩 체중을 줄여가는 것이 효율적인 방법이다.

마지막 세 숟가락 때문에 살이 찌게 된다. 그러므로 마지막 세 숟가락을 남기도록 의지를 다져야 한다. 매일매일 체중을 재 그래프로 기록한다. 그렇게 하면 눈에 보이므로 신경을 쓰게 되어 효과를 볼 수 있다.

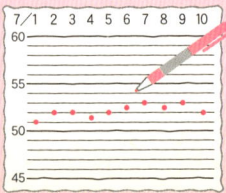

---

63) 잘못된 다이어트 방법으로 생기는 부작용 중 하나. 나중에 오히려 살이 더 찌는 결과를 초래하는 현상.

한방약

자주 초조해지는 사람이 식욕에 시달릴 때는 신경안정 작용과 간의 기운을 활성화시키는 대시호탕과 억간산을 권한다.
생리불순이 있어서 자주 창백해지고, 냉증의 상기증(발이 차갑고 머리가 뜨겁다)이 있는 사람은 어혈을 치료하는 계지복령환과 변비를 해소시키는 대시호탕을 섞은 대시호탕합계지복령환을 복용한다.
상기증 있는 사람이 변비가 있을 때는 배변, 소염 작용이 있는 삼황사심탕이 효과가 있다.
어혈과 함께 기 순환과 수분대사에 문제가 있을 때는 이뇨와 배변 작용이 있는 방풍통성산을 사용한다.
그러나 이상의 처방은 신진대사를 활발히 하기 때문에 식욕이 늘어날 가능성이 있다. 그럴 경우 다음의 처방을 병용하면 식욕을 억제하는 것이 가능하다.
물살이 찌는 유형은 몸 안팎의 수분대사를 개선시키는 월비가출탕이나 마행의감탕을 사용한다. 목마름이 심할 때는 오령산을 병용한다.

 ## 경혈

스트레스가 생기면 먹는 것으로 푸는 사람은 초조함을 진정시키도록 백회혈과 노궁혈을 지압한다.
백회→노궁의 순서로 해야 한다.
생리불순 등 어혈이 원인이 되는 유형은 간유혈, 양지혈에 뜸을 떠서 혈행을 개선시켜준다.
물살이 찌는 사람은 정강이의 아래에서 위를 향하여 맛사지하면 좋다. 경락의 흐름을 도와주고 물살을 해소시키는데, 경혈요법은 끈기 있게 꾸준히 해야 효과를 본다는 사실을 명심할 것.

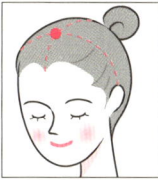

백회(百會)
정수리

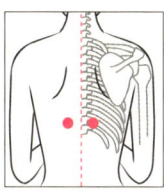

간유(肝俞)
견갑골의 아래쪽을 연결한 선상에 있는 등뼈로부터 아래로 2번째 등뼈의 양옆에 있음

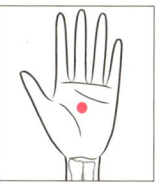

노궁(勞宮)
손바닥을 위로 하고 주먹을 쥐었을 때 중지와 무명지가 누르는 곳

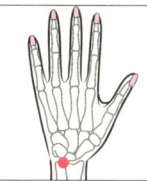

양지(陽池)
손등 쪽 손목주름의 중앙

 ## 식이요법

스트레스가 생기면 과식하는 사람은 작은 물고기나 유제품 등 칼슘을 많이 함유한 것이나 정신진정 작용이 있는 차조기나 백합뿌리를 섭취하도록 하고, 칼로리가 높은 식품을 피하면서 초조함을 진정시킨다.
생리불순 등 어혈이 원인이 되는 유형에는 부추, 사프란, 홍화씨 등을 권한다. 이런 유형에는 냉증이 많기 때문에 몸을 냉하게 하는 생야채나 날것, 차가운 음료수 등은 피해야 한다.
수분대사가 나쁜 유형에는 이뇨 작용이 뛰어난 팥, 율무, 검정콩을 권한다. 이뇨 작용이 있으며, 물살을 해소시키기 때문이다. 그런데 찹쌀과 은행은 소변의 배출을 나쁘게 하는 것이기 때문에 피하는 것이 좋다.

너무 마르는 증상

관련증상
허약 체질→ 100P
만성피로→ 110P

위장이 약해서? 스트레스 때문에?

몸이 말랐어도 원기왕성하게 생활할 수 있으면 문제가 없는데, 대개는 몸이 말랐으면 허약한 체질로 건강에 자신이 없는 사람이 많다. 특히 점점 더 말라가고 얼굴색이 나빠지고 피로감이 개선되지 않을 때에는 중대한 질병이 잠재되어 있는 것이기 때문에 빨리 진찰을 받아보아야 한다.

특별한 병도 없는데 살이 찌고 싶어도 살찌기가 어려운 경우는 동양의학이 자신있어 하는 분야이다. 위장이 약해서 살이 찌지 않는 경우와 스트레스를 많이 받아 신경질적이어서 살이 찌지 않는 경우, 두 가지로 분류한다.

위장이 약할 때

위장이 약해서 살이 찌지 않는 것은 위하수가 있는 사람에게 흔히 볼 수 있는 것이다. 결코 소식(小食)은 아닌데 아무리 먹어도 살이 찌지 않는 것이다.

또 위장이 자주 차가워져 설사를 하는 경우가 많다. 위 안에 수분이 정체되어 있을 때도 흔히 볼 수 있는 현상이다.

이런 때는 위장을 따뜻하게 하고 위 안의 수분대사를 개선하는 방법으로 치료한다.

스트레스가 원인인 경우

스트레스를 잘 받고 스트레스가 생기면 곧바로 식욕부진에 떨어져 버리는 유형이다.

위장은 스트레스의 영향을 받기 쉽기 때문에 항상 긴장하고 있으면 위장 기능이 약해지고 아무리 몸에 좋은 것을 먹어도 흡수되지 않아 살이 찌지 않는다.

스트레스를 해소시킴과 동시에 가슴앓이나 위통을 제거하는 방법으로 치료한다.

손쉬운 건강비법

위장의 소화에 도움되는
산사열매 죽

재료(4인분)
쌀 1컵, 물 10컵, 산사나무 열매 50g

만드는 방법
① 산사열매는 씨를 빼고 얇게 잘라 둔다.
② 냄비에 쌀과 산사열매와 물 10컵을 넣고 쌀이 살짝 익을 때까지 끓인다.

*산사열매는 말린 것이나 과자로 만든 것도 사용할 수 있는데, 그때는 처음부터 넣지 말고 끓기 5분 전에 넣는다.

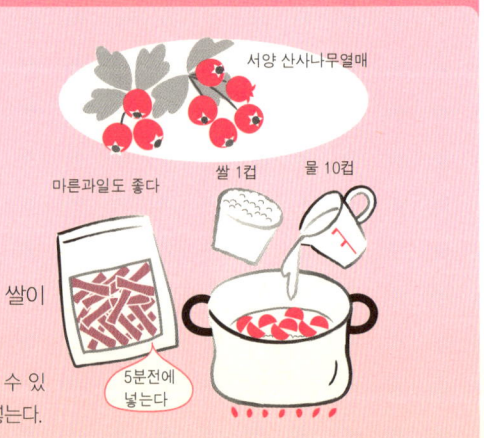

서양 산사나무열매
마른과일도 좋다
쌀 1컵
물 10컵
5분전에 넣는다

한방약

위하수이어서 식욕부진이고, 쉬 피로해지고, 자면서 땀을 많이 흘릴 때는 위장 기능을 개선하여 체력을 보강하는 보중익기탕이 좋다.

마찬가지로 위하수의 유형이지만 설사를 자주 하고 배를 움직이거나 두드렸을 때 꿀렁거리는 소리가 나는, 위장 안에 물이 있을 때는 위장의 수분대사를 개선시키는 육군자탕이 적합하다.

위가 냉하고 통증이 자주 생길 때는 위장을 따뜻하게 하고 소화 기능을 높이는 작용이 있는 인삼탕이 효과적이다.

스트레스가 있으면 위와 가슴에 통증이 자주 생기면 이러한 증상을 개선시키는 안중산이 매우 효과적이다.

자주 긴장하는 사람이 상기증이 있어서 초조해지기 쉽고, 배꼽 근처에서 두근거림이 일어날 때는 불안감을 개선시키는 영계감조탕이 적합하다.

경혈

위장이 약할 때는 비유혈→위유혈→삼초유혈의 순서로, 피부가 거의 빨갛게 될 때까지 뜸을 뜬다. 위장을 튼튼하게 하는 뜸자리이다. 스트레스로 식욕부진이 되기 쉬운 때도 비유혈과 위유혈에 뜸을 뜸으로써 위장 기능을 활성화시키고 백회혈의 뜸으로써 스트레스를 진정시킨다.

백회→비유→위유의 순서로 뜸을 뜬다.

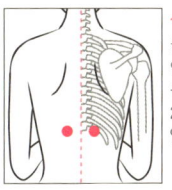

신유(腎俞)
골반의 윗부분을 연결한 선상에 있는 등뼈에서 위로 2번째 등뼈의 양옆

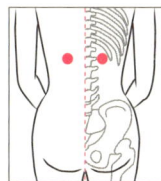

위유(胃俞)
견갑골의 밑부분을 연결한 선상에 있는 등뼈에서 아래로 5번째 등뼈의 양옆

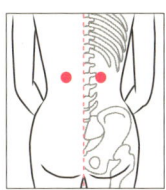

삼초유(三焦俞)
견갑골의 밑부분을 연결한 선상에 있는 등뼈로부터 아래로 6번째 등뼈의 양옆

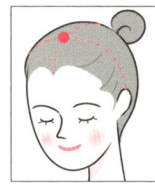

백회(百會)
정수리

식이요법

마른 사람은 냉증인 경우가 많아서 위장도 잘 냉해지기 때문에 무조건 따뜻한 것을 섭취하도록 신경 써야 하며, 차가운 음식이나 생야채 등의 날것이나 기름진 것은 피하는 것이 좋다.

위장이 약할 때는 산초열매, 생강, 클로브 등 위장을 따뜻하게 하는 작용이 있는 향신료를 사용한 요리가 좋다. 산초열매는 위장의 냉증을 없애고 식욕을 증가시킨다.

그렇지만 향신료 중에서도 고추와 같이 자극이 강한 것은 좋지 않다.

신경질적이고 스트레스에 약한 사람은 정신을 안정시키는 작용이 있는 차조기, 백합뿌리 등을 권한다. 소화를 좋게 하고 정신안정 작용이 있는 대추나 산사열매도 효과가 있다.

대추는 복통을 치료하거나 강장, 이뇨 작용을 한다. 산사열매는 소화를 좋게 하고 몸을 튼튼하게 하는 작용을 한다.

빈혈

산소 부족 때문에 일어난다

헤모글로빈은 혈액 중에서 산소를 흡수하는 작용을 하고 있는데, 빈혈은 그 양이 감소할 때 일어나는 질환이다. 그 양이 감소하면 내장이나 각 기관에 운반되는 산소가 부족해진다. 그 결과 내장이나 기관의 기능이 저하되고 여러 가지 증상이 나타난다. 예를 들면, 호흡이 힘들어지고 냉증을 호소하며 하지가 무거워진다.

동양의학에서는 빈혈을 위장 기능이 나쁜 경우, 산부인과 계통이 약한 경우, 혈액 성분이 부족할 때 등의 3가지 유형으로 분류한다.

위장 기능이 나쁜 경우

빈혈은 위하수인 사람에게 많이 보이며 위장이 약하고 식욕이 없고 냉증이나 스트레스이면 곧바로 설사를 하는 경향이 있다.

얼굴색은 창백하고 아침에 일어나기 힘들고 곧바로 피로를 호소하는 유형이다.

대부분의 사람은 마르고 살찐 사람은 거의 없다.

위장을 따뜻하게 하고 튼튼하게 하는 것을 목적으로 치료한다.

산부인과 계통이 약할 때

생리통이나 생리불순이 있어서 생리 때 빈혈을 일으키기 쉬운 유형이다.

현기증, 머리가 무거운 느낌, 어깨 결림, 아랫배의 통증 등의 증상이 있고 생리 시에 감기에 잘 걸리는 편이다. 자궁근종이 있을 때는 생리 때 출혈이 많게 되고 빈혈 상태는 더욱 악화된다.

어혈에 의한 것으로 생각되며, 어혈을 개선시키는 것을 목적으로 치료한다.

혈액 성분이 부족할 때

백혈구와 적혈구를 비롯한 모든 혈액 성분이 부족한 유형이다.

이 유형을 사허(四虛)[64]라고 하는데 심하면 재생불량성 빈혈, 백혈병, 자반병 등도 발병할 수 있다.

쉬 피로해하고, 열이 잘 나며, 한번 열이 나면 쉽게 내려가지 않는 증상을 보인다.

조혈과 혈행 개선을 목적으로 치료한다.

관련증상
저혈압→ 96P
냉증→ 148P

손쉬운 건강비법

빈혈 퇴치에는

원추리 수프

재료(4인분)
원추리뿌리 40g, 파(흰 부분) 10cm, 마늘 반쪽, 돼지고기 100g, 기름, 닭뼈수프 4컵, 소금, 간장, 후추 약간

만드는 방법
① 원추리뿌리를 씻어서 미지근한 물에 넣어둔다.
② 파와 마늘은 잘게 썬다.
③ 냄비에 기름을 두르고 ②를 볶는다.
④ ③에 돼지고기와 ①을 넣어서 다시 볶고, 고기가 익으면 닭뼈수프를 넣는다.
⑤ 마지막에 소금, 간장, 후추로 맛을 낸다.

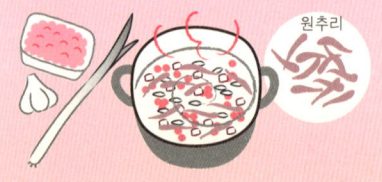
원추리

---

64) 모든 병(病)은 음(陰), 양(陽), 혈(血), 기(氣), 이 4가지 중 하나라도 부족하며 걸린다.

한방약

위장 기능이 나쁠 때는 위장 기능을 강화하고 피로를 회복시켜서 빈혈 증상을 개선시키는 보중익기탕이 좋다. 위하수인 사람에게도 효과가 있다.
위장이 몹시 허약할 때는 인삼탕이 좋다. 위장을 따뜻하게 하고 소화 기능을 높여서 빈혈을 치료한다.
생리량이 많아서 빈혈을 일으킬 때는 궁귀교애탕이 효과가 좋다. 수술 후의 빈혈에도 적합하다.
부인과 계통이 약하고 빈혈과 함께 피부가 잘 건조해져 가려움이 있을 때에는 혈액 개선 작용이 있는 온청음을 권한다.
혈액 성분이 부족할 때는 조혈과 강장 작용이 뛰어난 십전대보탕을 권한다. 일반적인 빈혈뿐만 아니라 악성빈혈, 재생불량성빈혈 등에도 사용할 수 있다. 빈혈이 있는데 한번 출혈이 시작되면 멈추기 어렵고, 피부에 반점이 나타날 때도 효과가 있다.

 ## 경혈

위장 기능이 나쁠 때는 위장 계통에 즉효를 볼 수 있는 뜸자리인 족삼리에 뜸 뜰 것을 권한다.
산부인과 계통이 약할 때는 삼음교와 혈해에 뜸을 뜬다.
혈액 성분이 부족할 때는 양지와 족삼리에 뜸을 뜬다.
어느 혈이든 피부가 거의 빨갛게 될 때까지 뜸을 뜬다.

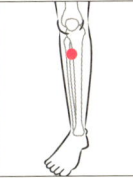

족삼리(足三里)
무릎 앞쪽 접시 모양의 뼈(슬개골)의 바깥쪽 바로 아래 오목하게 들어간 부분에서 바깥쪽 복사뼈로 이어지는 선을 중지만큼 내려간 곳

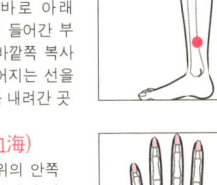

삼음교(三陰交)
안쪽 복사뼈에서 위로 손가락 4개 폭만큼 올라간 곳 뼈의 바로 옆

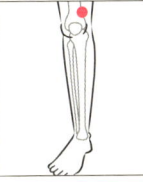

혈해(血海)
무릎뼈 위의 안쪽 허벅지에서 손가락 3개 폭만큼 위에 있는 곳

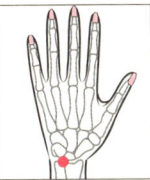

양지(陽池)
손등 쪽 손목 주름의 중앙

 ## 식이요법

빈혈의 보조 치료요법으로서 식사는 대단히 중요하다.
요리를 할 때, 철로 된 냄비를 사용하면 빈혈 개선에 필요한 철분도 섭취할 수 있기 때문에 효과적이다.
위장 기능 약한 것이 원인인 빈혈에는 위장을 튼튼하게 하는 무, 당근, 참마, 매실장아찌 등을 권한다.
산부인과 계통이 약하여 생리 때 빈혈을 일으킬 때는 소의 간, 원추리, 프룬(prune)[65], 쑥 등이 효과적이다. 유럽에서 옛날부터 산부인과 질환의 생약으로 사용되었던 사프란도 권할 만하다.
혈액 성분이 부족할 때도 간, 원추리 등이 좋다. 원추리는 중화요리에 자주 사용되는 음식 재료이므로 중화요리재료 매장에서 쉽게 구할 수 있다. 철분이 시금치의 20배나 들어 있어서 빈혈에 자주 사용되는 야채이다. 물로 데쳐서 사용한다.

---

65) 자두의 일종. 비타민 C 함량이 높다.

쉽게 피로해지는 증상

관련증상
식욕부진→ 72P
설사→ 80P
과수증→ 106P

위장 기능 저하, 허약 체질, 병후의 피로 등

노동이나 운동을 지나치게 하면 누구나 피로감을 느낀다. 이와 같은 피로는 이제 쉬고 싶다고 하는 몸의 신호이기 때문에 이럴 때는 영양가 있는 것을 섭취하고 느긋하게 휴식하면 회복된다.

그러나 충분히 휴식을 취했는데도 피로가 회복되지 않을 때는 고혈압이나 당뇨병 등의 질병이 숨어 있는 것이기 때문에 전문의의 진료를 받을 것을 권한다.

동양의학에서는 피로를 허로(虛勞)라고도 말하는데, 이 또한 동양의학이 대단히 효과 있는 분야이다.

피로가 원인이 되어 위장 기능이 약할 때, 허약 체질이나 병후에 잘 나타나는 경우 등 두 분야로 분류한다.

위장 기능이 약할 때

체질적으로 위하수인 사람에게 많은데, 이런 사람은 냉증이나 과로, 스트레스 등과 만나면 바로 설사해버리고 만다. 얼굴색은 창백하고, 아침에 일찍 일어나기 어려우며, 쉬 피로해지는 유형이다.

위장이 약한 사람은 위의 수분대사도 나쁘고, 위에 수분이 정체돼 있는 위내정수나 설사를 일으키기 쉬운 경향이 있다. 위내 정수가 있으면 식욕부진과 소화불량에 시달리기 쉬우며 쉬 피로해진다.

위하수라든가 위의 수분대사를 개선시켜서 치료한다.

허약 체질이나 병후에 잘 나타나는 경우

이 유형은 영양 상태가 좋지 않으며, 몸 안의 기나 혈이 부족하다. 피로감과 함께 불면, 어지러움, 빈혈 등을 동반하는 것이 특징이다.

영양 상태를 좋게 하고, 기나 혈을 보하여 피로해지지 않는 체질로 개선시켜 나가야 한다.

잠깐만!

심한 피로감이 장기간 계속되면 위험신호!

만성피로증후군

일반적인 만성피로와 혼동되기 쉬운 질병으로 만성피로증후군이라는 것이 있다. 평상시에 아무런 문제 없이 생활하던 사람에게 갑자기 권태감이나 힘이 빠지는 느낌과 함께 미열, 관절통, 누르는 느낌 등이 나타나서 그것이 장기간(6개월 이상) 지속하는 것이다.

심할 때는 혼자 일어설 수 없을 정도로 무기력해진다.

원인이 불명확하며 아직 정확한 치료법이 발견되지 않고 있다. 그렇지만 피로라든가 스트레스의 축적이 증상을 악화시키는 것은 분명하다. 절대적으로 피로나 스트레스를 축적하지 않도록 해야 할 것이다.

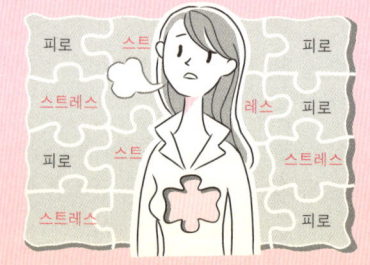

한방약

위장이 약해져서 몸이 피로해지면 자다가 땀을 많이 흘리고 식욕도 저하되어간다. 이런 때는 보중익기탕이 적합하다. 내장의 하수를 끌어올리는 작용도 하기 때문에 위하수의 개선에도 효과가 있다.

허약 체질이나 병후 회복기인 사람은 몸이 마르고, 빈혈의 기미가 있고, 식욕이 없고, 피로가 좀처럼 가시지 않는 유형의 피로감이 잘 나타난다. 이런 때는 강장이나 조혈 작용이 뛰어난 십전대보탕이 효과가 있다.

증상은 같은데 설사도 자주 할 때는, 위장의 냉증도 개선하는 인삼영양탕이 적합하다.

여러 증상 가운데, 무엇보다도 아침에 일어나기 어렵고 아무리 자도 피로가 가시지 않는 상태를 개선하고 싶을 때는 자양강장 작용이 있는 소건중탕을 사용한다.

경혈

신유혈, 위유혈, 족삼리혈에 뜸을 뜨면 좋다. 모두 위장을 튼튼하게 하는 뜸자리이다.

위장 기능을 높여서 영양 흡수를 도와주고 쉬 피로해지는 체질을 개선하는 것이 목적이기 때문에 허약 체질이나 병후 회복기에 피로해지기 쉬운 사람에게도 효과가 있다.

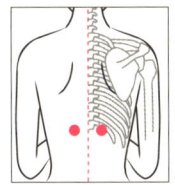
신유(腎俞) 골반의 윗부분을 연결한 선상에 있는 등뼈에서 위로 2번째 등뼈의 양옆

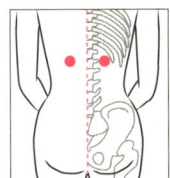
위유(胃俞) 견갑골의 밑부분을 연결한 선상에 있는 등뼈에서 아래로 5번째 등뼈의 양옆

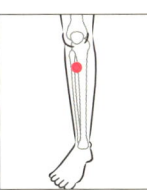
족삼리(足三里) 무릎 앞쪽 접시 모양의 뼈(슬개골)의 바깥쪽 바로 아래 오목하게 들어간 부분에서 바깥쪽 복사뼈로 이어지는 선을 중지만큼 내려간 곳

식이요법

쉬 피로해지는 사람은, 위장 기능을 증진시켜 소화가 잘되게 하거나 기와 혈을 보하는 것이 좋다.

위장 기능을 좋게 하는 음식물은 참마, 당근 등이며, 위장의 소화 기능을 개선시키는 음식물은 무이다.

참마는 동양의학의 고전에 "비위가 허해진 것을 개선하며, 허약함을 보충하고, 한열(寒熱)의 사(邪)을 제거하며, 기력을 증진시키고, 살을 튼튼하게 한다"고 하였다. 쉬 피로해지는 체질을 치료한다는 말이다.

당근은 날것이나 찌거나 굽거나 어묵으로 만들거나 어떤 형태로 먹어도 내장을 따뜻하게 하고 혈을 보하는 작용을 한다. 매일 식탁에 올리면 좋다.

무는 소화효소인 지아스타제가 풍부하게 함유되어 있기 때문에 위가 약해서 피로해지기 쉬운 사람에게 효과 있는 음식이다. 위가 잘 냉해지는 사람은 날것 말고 익혀서 먹어야 좋은데, 생강을 첨가한다.

식은땀을 흘린다

수면 중의 땀을 동양의학에서는 도한(盜汗)[66]이라고 말한다.

건강한 사람도 수면 중 1컵 정도의 땀을 흘리는데, 다음과 같은 경우의 땀은 문제가 많다. 먼저, 아침에 바로 일어날 수가 없고, 일어난 다음에도 쉬 피로해지며, 항상 노곤함을 느끼는 경우이다.

이러한 사람은 수면 중에 냉한 땀을 흘리는데, 허약 체질이나 만성병으로 몸이 쇠약해진 사람에게 잘 나타난다. 체력이 쇠약해진 사람은 수분을 몸에 저장해두는 힘도 약하기 때문에 밤에 잠이 들면 수분이 땀으로 배출되고 마는 것이다.

또 다른 유형은 체내에 열이 쌓여 있는 경우인데, 열기가 있는 땀을 흘린다.

원인에 따라 수분대사가 나쁜 경우, 허약 체질인 경우, 허약 체질의 사람이 천식이나 기관지염에 걸린 경우, 내장에 열이 있는 경우 등 4가지로 분류한다.

수분대사가 나쁜 경우

물살이 찌고, 피로해지기 쉬운 사람이 이 경우다. 하반신에 땀을 흘리는 경우가 많고, 몸은 항상 나른함을 느낀다. 수분대사를 개선시켜서 치료한다.

허약 체질인 경우

식욕부진으로 피로해지기 쉽고, 기력도 없으며, 자다가 땀이 나서 쉬 잠들지 못한다고 호소하는 유형이다. 위장을 튼튼하게 함으로써 기력 증진을 목적으로 하여 치료한다.

허약한 사람이 천식이나 기관지염에 걸린 경우

수면 중 땀과 함께 심장의 두근거림, 호흡곤란 등이 나타나거나 목의 갈증을 호소하는 경우가 많은 유형이다. 몸을 따뜻하게 하고 호흡기를 튼튼하게 하는 것을 목적으로 치료한다.

내장에 열이 있는 경우

내장에 열이 있어서 열기가 있는 땀을 흘릴 때는 내장에 축적된 열을 없애면 수면 중 땀은 치료된다.

66) 수면 중에 나오는 식은땀.

관련증상
천식→ 70P
만성피로→ 110P
부종→ 116P

건강관리: 몸이 차가워지지 않도록 적절히 조치한다.

건강한 사람도 수면 중 땀을 흘리지만, 옷이나 이불이 너무 두꺼워서 불쾌감이 들 정도로 흘리는 땀은 몸을 차갑게 하고 건강한 수면에 장애가 된다. 쾌적한 수면을 취할 수 있도록 옷이나 이불, 침실의 온도 등을 조절한다. 그런데 감기 등 발열성 질병 때문에 생기는 수면 중 땀은 회복을 위하여 필요한 생리현상이기 때문에 무리하게 없앨 필요는 없다. 그렇지만 수면 중 땀으로 젖은 속옷을 그대로 입고 있으면 체력을 빼앗기기 때문에 자주 속옷을 바꿔입어서 몸을 냉하지 않게 해야 한다.

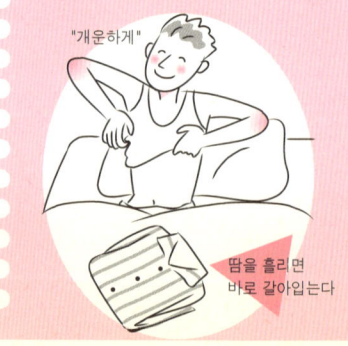

"개운하게"
땀을 흘리면 바로 갈아입는다

한방약

쉬 피로해지고, 냉증이 있으며, 수면 중 땀이 하반신에 나는 사람은 피부의 수분대사를 개선하는 것이 좋다. 이뇨 작용이 뛰어난 방기황기탕이 효과가 있다.

허약 체질이어서 수면 중에 땀을 흘리는 사람은 위장도 허약하고, 시력이 좋지 않으며, 쉬 피로해지는 경향이 있다. 이때는 기력을 높이고 위장을 튼튼하게 하는 보중익기탕이 좋다. 면역력을 높이고 피로를 회복시켜서 수면 중 땀을 치료한다. 또 허약한 사람이 천식이나 기관지염에 걸렸다든가 만성감기로 체력이 떨어지면 수면 중에 땀을 흘리기 쉽다. 수면 중 땀의 원인이 되는 호흡기 계통의 질환에 효과가 있는 시호계피건강탕이나 소청룡탕이 좋다. 몸을 따뜻하게 함으로써 저항력을 높이고 수면 중 불쾌한 땀을 흘리지 않도록 한다. 내장에 열이 있어서 몸에 열이 있고, 수면 중 땀을 흘리는 사람에게는 백호가인삼탕을 써서 내장의 열을 없애면 식은땀, 열기, 입의 갈증도 없앨 수 있다.

 ## 경혈

수분대사가 나쁠 때는 수분을 자극해서 수분대사를 개선시킨다. 허약 체질일 때에도 위장을 튼튼하게 하는 뜸자리는 족삼리이다. 허약한 사람이 천식이나 기관지염에 걸렸을 때는 신주혈을 자극해준다.
지압이나 뜸, 어느 쪽이든 좋지만 뜸일 때에는 따뜻함을 느낄 때까지가 좋다.

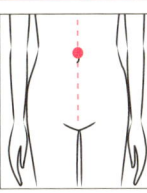

수분(水分)
배꼽 바로 위쪽으로 엄지손가락 폭만큼 위에 있는 곳

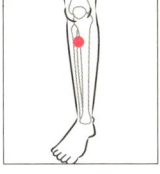

족삼리(足三里)
무릎 앞쪽 접시 모양의 뼈(슬개 골)의 바깥 쪽 바로 아래 오목하게 들어간 부분에서 바깥쪽 복사뼈로 이어지는 선을 중지만큼 내려간 곳

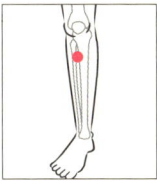

신주(身柱)
목을 아래로 숙일 때 가장 돌출된 목뼈에서 아래로 3번째 등뼈가 있는 곳

 ## 식이요법

수면 중 땀을 흘리기 쉬운 사람은 허약 체질인 경우가 많기 때문에 위장을 튼튼하게 하기 위하여 체력을 증강시키는 음식물을 많이 섭취해야 한다. 참마, 닭고기, 현미, 참깨, 콩 등을 권한다. 매일 식탁에 한 가지 이상은 반드시 올릴 수 있도록 해야 한다. 또한 동양의학에서는 심장의 기능이 약해지면 수면 중에 땀을 흘리기 쉽다고 생각하기 때문에 심장을 튼튼하게 하는 밀도 권한다.
밀은 몸에 있는 여분의 열을 제거하고, 목의 갈증을 없애고, 허약 체질인 사람의 수면 중 땀을 치료한다. 한방 생약으로 사용되고 있는 음식물이다.
병중이나 병후나 산후에 체력이 떨어져서 수면 중 땀을 흘리는 사람에게는 찹쌀이 좋다. 체력 회복의 영양식으로서 옛날부터 이용되어온 것이다. 내장에 열이 있는 사람은 무, 동아, 그리고 생야채를 많이 섭취하면 좋다.

불면증

불면이 나타나는 것은 여러 가지지만 일시적인 불면은 괜찮다

불면증에는 이불 속에 들어가도 곧바로 잠들 수 없고, 잠이 얕아서 꿈을 자주 꾸고, 자다가 깨면 좀처럼 다시 잠들 수 없고, 아침에 너무 일찍 잠이 깨고, 잠깐이라도 눈을 붙였는데도 전혀 잠을 못 잤다고 괴로워하는 사람 등등, 여러 가지 유형이 있다.

어느 경우든 잠을 잘 잤다는 만족감이 없기 때문에 낮 동안에 권태감에 빠지게 된다.

그런가 하면 여행 등에 의한 환경 변화나 신경을 흥분시키는 음식물의 섭취로 인해서 일어나는 일시적인 불면도 있는데, 이러한 불면은 원인을 제거하면 즉시 치료되는 것이어서 신경 쓸 필요가 없다.

불면은 원인에 따라 기에 의한 것, 혈에 의한 것, 물에 의한 것 등 3가지로 분류한다.

기에 의한 것

신경질적인 사람이 사소한 것에 기를 소모하면 걸리기 쉬운 불면증이다. 이런 사람은 약간만 건드려도 불안해하고 조금만 마음에 들지 않는 것이 있어도 신경을 쓴다. 그렇기 때문에 뭐든지 조금만 어긋나더라도 잠을 들지 못한다.

이러한 유형의 불면은 기를 진정시켜서 해소시킨다.

혈에 의한 것

머리 부분에 피가 잘 몰리기 때문에, 흥분하면 잠들지 못하는 유형이다.

어혈이 있으면 걸리기 쉽고, 질병 때문에 자궁이나 난소를 제거한 사람도 걸리기 쉬운 불면이다. 혈의 흐름을 개선함으로써 불면을 치료한다.

물에 의한 것

공포감을 잘 느끼기 때문에 잠을 쉬 못든다. 동양의학에서는 이러한 유형이 젊어서 백발이 되기 쉽고 탈모가 많다고 생각하고 있다.

수분대사를 촉진하는 것에 의해서 불면이 개선될 수 있다.

관련증상

노화 예방→ 120P
갱년기 장애→ 160P
정서불안, 우울증→ 190P

건강관리

긴장은 불면의 원인
가벼운 안정의 요령

과도한 스트레스로 불안감, 긴장감, 흥분 등이 있으면 잠들지 못하게 된다. 스트레스 해소를 위한 취미생활을 해도 지나치게 열중하면 역효과가 난다. 자기 나름으로 안정할 수 있는 방법을 찾아보자. 자기 전에 미지근한 욕탕에 들어가서 약주를 조금 마시는 것은 혈액순환을 좋게 하여 긴장을 풀어준다. 발이 차서 잠들지 못할 때는 뜨거운 물을 담은 양동이에 발을 담그는 족탕을 하면 어렵지 않게 잠들 수 있다.

또 양파에는 정서불안을 해소시키는 아릴 설파이드(황화아릴)라고 하는 물질이 함유되어 있으니, 얇게 자른 양파를 가제에 싸서 머리맡에 두는 것도 좋은 방법이다.

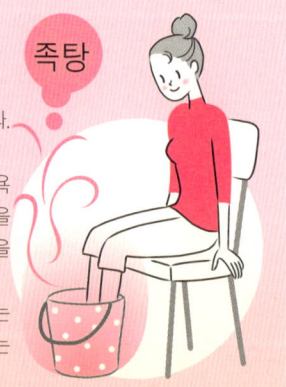

족탕

한방약

몹시 불안해하고 꿈을 잘 꾸는 사람이 체력 약화로 쉬 피로해질 때는 신경진정 작용이 있는 계지가룡골모려탕이 좋다.
같은 증상이면서도 체력은 괜찮은데 변비가 있는 사람에게는 시호가룡골모려탕이 효과가 있다.
몹시 불안해하거나 가슴이 터질 것처럼 아플 때는 치자지탕이 적합하다.
기가 치밀어올라 얼굴이 달아오르거나 심장 두근거림이 있어 잠들지 못하는 사람에게는 소염, 진정 작용이 있는 가미소요산이 효과가 있다.
발이 차고 머리에 열이 오르는 냉증의 상기증이 있으며, 상반신에 땀을 잘 흘리는 사람은 계지복령환이 좋다.
같은 유형인데 변비가 있을 때는 도핵승기탕이 효과가 있다.
빈혈로 인하여 쉬 피로해지지만 제대로 잠들지 못할 때는 가미귀비탕이 좋다.
수분대사가 나쁘고 배꼽에서 명치까지 두근거림이 있어서 잠들지 못할 때는 영계출감탕이 효과가 있다.
냉증이 강하고 화장실에 자주 가는 경우의 불면증에는 진무탕이나 영강출감탕이 좋다.
배꼽 근처에 두근거림이 있을 때는 영계감조탕이 적합하다.

 ## 경혈

모든 유형의 불면에도 권할 수 있는 것이 실면혈이다.
뜨거움을 느낄 때까지 뜸을 뜨든가. 이곳을 중심으로 청죽재매입(대나무를 반으로 자른 것으로 발바닥에 놓고 마사지)을 하여도 좋다. 기에 의한 불면일 경우, 백회와 노궁에 뜸을 뜬다. 지압을 해도 효과가 있다. 물과 냉증에 의한 것은 용천에 열을 느낄 때까지 뜸을 뜬다.

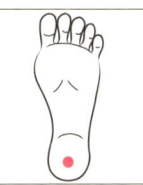
실면혈 (失眠穴) 발꿈치의 중앙

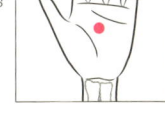
노궁(勞宮) 손바닥을 위로 하고 주먹을 쥐었을 때 중지와 무명지가 누르는 곳

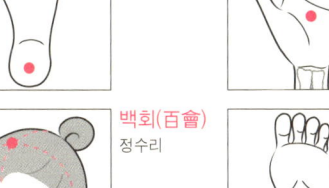
백회(百會) 정수리

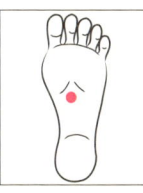
용천(湧泉) 발바닥 중앙 앞부분에서 패인 부분

 ## 식이요법

불안감이 심해서 잠들지 못할 때는 기분을 진정시키는 차조기라든가 시나몬(cinnamon)이 적합하다. 잠들기 전에 차조기 술을 따뜻하게 데워 한잔 마시거나 시나몬 티 등을 마시면 기분이 진정되고 잠을 잘 자게 된다. 특별히 검정콩으로 만든 술을 권한다. 만드는 방법은 간단한데, 검정콩을 약간 볶아서 2배 정도의 일본 소주에 5일 정도 담가두면 된다.
잠들기 전에 한잔씩 마시면 요통이나 관절통에도 효과가 있다.

부종

별다른 이유 없이 장기간 피곤하면 반드시 진단을 받을 것

소변은 몸밖으로 내보내져야 정상인데, 몸 바깥으로 못 나간 여분의 수분이 세포 내에 모여 있는 것이 부종이다.

심장병 등 질병에 의해서나, 여성이 생리 때 호르몬 관계로 붓는 경우가 생긴다. 심장병이 있을 때는 다리가, 신장병이 있을 때는 눈꺼풀 등 얼굴이 붓는 경우가 많다.

쉬 피로해지고 몸이 나른하고 심장이 두근거리는 등의 증상을 동반하는 부종이 며칠씩 지속될 때는 중대한 질환이 잠복돼 있을 가능성이 많기 때문에 반드시 전문의의 진단을 받는 것이 좋다.

부종을 수종이라고도 한다

동양의학에서는 부종을 수종(水腫)이라고 부른다. 몸 안을 흐르면서 생명활동을 지키고 있는 기·혈·수 중에서 수(水)의 흐름이 나쁘면 수종에 걸리게 된다.

수종은 풍한(風寒), 풍열(風熱), 습(濕) 등의 사(邪)에 의해서 일어나는 것과, 신장이 약해서 일어나는 것, 2가지로 분류한다.

사에 의할 때

동양의학에서는 질병의 원인을 외적인 요인, 내적인 요인, 기타 요인으로 분류한다.

외인은 풍·한·열·습 등의 사에 의해서 일어나는 것이다. 몸이 풍한이나 풍열의 사에 의해 침입당하면 물을 몸에서 배출시키는 폐 기능이 약해진다. 급성인 경우가 많고 상반신에 부종이 나타나는 경향이 있다. 이러한 유형일 때에는 폐의 작용을 도와서 발한을 촉진시켜 치료한다.

그리고 차가운 것이나 수분을 지나치게 섭취하면 손발이 잘 붓는다. 이것은 습의 사에 의한 것이기 때문에 수분대사를 개선시켜서 치료한다.

신장이 약할 때

신(腎)은, 신장과 방광을 아울러 가리키는 장기이다. 그렇기 때문에 신이 약하면 수분대사가 악화되고 붓게 된다.

신이 약할 때는 만성화되어 중증이 되는 경우가 많기 때문에 주의해야 한다.

신을 튼튼하게 함으로써 수분대사를 개선시켜서 붓는 것을 치료한다.

관련증상
배뇨장애→ 90P
비만→ 104P

손쉬운 건강비법

비타민 B1도 풍부한
잉어

재료(4인분)
잉어 적당량, 우엉 반쪽, 붉은 된장 50g

만드는 방법
① 우엉은 깎아 물에 담가서 쓴맛을 뺀다.
② 냄비에 잉어와 물을 넣고 10분 정도 끓인다.
③ 붉은 된장을 ②에 반 정도 풀어 넣고 15분 정도 끓인다.
④ 물기를 뺀 ①을 넣어서 펄펄 끓이고, 마지막에 남은 붉은 된장을 넣는다.

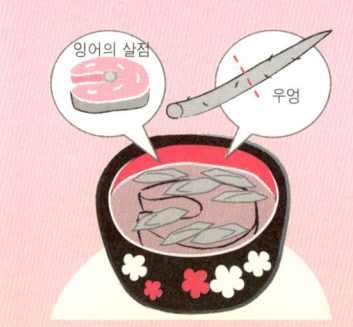

한방약

풍한의 사에 침입되어 한기, 발열 등과 함께 부기가 있을 때는 마황탕이 효과가 좋다. 발한을 촉진함으로써 부기를 제거하는 처방이다.

습사로 인하여 부기가 생기는 사람은 평소 얼굴색이 창백하고 피부에 탄력이 없으며 소변량이 적고 냉성이며 하반신이 잘 붓는 특징이 있는데, 이럴 때는 수분대사를 개선시키는 방기황기탕이 좋다.

소변의 배출이 어렵고 입에 갈증이 있으며 부기가 있는 것은 신이 약한 것이기에 수분대사를 개선시키는 오령산이 효과가 좋다.

냉증이 강하고 밤중에 화장실에 자주 갈 때는 신장을 튼튼하게 하는 팔미환이 좋다.

일반적으로 지나치게 살이 찌고 부기가 있을 때는 월비가출탕이나 마행의감탕이 효과가 좋다.

 ## 경혈

상반신이 부을 때는 수분대사를 개선시키는 합곡, 용천에 뜸을 뜬다.
하반신이 부을 때는 족삼리, 삼음교에 뜸을 뜨고 다리를 밑에서부터 위로 마사지하면 효과적이다.

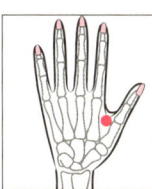

합곡(合谷)
손등 쪽에서 손목을 향하여 엄지손가락과 검지의 사이를 누르면서 더듬으면 뼈가 맞붙은 곳의 검지 쪽

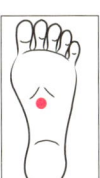

용천(湧泉)
발 바닥 중앙 앞부분에서 패인 부분

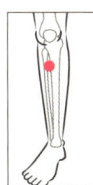

족삼리(足三里)
무릎 앞쪽 접시 모양의 뼈(슬개골)의 바깥쪽 바로 아래 오목하게 들어간 부분에서 바깥쪽 복사뼈로 이어지는 선을 중지만큼 내려간 곳

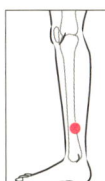

삼음교(三陰交)
안쪽 복사뼈에서 위로 손가락 4개 폭만큼 올라간 곳 뼈의 바로 옆

 ## 식이요법

부기는 소변의 배출이 나빠서 일어나는 경우가 많기 때문에 이뇨 작용이 있는 음식물을 많이 섭취하면 좋다. 이뇨 작용이 있는 음식물은 팥, 율무, 검정콩, 수박, 동아, 잉어, 붕어 등등이다.

율무 큰 것 하나와 팥 큰 것 하나를 3컵 물에 넣고 물이 반으로 줄 때까지 졸여서 마시면 이뇨 작용이 생기고 부종을 해소시킬 수 있다.

수박이나 동아는 껍질을 벗기고 빻아서 면포로 짠 즙을 매일 마시면 부기에 좋은 효과가 있다.

그런데 떡이나 팥밥처럼 찹쌀을 사용한 음식이나 은행은 소변의 배출을 억제하는 작용이 있기 때문에 부어 있을 때는 먹지 말아야 한다.

또 수분이나 염분을 지나치게 섭취하면 부기의 원인이 되므로, 염분을 많이 함유한 짠맛의 요리를 좋아하면 식후에 수분도 많이 섭취하게 되므로 식생활을 잘 체크해 보아야 한다.

통풍

만성화되면 증상이 악화된다

통풍은 다리의 관절에 갑자기 나타나는 심한 통증의 질환이다. 잠깐 걷는다든가 아주 약한 바람이 스치기만 하여도 통증을 느낄 정도이다.

자주 일어나는 경우에는 엄지발가락의 관절이나 혈액 중에 요소가 증가된 것이 원인이다.

최초의 발작은 가만히 있어도 짧게는 2~3일, 길게는 1주일이면 자연히 가라앉는다. 그러나 몇 번이고 발작을 반복하면 통증은 온몸의 관절에 퍼져나가는데, 발작의 횟수가 증가하면 통증이 오는 시간도 길어지게 된다.

비증의 일종

동양의학에서 통풍은 류마티스 등과 함께 비증(痺症)[67]의 일종으로 생각한다. 몸 안에 원인이 있는 질환인데, 발작 시에는 통증을 억제하는 치료를 하고, 통증이 사라진 다음 재발을 방지하는 한방약으로 치료한다.

통풍에 걸리기 쉬운 유형은 간 기능이 약할 때, 수분대사가 나쁜 경우, 어혈이 있는 경우 등 3가지로 분류한다.

간 기능이 약할 때

요소는 간에서 만들어지며 오줌이나 대변과 함께 배설된다. 간 기능이 약해서 요소가 지나치게 만들어지면 핏속에 있는 요소의 수치가 높아지게 된다.

간 기능을 정상으로 함으로써 요산의 혈중 농도를 낮춰야 한다.

수분대사가 나쁜 경우

요소는 주로 오줌과 함께 배설된다. 그렇기 때문에 수분대사와 오줌의 배출이 나빠지게 되면 요산의 배설도 비정상적인 것이 된다. 물살이 찌는 유형의 사람이나 비만형으로서 변비가 있는 사람에게 많이 발견되는 것이 통풍이다.

수분대사를 개선함으로써 요산의 배설을 촉진하여 치료한다.

어혈이 있는 경우

어혈이 있으면 혈행이 나빠짐과 동시에 수분대사가 악화되고 통풍 발작을 일으키기 쉬운 체질이 된다. 어혈을 개선함으로써 발작을 일으키기 어려운 체질로 개선시켜야 한다.

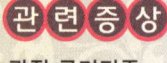

관절 류머티즘→ 142P

건강관리 — 통풍 발작이 일어났을 때 통증을 완화시키는 식물

통풍 발작이 일어나서 통증이 있을 때 효과가 있는 식물은 치자나무, 인동넝쿨(금은화), 덧나무 등이다.

치자나무는 말린 열매를 알루미늄 호일에 싸서 프라이팬으로 가열하여 검게 태운 것을 하루에 1g씩 마신다.

인동넝쿨은 줄기와 꽃이, 덧나무는 잎이 관절통을 치료하는 작용을 한다. 인동넝쿨의 말린 줄기나 꽃, 덧나무의 잎을 10g 정도 넣고 1컵 반의 물로 끓여서 물이 절반 될 때까지 달여서 마신다.

---

67) **뼈마디**가 아프고 저리며 마비감이 있고 심하면 붓고 팔다리에 운동 장애가 나타나는 병.

한방약

간 기능이 약해진 데에 통풍의 증상이 더해지면 윗배가 불러오거나 팽만감, 압통을 느끼며 입이 쓰고 혀에 흰 설태가 보이게 된다. 이때는 배의 긴장을 해소시키는 소시호탕합오령산이 좋다.
같은 증상인데 변비를 동반할 때는 역시 배의 긴장을 해소시키는 대시호탕합오령산이 효과가 있다.
허증이어서 얼굴색이 창백하고, 쉬 피로해지고, 냉증인데 물살이 찌는 유형에는 수분대사를 좋게 하는 방기황기탕, 비만형에 변비가 있어서 음식물 대사가 나쁠 때는 이뇨, 통변의 작용이 있는 방풍통성산이 효과적이다.
발이 차고 머리에 열이 오르는 냉증의 상기증이 있으며, 자주 초조해하고, 어깨가 자주 결릴 때는 어혈을 개선시킴으로써 수분대사를 촉진시키는 계지복령환합대시호탕이 좋다.
환부의 염증이 강할 때는 월비가출탕이 효과가 좋다.

경혈

통풍 발작이 일어나고 있을 때는 격렬한 통증이 있기 때문에 환부에 대한 뜸 요법은 시술하지 않는 것이 좋다. 발작이 진정되고 나면 재발 방지를 위해 뜸을 뜨면 된다.
간 기능이 약할 때는 간유혈에, 수분대사가 나쁠 때는 수분혈과 태충혈에, 어혈이 있을 때는 삼음교에 시술한다. 아프지 않은 반대쪽의 같은 장소에 뜸을 뜨는 것도 효과가 있다.

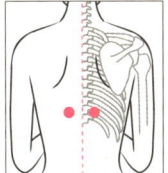

간유(肝俞)
견갑골의 아래쪽을 연결한 선상에 있는 등뼈로부터 아래로 2번째 등뼈의 양옆에 있음

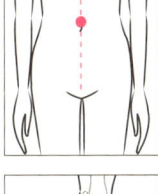

수분(水分)
배꼽 바로 위쪽으로 엄지손가락 폭만큼 위에 있는 곳

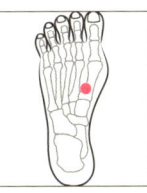

태충(太衝)
엄지발가락과 둘째발가락 사이 갈라지는 곳에서 발목 쪽으로 뼈에 닿는 곳

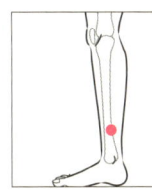

삼음교(三陰交)
안쪽 복사뼈에서 위로 손가락 4개 폭만큼 올라간 곳 뼈의 바로 옆

식이요법

통풍은 미식가나 술을 많이 마시는 사람이 잘 걸리기 때문에 식사 관리가 무엇보다도 중요하다. 특히 맥주 같은 알코올류는 핏속에 요산의 결정체를 잘 만들고, 요산의 배설을 방해한다. 통풍이 발작할 때는 당연히 금주를 해야 하며, 발작이 멈추었을 때도 정종이라면 1잔 정도, 맥주라면 1병 정도만 마셔야 한다.
요산의 원인이 되는 푸딩체를 많이 함유하는 간, 베이컨, 술, 송어, 어패류, 그린 아스파라거스, 콜리플라워(Cauliflower), 버섯류 등등의 식품은 가능한 한 피해야 한다. 기름기가 많은 요리도 요산의 배설을 방해하기 때문에 먹지 말아야 한다.
푸딩체가 적은 음식은 쌀밥, 감자, 우동, 메밀국수, 유제품, 해조류, 인삼, 우엉, 양배추 등이다. 수분을 많이 섭취함으로써 요산의 배출을 촉진하도록 하고, 아스파라거스나 콜리플라워를 제외한 야채류 중심의 식생활로 재발을 방지할 수 있다.

노화 예방

선천과 후천의 기가 부족해지면 늙음이 시작된다

인간의 생명 기능은 태어날 때 부모에게 물려받은 선천의 기(氣)와, 식생활이나 생활습관 등으로 만들어진 후천의 기 등 양방향의 기가 관계함으로써 영위되고 있다고 생각하고 있다. 나이 먹음에 따라 이들 기가 부족해지는 것이 이른바 노화이다.

중국의 진시황이 간절히 원했다는 불로불사(不老不死)는 무리이지만 노화를 늦춘다든가 인지증[치매]을 예방한다는 것은 어느 정도 가능하다.

동양의학에서 노화는 신(腎)에 문제가 있는 경우, 기혈이 부족한 경우의 2가지로 분류한다.

신에 문제가 있는 경우

선천의 기와 후천의 기를 저장하고 있는 것이 신이다. 신은 발육 생식을 관장하며 생명의 근본을 이루는 것이다. 신이 충실하면 성장하고 신이 약한 신허(腎虛)가 되면 발목이 약해지고, 정력이 감퇴하며, 머리카락이 빠지는 등의 노화 현상이 나타나게 된다. 그렇기 때문에 우선 신을 보하는 것이 중요하다.

혈기가 부족할 때

기는 몸을 따뜻하게 하고, 외사의 침입을 막고, 장부를 바른 위치에 보존하고, 피를 만들어 내는 등의 작용을 한다. 그렇기 때문에 기가 부족하면 손발이 차고, 쉬 피로해지고, 숨이 가쁘고, 자주 설사를 하는 등의 증상이 나타난다.

동양의학에서 말하는 혈(血)은 현대의학에서의 그것보다도 의미가 더 넓어서 영양소 전반을 지칭한다. 혈이 부족하든가 정체되면 얼굴색이 나빠지고 피부가 까칠해지고 모발이 빠지며 머리카락의 광택이 없어지는 등의 증상이 나타나게 된다. 그렇기 때문에 기나 혈을 보해야 하는 것이다.

관련증상
- 고혈압→ 94P
- 인지증 예방→ 122P
- 정력 감퇴→ 124P

건강관리 — 평소 생활이 중요하다.

적당한 운동과 정신적인 긴장이 필요하다.

식사를 할 때는 언제나 '복부의 팔할 원칙'을 지키고 염분이나 지방질을 지나치게 섭취하면 안 된다. 또한 몸을 움직이지 않으면 근력과 함께 체력도 저하되기 때문에 매일 아침에 걷거나 간단한 스트레칭 등 조금씩이라도 운동을 해야 한다.

정신적으로도 활력과 생기를 지니는 것이 중요하다. 지루한 하루하루를 살던 60대 여성이 어느날 스타가 되는 꿈을 꾸자 바로 그 순간부터 생기 있는 사람이 되었고, 인지증으로 우울하기만 하던 남성이 애인이 생기자 뚜렷하게 증상이 개선되는 등의 예도 있는 것처럼. 정신적인 건강은 신체의 건강에도 직결되는 것이다.

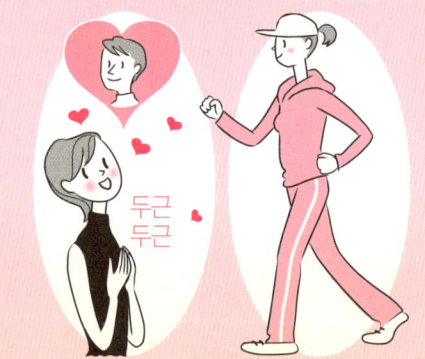

한방약

허리와 다리가 약하고 차가우며, 밤에 화장실에 자주 가고, 정력 감퇴가 느껴지는 것은 신장 기능의 저하에 의한 것이다. 이때는 신허를 치료하는 팔미환이 효과적이다.

몸에 힘이 없고, 정력이 감퇴하고, 몸이 냉한 것은 기혈의 부족이다. 기혈을 보하고 체력을 증강시키는 작용이 있는 십전대보탕이 적합하다.

발은 차가운데 머리에 열이 오르는 냉증의 상기증이나, 잘 피곤해지고, 심장의 두근거림, 불면증, 정서불안 등의 증상이 있을 때는 기가 많이 부족하기 때문인데, 그럴 때는 정신안정 작용이 있는 가미소요산이 효과적이다.

냉증의 상기증이 있고, 초조해지고, 어깨 결림의 증상이 있을 때는 어혈을 없애는 계지복령환을 처방한다. 같은 증상에다가 변비가 있을 때는 도핵승기탕이 좋다. 어혈을 제거하면 혈액이 활성화되고, 검버섯이 엷어지고, 피부에 광택이 생긴다.

 ### 경혈

백회, 신유, 양지, 족삼리, 삼음교에 뜸을 뜬다. 백회→신유→양지→족삼리→삼음교의 순서대로 뜨는 것이 좋다. 신이나 위장을 튼튼하게 만들어 노화를 방지한다.

백회의 뜸은 피하의 혈류와 기 흐름을 좋게 하고 탈모나 백발 현상을 개선시킨다.

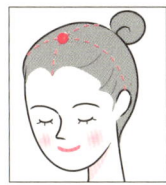
백회(百會)
정수리

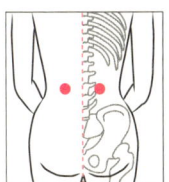
신유(腎俞)
골반의 윗부분을 연결한 선상에 있는 등뼈에서 위로 2번째 등뼈의 양옆

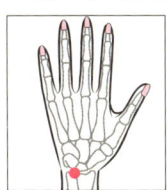
양지(陽池)
손등 쪽 손목 주름의 중앙

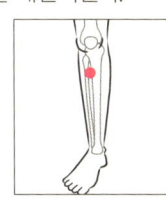
족삼리(足三里)
무릎 앞쪽 접시 모양의 뼈(슬개골)의 바깥쪽 바로 아래 오목하게 들어간 부분에서 바깥쪽 복사뼈로 이어지는 선을 중지만큼 내려간 곳

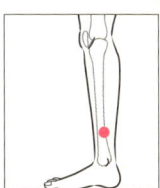
삼음교(三陰交)
안쪽 복사뼈에서 위로 손가락 4개 폭만큼 올라간 곳 뼈의 바로 옆

 ### 식이요법

신허(腎虛)에는 참마, 호두와 검은콩 등이 효과적이다.

참마는 자양, 강장 작용이 뛰어난 음식물이며, 호두는 신장 기능을 높이고 허리를 튼튼하게 하는 작용이 있고, 신허에 의한 요통이나 빈뇨에 효과가 있다. 호두를 매일 2~3개 정도 먹으면 좋은데, 너무 많이 먹으면 부스럼이 생기기 때문에 주의해야 한다.

기 부족을 보충하고 기 흐름을 좋게 하는 음식은 차조기, 백합뿌리, 시나몬이다.

차조기의 잎을 요리에 넣어서 먹고, 백합뿌리는 더운 물에 끓여서 먹는다. 시나몬은 시나몬티로 해서 마시면 더욱 좋다.

혈류를 촉진하는 것은 사프란이나 홍화씨이다. 건조시킨 사프란을 컵에 5개 넣고 뜨거운 물을 부어서 마신다.

인지증[치매] 예방

뇌 기능은 신장이 다스리고 있다.

인지증의 증상이 나타나기 시작하는 노령이 되었는데도, 연애를 시작했다든지 사회적으로 인정받게 되었다든지 함으로써 증상이 개선된 실례는 많이 있다. 연애 감정이나 지적 기능은 뇌를 활성화시키고 인지증의 진행을 제어하고 개선시키는 작용이 있는 것 같다.

동양의학에서는 이와 같은 뇌 기능도 신장과 깊은 관계가 있다고 생각한다. 신장에는 그 자체의 기능뿐만 아니라 지적 기능이나 생식 기능도 있다고 있다는 것이다.

동양의학에서는 인지증을 피가 막히는 어혈일 경우, 기 흐름이 나쁜 경우, 신의 정기가 부족할 경우 등 3가지로 나누어서 예방법을 생각한다.

어혈일 경우

기가 치밀어오르면 상반신에 땀을 흘리고 멍이 생기기 쉬운 유형의 사람은 어혈과 변비가 심하며, 혈의 흐름이 나빠지면 뇌의 혈류도 정체되고 인지증을 초래하게 된다. 어혈을 없앰으로써 예방할 수 있다.

기 흐름이 나쁜 경우

스트레스를 받으면 마구 발산해서 주위에 해를 끼치는 버릇이 있는 사람은 기 흐름이 나빠지기 쉽다. 그런 일이 반복되면 뇌의 작용이 둔해지고 사고능력이 떨어지는데, 또 그게 쌓이면 인지증이 진행되는 원인이 된다. 기 흐름을 개선함으로써 예방할 수 있다.

신의 정기가 부족할 때

신(腎)의 정기는 생명력의 원천이며 뇌 기능도 관장하고 있다. 그렇기 때문에 신의 정기가 부족해지면 쉬 피로해지며 머리가 자주 멍해진다. 또한 불면증에 시달리고, 화장실에 자주 가고, 발목이 약해지는 등의 증상이 잘 나타난다.

신의 정기 부족을 보함으로써 예방할 수 있다.

관련증상
노화 예방 → 120P

손쉬운 건강비법

기 흐름을 좋게 하는
백합뿌리 죽

재료(4인분)
쌀 1컵, 백합뿌리 1개, 차조기 잎 2장, 소금 소량

만드는 방법
① 백합뿌리를 잘 씻어서 1조각씩 떼어둔다.
② 냄비에 쌀과 물 10컵을 넣고, 처음에는 강한 불로 시작했다가 나중에는 약한 불로 1시간 가량 끓인다.
③ ②에 백합뿌리를 넣어서 다시 30분을 끓이고 소금을 넣는다.
④ 그릇에 잘게 썬 차조기의 잎을 올린다.

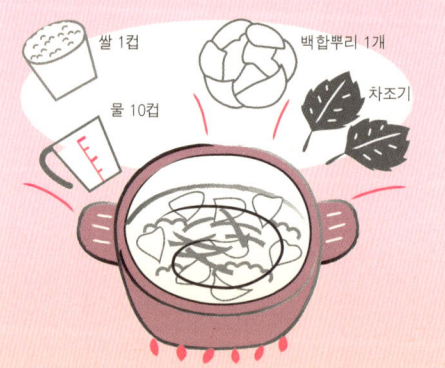
쌀 1컵, 백합뿌리 1개, 물 10컵, 차조기

한방약

발이 차갑고 머리가 뜨거워지는 냉증의 증상이 있고 쉽게 조바심을 치는 등의 어혈 증상이 있는 유형에게는 어혈을 제거하는 계지복령환이 적합하다.
같은 증상에다가 변비가 있을 때는 도핵승기탕이 효과가 있다.
기가 자주 치밀어오르고 사소한 것에 신경 쓰느라 잠을 잘 못자는 경향이 있는 사람에게는 가미귀비탕이 좋다.
불면증, 두근거림 등과 함께 정서불안이 심한 사람에게는 정신을 진정시키는 계지가룡골모려탕이 좋다.
같은 유형인데 변비를 동반할 때는 시호가룡골모려탕이 좋다.
쉬 피곤해지고 손발이 무거워지고 아침에 일어나기 힘든 사람은 신장의 정기가 쇠약해진 것인데, 신장을 튼튼하게 함으로써 신장의 정기를 보하는 소근중탕이 좋다.
신장의 정기가 부족한 데다가 냉증이 심하고, 밤중에 화장실에 자주 가고, 발목이 약해졌을 때는 팔미환이 적합하다.

 ## 경혈

백회, 천주, 용천에 뜸이나 지압을 해준다.
용천은 지압보다도 뜸을 떠주는 것이 더욱 효과적인데, 열을 느낄 때까지 뜸을 떠준다. 이러한 압점을 자극함으로써 뇌의 혈행이 좋아지고 인지증을 예방할 수 있게 된다.

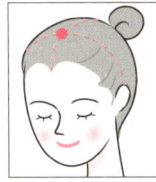
백회(百會)
정수리

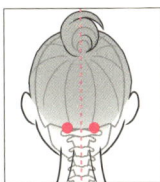
천주(天柱)
후두부 중앙의 머리카락 자라는 선 양쪽에 있는 두꺼운 근육의 바로 바깥쪽

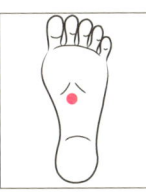
용천(湧泉)
발바닥 중앙 앞부분에서 패인 부분

 ## 식이요법

상기증으로서 상반신에 땀을 잘 흘리는 사람은 어혈이 생기지 않도록 식생활 습관에 주의해야 한다. 육류, 향신료, 단것 등은 가능한 한 섭취하지 않는 것이 좋다. 녹황색 야채 중심의 식사를 할 수 있도록 신경을 써야 한다. 말린 사프란 5개를 컵에 넣고 뜨거운 물을 부어서 마시는 사프란티도 권한다.
스트레스를 잘 받는 사람에게는 정신을 안정시키는 차조기나 백합뿌리를 섭취하도록 하는 것이 좋다. 차조기는 날것으로 먹어도 되고, 말린 잎이나 열매를 끓여서 마셔도 효과가 있다.
백합뿌리는 끓여서 먹으면 좋다. 정신을 안정시키면 기 흐름이 악화되지 않고 인지증의 예방에 도움이 된다.
노령이 되면 신의 정기가 부족하게 된다. 그것을 보하기 위해서 닭뼈로 수프를 낸 야채수프나 자라, 오골계의 알, 클로브 등을 권한다.

정력 감퇴

건강이 최우선

정력 감퇴가 진행될 때는 만성 피로나 대사이상 등 온몸에 이상이 있는 경우가 많다. 그런 때는 몸 전체의 건강을 점검할 필요가 있다. 물론 노령이 되면 특별한 질환이 없는데도 정력 감퇴 현상이 나타날 수 있다.

정력이 감퇴하는 원인은 신장 기능이 약해진 경우, 스트레스 등으로 기 흐름이 둔해지는 경우, 몸 전체가 약해지는 경우 등의 3가지로 분류한다.

신장 기능이 약해진 경우

동양의학에서는 생식 기능을 관장하고 있는 것은 신장이라고 생각한다.

신장은 생명의 근원이 되는 선천의 기와 후천의 기를 아우르는 작용을 하고 있다. 그렇기 때문에 신장 기능이 약해지면 발목이 약해지고 화장실에 자주 가게 되고 백내장이 생기고 시력이 감퇴되는 등 여러 가지의 노화 현상이 나타나는 동시에 정력도 점점 감퇴하게 된다. 이럴 때는 신장 기능을 높여서 정력 감퇴를 개선해야 한다.

기의 작용이 약해진 경우

몸은 건강한데도 정신적인 쇼크나 스트레스 등으로 발기가 되지 않는 경우도 있다. 신경이 예민한 사람에게 많은데, 스트레스에 약하고 쉬 피로해지며 위장이 약한 경향이 있다. 이럴 때는 정신을 안정시키고 스트레스를 해소시켜서 증상을 개선시킨다.

몸이 전체적으로 약해진 경우

체력이 떨어져도 정력 감퇴의 원인이 된다. 위장이 약하고 얼굴색이 나쁘고 쉬 피로해지는 등의 현상이 나타난다. 몸 전체의 상태를 개선함으로써 정력 감퇴를 치료한다.

관련증상
당뇨병 → 98P
노화 예방 → 120P

건강관리 — 일상생활을 소중하게 하며
생활의 패턴을 직시하라.

균형 잡히지 않은 식생활이나 만성적인 운동 부족, 수면 부족 등도 정력 감퇴를 일으키는 요인이 된다.

한방약이나 좋다는 것을 아무리 먹어도 소용이 없다. 생활의 리듬이 어지러운 채로 아무리 개선하려고 해도 되지 않는 것이다. 정력이 감퇴되는 것 같으면 맨먼저 자신의 일상생활을 살펴보도록 하자.

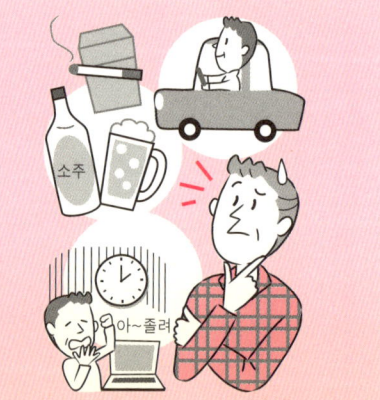

한방약

누구라도 노령이 되면 신장 기능은 저하된다. 밤중에 화장실에 자주 가게 되고, 발목이 차갑고 무거워지며, 피부가 건조해지는 등의 증상이 있을 때는 신장 기능이나 생식 기능을 높이는 팔미환이 효과가 좋다.

스트레스에 약하고, 스트레스를 받으면 곧바로 불면증에 걸리고, 쉬 피로해지고, 배뇨 장애의 증상이 나타나는 유형에는 기를 보하는 작용이 있는 청심연자음이 적합하다.

허약 체질에 저혈압, 빈혈 등을 동반할 때는 강장, 조혈 작용이 있는 십전대보탕과 발기불능을 개선시키는 생약의 녹용을 함께 복용하면 좋다.

위장이 약하고, 쉬 피로해지며, 피로해지면 발기부전을 일으킬 때는 자양강장의 작용이 있는 소건중탕이 좋다. 몽정을 하는 경우와 정자 기능이 활발하지 않을 때도 효과가 있다.

경혈

신유, 소장유, 곡천에 뜸을 뜨면 효과가 있다. 신장이나 생식기 계통을 튼튼하게 함으로써 개선시킨다.

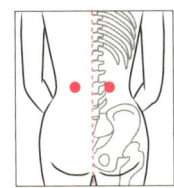
신유(腎俞) 골반의 윗부분을 연결한 선상에 있는 등뼈에서 위로 2번째 등뼈의 양 옆

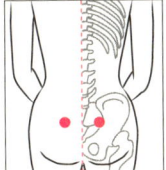
소장유(小腸俞) 양쪽 골반의 윗부분을 연결한 선상의 등뼈의 아래, 선골의 위에서 첫 번째와 두 번째 돌기 사이의 양 옆

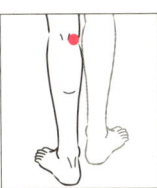
곡천(曲泉) 무릎을 구부렸을 때 생기는 오금의 주름 안쪽 끝

식이요법

정력 감퇴에는 신장을 튼튼하게 하는 음식물이나 정력을 키우는 음식을 섭취하는 것도 좋지만, 그 이전에 균형 잡힌 식사를 섭취하는 것이 중요하다.

몸 전체의 기운을 북돋고 강장 작용이 있는 것은 마늘과 부추이다. 정력 감퇴로 괴로워하는 사람에게는 마늘술을 권한다. 마늘을 50배 분량의 일본 술과 함께 병에 넣어, 차고 서늘하고 어두운 곳에 1주일간 보관하면 된다. 매일 1잔씩 마신다.

신장을 튼튼하게 하는 음식은 참마이다. 참마는 '산에서 나는 뱀장어'라는 별명이 붙어 있을 정도로 정력 증강을 도와주는 음식이다. 참마의 점액을 무신(mucin)이라고 하는데, 이것의 강장 작용이 뛰어나다. 항상 먹으면 좋다.

노령자의 정력 감퇴에는 구기자를 권한다. 구기자 열매는 '불로장생의 음식'이라고 불리며 잎도 정력 증강을 도와준다. 구기자 열매와 잎을 한 움큼씩 2컵의 물에 끓여서 차 대용으로 마시면 좋다.

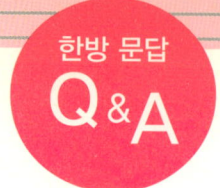

한방약은 부작용이 없는가?

한방약은 아주 조금이지만 부작용이 있다. 감초라는 생약을 예로 들면, 체질에 따라서 비만을 일으키는 수가 있다. 지황, 당귀, 마황을 포함하는 처방약을 복용했을 때 위장 약한 사람은 위하수를 일으킬 수가 있다. 그리고 알레르기 체질일 때에는 가끔 설사나 습진 등이 나타나는 수도 있다.

그런가 하면 부작용은 아니지만, 증(証)의 판단을 잘못한 바람에 맞지 않는 한방약을 복용해서 증상이 악화된다든지 다른 증상이 나타나는 경우가 있다. 이때는 복용을 중지하면 곧바로 좋아진다.

그밖에 한방약의 독특한 반응으로 명현(瞑眩) 현상이라는 것이 있다. 증상에 맞게 처방해서 병이 회복의 길로 나아가는 것인데, 일시적으로 증상이 악화되는 것처럼 보이는 것을 말한다. 이런 경우 일정한 시간이 지나면 개선되는 것이기 때문에 염려할 필요가 없다. 그래도 불안하다면 가까운 의사나 약사에게 상담하는 것이 좋다.

한때 '소시호탕'이라는 처방에 의해서 간질성 폐렴을 일으킨다는 것이 문제가 되었다. 이들 사이에 진짜로 연관성이 있는지는 아직도 밝혀지지 않았지만, 간경변 등으로 간장이 약해진 사람이 인터페론 등을 복용하면 간질성 폐렴을 일으킬 확률이 높다는 사실이 밝혀졌다. 그러나 소시호탕으로 간질성 폐렴을 일으킬 확률은 1만분의 1이어서 인터페론을 사용해서 일으킬 확률 5백분의 1에 비하면 현저하게 낮은 것이다. 그렇기 때문에 전문의나 약사에게서 처방을 받아서 복용한다면 거의 문제가 되지 않는다.

앞에서 말한 지황, 당귀, 마황을 넣은 처방으로 위하수 등을 일으킬 때는 식후에 마시든가 인삼탕이나 평위산 등 위장을 보호하는 한방약과 병용하면 증상이 개선된다. 설사제를 포함하는 삼황사심탕이나 도핵승기탕 등에서는 강한 복통이 일어나는 경우가 있지만 복용량을 줄이면 개선된다.

임신 중에는 한방약은 거의 복용하도록 하지 않지만, 어혈을 해소하고 배변을 촉진하는 작용이 있는 저당환이나 도핵승기탕 등은 임신 초기에는 주의하여 복용해야 한다.

그런데 중요한 것은, 한방약에 의한 부작용은 서양 약만큼 부작용이 심하지 않다는 점이다. 또한 발생률도 대단히 낮기 때문에 그다지 신경 쓰지 않아도 좋다.

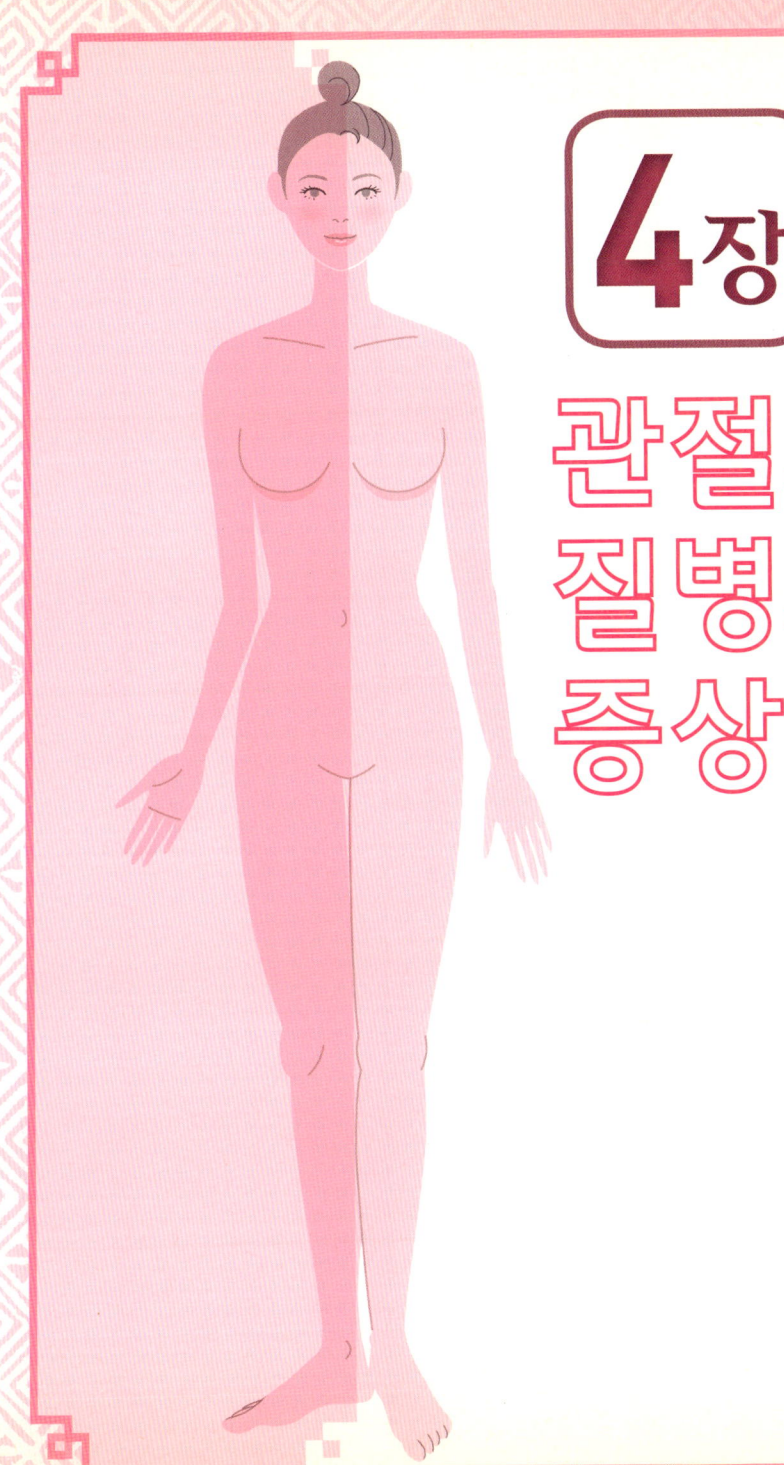

4장 관절의 질병과 증상

어깨 결림

인류만의 고민

두 다리로 걷게 된 인류는 두 손을 자유롭게 사용할 수 있게 되었고 찬란한 문명을 낳을 수 있었다. 하지만 이러한 진화의 대가로 인간은 어깨와 목은 무거운 머리를 지탱하지 않으면 안 되게 되었고, 또한 자유를 얻은 두 손의 움직임을 지지하는 역할도 하지 않으면 안 되게 되었다. 그 때문에 어깨는 몸 중에서도 가장 결리기 쉬운 부위가 되었다. 동양의학에서는 어깨 결림을 어혈에 의해 발생하는 경우, 기가 막혀서 발생하는 경우, 풍습(風濕) 등의 외적 요인이 원인일 경우로 분류하고 있다.

어혈에 의한 경우

어혈이 어깨 결림의 원인일 때는 어깨에서 목에 이르는 근육의 혈행이 나빠져 몹시 결린다. 어깨 근육이 딱딱해져서 가볍게 주무르기만 해도 통증을 느끼게 된다. 장시간의 컴퓨터 작업처럼 오랜 시간 같은 자세를 취하는 사람에게 발생하기 쉬우며, 낮보다 저녁에 악화된다. 몸이 차가워지지 않도록 하며, 어깨에서 목까지의 혈행을 좋게 하는 것으로 개선시킨다.

기가 막혀서 발생하는 경우

스트레스를 받으면 초조해진다거나 긴장하기 때문에 발생하는 어깨 결림은 기 막힘이 원인이다. 스트레스를 잘 발산하지 못하는 타입에게 많이 발생하며, 우울증이나 두통을 수반하는 경우도 있다.
이때는 기 흐름을 부드럽게 하여 증상을 개선시킨다.

풍습 등의 외적 요인에 기인하는 경우

풍습에 의할 때는 감기나 목이 뻐끗한 것이 원인이 되는 결림이다. 목을 앞뒤로 급격하게 움직였을 때 발생하는 경추증(頸椎症)도 포함된다.

관련증상
오십견→ 130P
건초염→ 132P

건강관리
사소한 습관이 문제일 수 있으므로 일상생활을 점검해야 한다.

자세가 나쁘면 어깨가 잘 결린다는 사실은 대부분 잘 알고 있다. 하지만 그밖에도 일상생활 속의 작은 습관들이 원인이 되는 경우가 있다. 예를 들면 안경의 도수가 맞지 않는다거나, 베개 높이가 적절하지 않다거나, 너무 꽉 끼는 옷을 입는 것도 원인이 된다. 바른 자세로 앉으려 해도 책상과 의자의 높이가 맞지 않아 나쁜 자세가 되는 경우도 있다. 또한 아무리 좋은 자세를 취해도 같은 자세로 장시간 앉아 있으면 어깨가 결려온다.
1시간 정도마다 잠시 손을 놓고 목이나 어깨를 돌리는 스트레칭을 하는 것만으로도 어깨 결림은 예방될 수 있다.

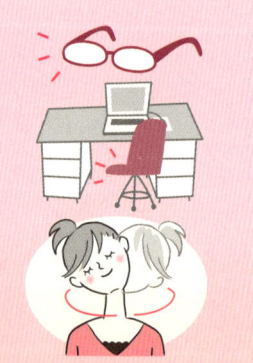

한방약

생리통이나 생리불순이 있어 다리가 차가워지고 피가 머리로 몰리는 증상, 또는 불안감으로 안절부절못할 때는 어혈을 개선시키는 계지복령환이 좋다. 이때 변비도 있을 때는 도핵승기탕이 적합하다.

불안감 등에 의한 두통, 현기증, 불면증 등을 수반하는 어깨 결림에는 기의 막힘을 개선시키는 가미초요산이 적합하다. 혈행의 개선과 함께 간 기능을 안정시켜 정서불안이나 불안감을 개선시키는 작용도 한다.

풍습에 의한 어깨 결림에는 갈근탕을 사용한다. 갈근탕을 따뜻하게 해서 복용하여 어깨 죽지에서 땀을 배출시키면 좋아진다.

만성 비염이나 축농증이 있을 때는 갈근탕가선궁신이가 좋다.

경혈

어깨 결림을 해소하려면 목, 등, 팔의 결림도 동시에 풀어주어 어깨 주변 전체의 혈행을 개선시키도록 한다. 견정, 대추, 궐음유, 지정에 뜸을 뜨면 어깨, 목, 등, 팔의 혈행이 개선된다.

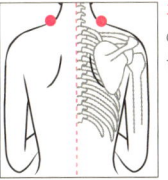

견정(肩井)
어깨 가운데 가장 불룩하게 솟은 부분

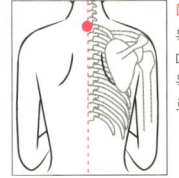

대추(大椎)
목을 아래로 숙일 때 가장 돌출되는 목뼈의 바로 아래로 패인 곳

궐음유(厥陰俞)
목을 아래로 숙일 때 가장 돌출된 목뼈로부터 아래로 4번째 등뼈의 양옆

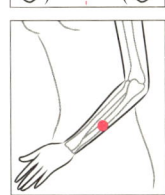

지정(支正)
전완부의 새끼손가락 쪽의 뼈 위, 손목과 팔꿈치의 거의 중앙 부분과 손목 근처

식이요법

어떠한 타입의 어깨 결림이든지 몸을 따뜻하게 함으로써 온몸의 혈행을 좋게 하는 칡, 계피, 생강이 좋다. 칡은 예로부터 어깨 결림에 이용되어 왔던 음식이다. 칡을 우려낸 물에 계피와 생강을 첨가해서 마시면 좋다. 목이나 어깨에 타월을 두르고 땀을 잘 나게 한다. 상반신에서 땀을 배출하면 어깨 결림이 한결 편해진다.

어혈이 원인인 때는 홍화나 사프란이 효과적이다. 사프란을 5~6개 정도 컵에 넣고 뜨거운 물을 부어서 마신다.

불안감에 시달려 어깨가 결릴 때는 정신 진정 작용이 있는 차조기를 칡 우려낸 물에 섞어 마시거나 차조기나 부추죽을 먹어 땀을 배출하면 좋다.

오십견

빨리 대책을 마련할 것!

오십견은 어깨 관절 주변에 있는 조직의 변화나 염증이 원인으로, 현대의학에서는 어깨 관절주위염이라고 부른다.

오십견에 걸리면 팔이 아파 들어올리지도 못하고 등 뒤로 손을 돌릴 수도 없게 되는 등의 증상이 나타난다.

특별한 치료를 하지 않아도 자연스럽게 회복되긴 하는데, 일단 발생하면 낫기까지 6개월~2년 정도 계속되는 경우도 있다. 그동안 고통을 참을 수밖에 없기 때문에 움직임이 부자연스러워지므로 빠른 대처가 조기 회복을 위한 좋은 방법이다.

어느 경락의 장애인가?

동양의학에서는 오십견 장애를 겪고 있는 부위에 따라, 팔의 안쪽, 새끼손가락 바깥쪽, 검지 안쪽 등 셋으로 나누고 있다. 이것은 팔의 안쪽에는 폐경, 새끼손가락 쪽에는 삼초경, 검지 쪽에는 대장경이라는 3개의 경락(몸속에 기와 혈이 지나가는 길)이 있기 때문.

폐경이 장애를 만나면 팔을 뒤로 돌릴 수 없게 된다. 삼초경이나 대장경일 경우, 팔을 들어올리지도 못함과 동시에 어깨에서 견갑골에 걸쳐 몹시 결린다.

실제로는 어느 한두 부위만 원인이 되는 경우는 거의 없고 이 세 경락의 장애가 복합적으로 발생한다.

따뜻하게 해도 차갑게 해도 안 된다

발병 초기에 바로 치료하면 효과가 금방 나타나지만 증상이 심할 때는 치료 효과가 더딘 경향이 있다. 증상이 나타난 후 1개월 이내에 치료를 시작하면 1~2개월 안에 낫는 경우도 적지 않지만, 3개월 이상 경과된 때는 적어도 6개월은 걸린다.

환부는 체온 정도의 온도를 유지하는 것이 중요하다. 너무 따뜻하게 해도 차갑게 해도 증상이 악화된다. 또한 통증이 있어도 가능한 한 움직이는 편이 좋기 때문에, 증상을 완화시키는 운동이나 마사지를 꾸준히 해야 한다.

관련증상
어깨 결림 → 128P
건초염 → 132P

건강관리 — 통증 방지와 회복을 위한 취침법과 가벼운 운동법

자는데 몸을 뒤척일 때마다 통증이 발생하면 무척 고통스럽다. 이때는, 아픈 쪽의 팔을 여유 있는 복대 속에 집어넣거나 천 등을 가볍게 두르거나 해서 팔을 몸에 가볍게 고정시키면 통증을 조금은 예방할 수 있다. 어깨를 고정시키고 통증 부위가 차가워지는 것을 방지하기 위해 잠옷 속에 타월을 넣고 자는 것도 좋겠다.

평상시에 팔을 들어올릴 수 있을 만큼은 운동하는 것이 중요하다. 팔에 힘이 줄 수 없을 때는 벽에 손가락을 짚고 조금씩 위로 이동시키는 방법으로 들어올리면 더욱 높이 팔을 들어올리는 운동이 가능해진다. 팔을 들어올리는 운동은 매일 여러 번 하도록 한다.

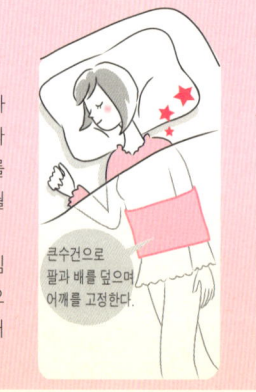

큰수건으로 팔과 배를 덮으며 어깨를 고정한다.

한방약

어깨가 몹시 결려 아플 때는 목·어깨·등의 긴장을 완화하는 갈근탕으로 통증을 가볍게 하도록 한다.
증상이 심각하지 않을 때도 습도가 높아지면 증상이 심해지는 경우가 있다. 그럴 때는 수분대사를 활발하게 해서 근육의 움직임을 회복시키는 마행의감탕이 좋다.
통증과 함께 냉증도 뚜렷하게 느낄 때는 한기를 개선시키고 환부의 통증을 없애주는 계지가출부탕이 좋다.
어깨에서 팔까지 핏줄이 드러나 있을 때는 어혈도 증상에 악영향을 끼치고 있는 것이다. 어혈을 해소하여 혈행을 좋게 하는 계지복령환을 병용하면 더욱 좋다.
원인이 여럿인 때는 이들 처방을 중복하는 것도 효과적이다.

 ## 경혈

오십견은 아픈 곳에 직접 뜸을 놓거나 지압을 하면 안 된다. 통증이 더 심해지기 때문이다.
또한 아픈 곳이 옮겨가기 때문에 눌러보아 아픈 곳에 일단 표시를 해두고, 그 반대편 같은 곳에 뜸이나 지압을 해야 한다. 이러한 치료법을 동양의학에서는 거자(巨刺)라고 한다.
견정혈에 뜸이나 지압을 하는 것이 효과적이다. 뜸은 그곳이 따뜻하다고 느껴질 때까지 30~50개 정도를 뜨는 것이 좋다.
또한 등에는 어깨에서 이어지는 승모근(僧帽筋)이라는 근육이 있다. 견갑골의 등뼈 쪽 부위과 겹쳐지는 부분인데, 이 근육을 따라 몇 군데 뜸을 뜨는 것도 효과적이다.

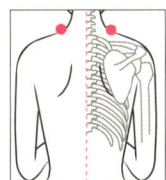

견정(肩井)
어깨 가운데 가장 불룩하게 솟은 부분

 ## 식이요법

기본적으로는 날것이나 차가운 물 등 몸을 차게 하는 것과 찹쌀, 은행과 같이 수분대사를 악화시키는 음식을 피하고, 몸을 따뜻하게 하고, 혈행을 돕는 음식을 섭취하도록 해야 한다.
혈행 촉진에 좋은 것은 칡, 계피, 생강. 대파 등이다. 칡을 우려낸 물에 계피와 생강을 넣은 것이나 대파와 생강을 넣은 수프에 칡을 섞은 것 등을 마시면 좋다. 혈행을 촉진시켜 몸을 따뜻하게 해주기 때문에 어깨의 통증과 함께 한기를 느끼는 사람에게 특히 추천한다.
어깨나 팔에 핏줄이 드러난 것 같은 어혈일 때에는 황화아릴이나 사프란이 좋다.
습도가 높아져 악화될 때는 몸속의 수분대사를 촉진시키는 팥이나 율무를 차 대신 마시면 좋다.

건초염

경근의 뒤틀림이 건초염을 부른다

건초염(腱鞘炎)은 하루종일 펜을 잡거나 컴퓨터 작업을 하는 등 손이나 손가락을 혹사시키는 일을 하는 사람에게 흔히 찾아볼 수 있는 질환이다.

동양의학에서는 근육도 경락과 마찬가지로 일련의 연결을 가지고 있다고 보는데, 이를 '경근(頸筋)'이라고 한다. 손끝을 혹사시키는 것뿐만 아니라 어깨에서 등으로 이어지는 일련의 경근에 뒤틀림이 있으면 건초염이 잘 발생하게 된다.

경근의 뒤틀림은 경추(목뼈)와 흉추(늑골과 연결되는 부분의 등뼈), 어깨 관절, 견갑골의 어딘가에 뒤틀림이 있으면 발생한다. 이 뒤틀림이 팔 근육을 긴장시키거나 오그라들게 만들어 팔의 맨끝에서 가장 혹사를 당하는 손가락에 제일 먼저 증상이 나타난다.

증세가 가벼울 때는 손가락이나 손만 아프지만 중증일 때는 통증이 팔꿈치와 팔 전체에 퍼지게 된다. 따라서 증세가 가벼울 때 낫도록 하는 것이 중요하다.

기온이나 습도도 영향을 미친다

기온도 큰 영향을 미치기 때문에 온도차가 심한 계절에는 특히 주의해야 한다. 추울 때는 근육의 수축률이 높아져서 힘줄이 쉬 상처를 입는다.

습도가 높을 때도 마찬가지이고, 잘 붓는 사람에게도 자주 발생하는 경향이 있다.

열의 유무가 중요하다

환부에 열이 나는지 안 나는지에 따라 치료가 달라진다.

염증으로 열이 날 때는 환부에 습포를 붙이고, 목욕 같은 것을 할 때는 그 부분을 따뜻하게 하지 않도록 한다. 한방약 등으로 어깨에서 환부에 이르기까지 땀이 나오도록 한다.

관련증상

어깨 결림→ 128P
건초염→ 132P
손가락과 손목의 통증→ 136P

건강관리 일하는 도중 잠깐씩 운동을 한다.
어깨 관절, 손목 돌리기

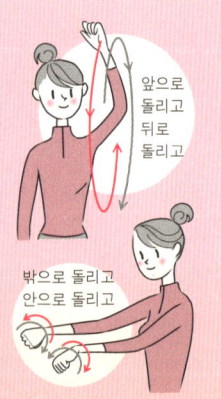

앞으로 돌리고 뒤로 돌리고

밖으로 돌리고 안으로 돌리고

- 장시간 컴퓨터 작업을 하는 등 손이나 손가락을 혹사시키는 일에 종사하는 사람은 가끔가다 일손을 멈추고 쉬면서 어깨 관절이나 손목의 근육을 푸는 운동을 해야 한다.
- 먼저 어깨 관절 돌리기의 요령을 알아보자. 팔꿈치를 가볍게 구부려 오른팔을 앞으로 돌리고 뒤로도 돌린다. 계속해서 왼팔도 같은 요령으로 돌린다. 한두 번에 그치지 말고 몸이 따뜻해질 때까지 계속한다.
- 손목 돌리기는 손목이 부드럽게 움직일 수 있을 때까지 오른쪽, 왼쪽으로 계속 돌린다.
- 근육이 굳어 있으면 약간 통증을 느낄 수 있지만 어느 정도 운동을 계속하면 어깨나 손목에 쌓인 긴장이 풀어져 혈행이 개선되어 통증도 줄어든다.

추울 때도 환부를 너무 따뜻하지 말고 체온 정도의 온도를 유지하는 것이 좋다. 그런 다음 몸 전체를 따뜻하게 함으로써 혈행을 좋게 해서 근육의 움직임을 정상화시킨다.

한방약

관절에 염증이 발생하여 열이 날 때는 땀을 배출시킴으로써 관절 근육을 부드럽게 하는 작용이 있는 갈근탕과 관절의 수분대사를 촉진하여 염증을 개선시키는 월비가출탕을 복합 처방한 갈근탕합월비가출탕이 효과적이다.

환부의 혈행이 나쁘면 환부가 검붉게 되는데, 이럴 때는 혈행을 개선시키는 온청음이 적합하다.

환부가 차가울 때는 갈근탕과 계지가출부탕을 복합처방한 갈근탕합계지가출부탕이 좋다. 계지가출부탕은 몸 전체를 따뜻하게 함으로써 저려오는 관절통을 치료하는 효능이 있다. 수분대사가 좋지 않아 부기가 있을 때도 효과가 있다.

경혈

견정혈이나 양팔의 폐경과 대장경의 경락을 지압한다. 단, 환부를 직접 주물러서는 안 된다. 예를 들어, 손목이 아플 때는 손목을 직접 문지르지 말고 팔이나 어깨를 주무르도록 한다. 한쪽만 아플 때도 반드시 양팔을 주물러 주는 것이 좋다.

손바닥 지압도 추천한다. 우선은 가위 바위 보의 '보'의 요령으로 손을 펴고, 손바닥을 가로지르는 두 개의 손금 중에서 밑에 있는 손금[관상에서 말하는 두뇌선]을 따라 주무른다.

잠잘 때 장갑을 끼고 팔에 레그 워머(leg warmers, 무릎 밑에서 발목까지를 가리는 원통상의 니트제 방한구) 등을 하면 회복이 빨라진다.

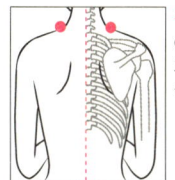

견정(肩井)
어깨 가운데 가장 볼록하게 솟은 부분

식이요법

원칙적으로 기름진 음식은 피하도록 해야 한다. 특히 고기요리는 염증을 악화시키기 쉽기 때문에 염증이 있는 동안은 피해야 한다.

건초염 증세를 완화시키려면 땀을 배출함으로써 긴장한 근육을 풀어주는 것을 목표로 한다. 계피, 칡, 생강 등의 식품이 적합하다.

홍차에 계피를 넣은 계피차나 계피나 생강을 넣은 칡즙 등을 마시면 좋다.

한기가 들어 고통이 심해질 때는 개다래나무가 좋다. 개다래나무는 그 열매에 진디가 알을 낳아 마치 혹처럼 부풀어 오른 것을 사용한다. 이것을 '목천삼(木天蔘)'이라고 하는데, 생약으로 사용되고 있어 이뇨 작용이 있고 혈행을 좋게 함으로써 관절의 통증을 누그러뜨리는 효과가 있다. 그대로 복용해도 되지만 소금에 절이거나 술을 담가 놓으면 먹기에 좋다.

팔꿈치의 통증

테니스 엘보와 골프 엘보

팔꿈치의 통증에는 바깥쪽이 아픈 경우와 안쪽이 아픈 경우가 있다. 현대의학에서는 각각 상완골외측상과염, 상완골내측상과염이라고 부른다.

바깥쪽이 아프면 행주를 짤 때와 마찬가지로 손목을 안쪽으로 움직이는 동작을 하면 통증을 느낀다. 테니스를 즐기는 사람에게 자주 발생하기 때문에 흔히들 '테니스 엘보'라고 부른다.

반대로 안쪽이 아플 때는 책을 펼 때와 같이 손바닥을 위로 향하는 동작에서 통증을 느낀다. 이것은 골프를 즐기는 사람에게 흔히 발생하기 때문에 '골프 엘보'라고 불린다. 양쪽 모두 장마 때처럼 습도가 높을 때나 초봄처럼 일교차(日較差)[68]가 클 때 잘 발생한다.

그런데 동양의학에서는 환부의 위치가 아니라 상태에 따라 나누는데 습도가 높으면 악화되는 경우, 환부에 열이 나는 경우, 환부가 차가운 경우로 분류한다. 실제로는 환부에 열이 나든 차갑든 피부의 습사[과도한 수분]가 기 흐름을 방해하여 근육 관절을 아프게 하는 경우가 많다.

습도가 높으면 악화되는 경우

이 경우, 피부에 과도한 수분이 쌓여 있기 때문에 통증이 발생한다고 생각한다. 피부 전체의 수분대사를 개선하여 팔꿈치 관절의 움직임을 원활하게 하면 치료된다.

환부에 열이 나는 경우

팔꿈치 관절이 염증을 일으켜서 환부를 만지면 뜨거운 때는 환부의 열을 내려 통증을 완화시킨다.

환부가 차가운 경우

추울 때나 차가워지면 악화될 경우, 몸 전체의 한기를 없애고 혈행을 좋게 하여 통증을 완화시킨다.

환부는 체온 정도로 보온해야지 너무 따뜻하게 해서는 안 된다. 환부를 주무르는 것도 피하는 것이 좋다.

관련증상
- 오십견 → 130P
- 건초염 → 132P
- 손가락과 손목의 통증 → 136P

건강관리 — 통증 발생 전의 예방법
통증 완화에 효과적인 은박지 침법

우선은 예방이 중요하다. 등 근육을 쭉 펴고 의자에 앉아 목만 오른쪽, 왼쪽으로 숙인다. 조금이라도 이상이 있으면 그쪽에 통증이 올 가능성이 높기 때문에 그쪽 어깨에서 팔꿈치까지 마사지를 하면 예방이 된다. 통증이 올 때는 아픈 곳을 만져보아 그곳에 은박지를 말아서 테이프로 붙여 놓으면 아픔이 누그러드는데, 이것을 '은박지 침법'이라고 한다.

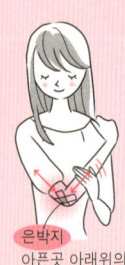

은박지 아픈곳 아래위의 근육을 문지른다.

---

[68] 기온, 습도, 기압 따위가 하루 동안에 변화하는 차이.

한방약

습도가 높은 계절에 통증이 악화될 때는 피부의 과도한 수분을 제거하고 근육의 움직임을 회복시키는 마행의감탕이 좋다.

습도가 높아지면 통증이 오고 환부를 만져 보아 열이 있는 듯한 느낌이 들 때는 수분 제거와 함께 염증을 진정시키는 효과가 있는 월비가출탕이 좋다.

몸에 한기가 심하고 차가워지면 악화되는데 환부에 열이 없을 때는 몸 전체를 따뜻하게 하고 관절의 통증이나 저림을 없애주는 계지가출부탕을 사용한다. 이러한 증상은 피부의 수분대사가 악화되어 나타나는 경우가 많은데, 계지가출부탕은 피부에서의 이수작용이 있기 때문에 피부의 과도한 수분을 제거할 수 있다. 염증이 있을 때는 환부에 습포를 붙이는 것이 효과적이다.

 ## 경혈

지압이나 마사지로 견정혈을 자극한다. 팔꿈치까지 시린 듯한 느낌이 들도록 시술하면 효과적이다.
또한 팔의 앞부분(손목에서 팔꿈치까지)을 마사지하는 것도 좋다. 팔 안쪽에는 엄지손가락 쪽에 폐경, 심포경, 심경이 있다. 그리고 바깥쪽에는 새끼손가락 쪽에서부터 심장경, 삼초경, 대장경의 경락이 있다.
우선은 안쪽 중앙의 심포경과 바깥쪽의 삼초경을 다섯 손가락으로 팔을 감싸듯 마사지한다. 다음에 바깥쪽이 아플 때는 심경과 소장경을, 안쪽이 아플 때는 폐경과 대장경을 주무른다.
쉽게 말하면, 환부를 직접 주물러서는 안 되고 아픈 부위의 상하 근육을 주무르라는 것이다.
이때 아프지 않은 쪽의 팔도 마사지한다. 아픈 쪽과 아프지 않은 쪽을 1대 2 정도의 비율로 주무르는 것이 요령이다.

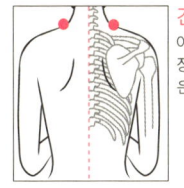

견정(肩井) 어깨 가운데 가장 불룩하게 솟은 부분

 ## 식이요법

팔꿈치 통증에 좋은 식품은 칡, 개다래나무이다. 이것들은 팔꿈치 이외의 관절통에도 좋다.
칡은 우려내어 벌꿀을 타서 마시면 좋다. 개다래나무는 잎이 붙어 있는 줄기 15g을 컵 3잔 정도의 물이 반으로 줄 때까지 끓여서 하루에 3회 나누어 마신다.
습도가 높아지면 악화될 때는 율무차가 좋다.

손가락, 손목의 통증

손을 혹사시키면 발생하기 쉽다

휴대전화는 이제 생활 필수품이 되었다. 하루종일 엄지손가락을 사용하여 게임이나 인터넷을 하는 사람도 적지 않다. 이처럼 같은 동작을 장시간 반복하면 손가락이나 손목이 저려오거나 통증이 발생한다. 늘 무거운 짐을 운반하는 일을 하는 사람도 손가락이나 손목의 통증이 발생하기 쉽다.

손가락, 손목 통증의 원인은 3개로 나눌 수 있다. 움직여서 발생하는 근육 피로에 의한 것, 차가워져서 발생하는 경우, 습기에 의해서 발생하는 경우가 있다.

근육 피로에 의할 때

근육은 힘줄로 뼈와 결합되어 있는데, 힘줄의 움직임이 부드럽도록 칼집 형태의 활액포[건초라고 함]가 힘줄의 움직임을 돕는다. 하지만 손목이나 손가락을 지나치게 사용하면 건초(腱鞘)에 부담이 되어 염증이 발생한다.

건초나 근육의 염증을 누그러뜨리고 긴장을 완화하여 증상을 개선시킨다.

차가워짐이 원인인 경우

몸이 차가워져 손목이나 손가락의 건초나 근육의 혈행이 나빠지면 원활한 움직임이 불가능해지고 움직이면 통증이 생긴다. 추운 날이나 손이 차가워져 있을 때 발생하기 쉽다.

손목이나 손가락의 혈행을 좋게 하여 증상을 개선시킨다.

습기가 원인인 경우

손목이나 손가락 관절에는 적절한 수분이 필요하다. 하지만 피부의 수분대사가 나빠서 수분이 너무 많이 쌓이면 관절의 움직임이 나빠져서 통증이 발생한다.

수분대사를 개선시켜 증상을 치료한다.

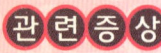

건초염→ 132P
팔꿈치의 통증→ 134P

건강관리
냉증에 의한 통증에 효과적인
대파 습포

추워지면 아플 때는, 관절의 움직임을 부드럽게 하고 염증을 가라앉히는 데 효과가 있는 대파를 사용한 습포가 효과적이다.

준비물은 대파 2개, 겨자 가루 5g, 보리 20g.

대파를 4cm 정도로 잘라서 겨자가루, 보리와 함께 면 자루에 넣고 500cc의 물에서 끓인다. 이 액에 가제나 타월을 적셔 파스처럼 환부에 대고 따뜻하게 한다.

대파는 식용뿐만 아니라 이처럼 외용제로서도 예로부터 민간요법에 사용되어져 왔다.

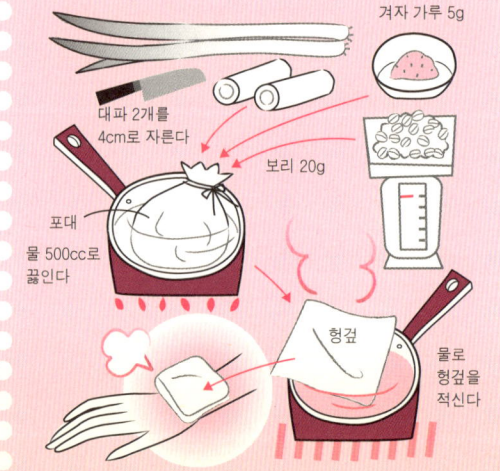

한방약

무거운 물건을 운반한다거나 손가락을 혹사시키면 근육 피로에 의해 손목이나 손가락 통증이 발생한다. 이때에는 근육의 긴장을 완화시켜 혈행을 촉진시키는 작약감초부자탕이 좋다. 다만, 환부가 부어 있다거나 물이 차 있을 때는 좋지 않다.

손목이나 손가락에 뻣뻣한 감이 있고, 소변이 시원치 않으며, 추운 날이나 차가워지면 악화되는 것은 한기가 원인이다. 이러할 때는 환부를 따뜻하게 하고 근육이나 관절의 저림이나 통증을 해소시켜주는 계지가출부탕이 좋다. 피부의 수분대사가 좋지 않아서 손이 차가워지는 경우에도 효과가 있다.

습도가 높으면 증상이 악화되고 관절이 부어올라 물이 차 있는 듯할 때는 근육의 움직임을 회복시켜 통증을 없애주는 마행의감탕이 좋다.

손에서 식은땀이 날 때는 이뇨를 촉진시키고 수분대사를 개선시키는 방기황기탕이 좋다.

경혈

특별히 부위가 정해져 있지 않고 눌러서 아프거나 뭉친 것 같은 혈을 총칭해서 아시혈(阿是穴)이라고 한다.

손가락이나 손목이 아플 때도 눌러서 아픔을 느끼는 이 아시혈에 뜸을 놓는다. 아시혈에 뜸을 놓을 때는 반드시 반대쪽 손목이나 손가락에도 뜸을 놓는다.

또한 팔에 흐르는 경락 중에서 심포경과 삼초경을 마사지하는 것도 효과가 있다. 아픈 손목이나 손가락은 주무르지 말고 팔만을 마사지하는 것이 요령이다.

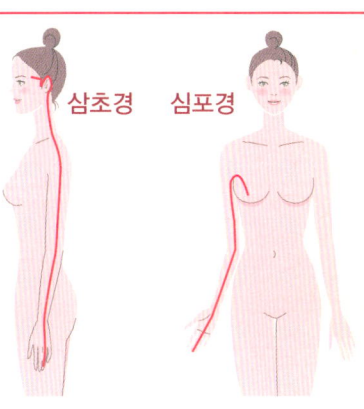

식이요법

차가워지면 악화되거나 손이 차가워지거나 할 때는 몸을 따뜻하게 하는 작용이 있는 생강이나 산초를 먹는다.

생강은 갈아서 뜨거운 물에 풀고 벌꿀을 첨가하거나 홍차에 넣어 마시면 좋다.

산초는 쌀 1컵과 물 10컵을 냄비에 넣고 1시간 정도 밥을 지은 다음, 산초 열매 5~6알을 넣고 30분 더 끓인 산초죽을 추천한다. 소금을 조금 넣고 섭취하면 좋다.

피부의 수분대사가 좋지 않은데 습도가 높아지면 악화될 때는 이뇨 작용과 소염 작용이 있는 율무나 팥을 섭취하도록 한다. 율무와 팥은 각각 1컵 분량에 물 3컵을 부어서 반이 될 정도로 끓여서 차처럼 마신다.

요통과 돌발성 요통

관련증상
무릎 통증→ 140P
관절 류머티즘→ 142P
신경통→ 144P

허리는 인체의 중추

무거운 머리나 상반신을 지탱하고 있는 등뼈 중에서도 요추는 어떠한 동작을 할 때에도 가장 중심적인 척추가 되는 중요한 부분이다. 그 요추를 지탱하는 근육의 부담이 커서 피로가 가중되든지 나이가 먹으면 요통을 일으킨다.

요통은 원인에 따라 추위 때문일 때, 습기 때문일 때, 나이가 들어 신장의 기운이 떨어졌을 때 등 3가지로 분류한다. 또한 초기인지 만성화된 것인지에 따라서도 치료법이 달라진다.

추위 때문일 때

추위나 냉기는 허리 근육의 혈행을 악화시키며 저림이나 통증의 원인이 되기 쉽다. 환부나 몸을 따뜻하게 함으로써 근육이나 관절의 통증을 진정시킨다.

습기 때문일 때

여름이나 가을 장마처럼 습기가 높을 때는 근육이 여분의 수분의 영향으로 수축되어 저림이나 통증으로 나타난다. 그리고 몸 전체가 무거워지고 화장실 가는 횟수도 줄어드는 경향이 있다.

여분의 수분의 배설을 촉진하여 요통을 개선시킨다.

신장의 기운이 떨어졌을 때

노령이 되면 다리와 허리가 약해지고 요통을 잘 일으킨다. 나이가 들면 신장이나 생식기를 관장하고 있는 신장의 기가 부족해지기 때문이다.

신장의 기를 보함으로써 다리와 허리를 튼튼하게 하여 개선시킨다.

돌발성 요통

돌발성 요통은 무거운 것을 들어 올리거나 급하게 허리를 편다든가 하면 허리에 심한 통증이 생기고 움직일 수 없게 되는 질환으로서 운동 부족 등으로 근육이 유연성을 잃고 있을 때 일어난다.

최초의 2내지 3일은 무명천 등을 말아서 허리를 고정하는 정도로 그냥 둔다. 서둘러서 지압을 한다든가 습포로 환부를 따뜻하게 한다든가 차갑게 한다든가 해서는 안 된다.

원 포인트

손쉬운 체크법

발가락을 벌려본다.

발가락을 벌려서 옆으로 벌려지면 괜찮지만 그렇지 않으면 몸에 이상이 있는 것이다.

발가락에서 허리까지는 같은 계통의 근육이나 경락으로 이루어져 있다. 발가락이 벌려지지 않는 것은 허리에서 발가락까지의 경락과 근육에 여유가 없고, 허리 근육이 유연성이 없어서 요통이 잘 나타나는 것이라고 생각할 수 있다.

그리고 발에 쥐가 잘 나는 사람도 요통에 주의해야 한다. 발가락. 장딴지. 허벅지 등 쥐가 나는 부위가 위로 올라갈수록 요통이 될 가능성도 높아진다.

한방약

요통이 일어나면 그 즉시 발한을 시켜서 허리 근육의 긴장을 풀어주는 갈근탕 혹은 마황탕이 좋다.
만성화된 요통이 냉증으로 추운 날에는 더 악화되고, 허리가 결리면서 차갑게 느껴질 때는 환부를 따뜻하게 하고 근육의 저림이나 통증을 없애주는 계피가출부탕이 효과적이다.
만성화된 요통이 습도가 높아지면 더 악화된다든가 손발이 무거워진다든가 할 때는 수분대사를 활발하게 하고 근육의 움직임을 회복시키는 마행의감탕이 좋다. 거기에 수분대사가 나빠지면 손발에서 항상 땀을 흘리게 된다. 그럴 때는 몸을 따뜻하게 하고 이뇨를 촉진시켜서 습사를 제거함으로써 요통을 치료하는 방기황기탕가부자가 적합하다.
노령으로 밤중에 화장실 가는 횟수가 많고 다리와 허리가 약해진 때는 신장의 기를 보해서 다리와 허리를 강화시키는 팔미환이 효과적이다.

경혈

음릉천, 승산, 태곡에 뜸을 뜬다. 음릉천은 냉해지면 아픈 요통에, 승산은 하반신에 땀을 잘 흘리는 요통에, 태곡은 다리와 허리가 약한 유형의 요통에 효과적이다.

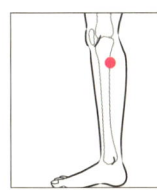

음릉천(陰陵泉)
안쪽 복사뼈에서 정강이뼈의 안쪽을 돌아가면 맞붙어 있는 무릎 아래로 튀어나온 부분의 아래쪽

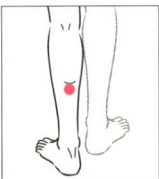

승산(承山)
아킬레스건 윗부분에 있는 장딴지의 중앙, 근육이 나누어지는 곳

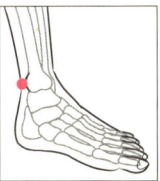

태곡(太谿)
안쪽 복사뼈와 아킬레스건 사이

식이요법

차가워지면 악화될 경우에는 몸을 따뜻하게 하는 음식이 좋은데 클로브, 회향풀, 산초 열매 등을 향신료로 사용한 요리가 몸을 따뜻하게 하는 작용이 있기 때문에 적당하다. 그런데 생야채 샐러드나 생선회 등은 몸을 냉하게 하기 쉬운 것이어서 섭취하지 않는 것이 좋다.
습해지면 악화될 경우에는 소변의 배출을 좋게 하여 수분대사를 촉진시키는 율무나 팥이 좋다.
노령이 원인인 때는 검정콩이 적합하다. 조림 요리로 된 찐콩이나 찰밥 등도 자주 사용되고 있지만, 볶은 검정콩을 청주에 담가서 만든 검정콩 술도 권한다. 검정콩에는 신장을 보호하는 작용 이외에 이뇨 작용, 진통 작용도 있으며, 신장의 기가 부족해서 요통이 있는 사람에게 아주 좋은 음식이다.

무릎의 통증

무릎의 혹사나 노화가 원인

무릎 관절뼈의 표면은 쿠션 작용을 하는 연골로 둘러싸여 있다. 이 연골도 관절포라고 하는 주머니 모양의 막에 싸여 있으며, 관절포의 안에는 관절의 윤활유의 역할을 하는 관절액으로 채워져 있다. 그런데 무릎이 노화되거나 혹사당하면 연골의 탄력성이 없어지거나 관절포의 조직이 약해진다든지 하여 통증이 나타나게 된다.

무릎의 통증 부위는 다섯으로 나뉜다. 무릎뼈 양쪽으로 패인 곳, 무릎뼈 바로 윗부분, 무릎뼈의 안쪽, 무릎의 바깥쪽(새끼발가락 쪽), 무릎의 안쪽(엄지발가락 쪽)이다. 이 중에서도 무릎의 안쪽이 가장 치료하기 어려운 부분이다.

무릎의 통증은 비만 때문일 때, 수분대사가 나쁜 경우, 냉증 때문일 때 등의 셋으로 나누어서 생각한다.

비만 때문일 때

무릎에는 걸을 때 체중의 4배, 계단을 오를 때 7배까지 하중이 커진다. 뚱뚱할수록 당연히 하중이 커지며 더욱 무릎이 아프다. 특히 물살이 찌는 타입일수록 더욱 아픈데, 수분대사를 촉진하여 비만을 해소하는 것이 통증 개선에 효과적이다.

수분대사가 나쁜 경우

수분대사가 좋지 않으면 습도가 높을 때 습기를 흡수한 근육이나 인대가 수축하기 때문에 움직이기 어렵게 되어 통증이 나타난다. 그렇기 때문에 장마처럼 비가 많이 올 때 악화되기 쉬운 특징이 있다. 이때는 수분대사를 개선시켜서 치료한다.

냉증 때문일 때

추워진다든가 일교차가 커지면 무릎 관절이 수축되거나 수축률이 크게 변하기 때문에 통증이 나타나기 쉬워지는 유형이다. 환부를 따뜻하게 해서 증상을 개선시킨다.

관련증상
요통과 돌발성
요통→ 138P
관절 류머티즘
→ 142P
신경통→ 144P

건강관리 — 가정에서 가능한 약탕

쑥탕, 시래기탕

움직이지 않아도 통증이 심하거나 무릎에 열이 날 때는 욕탕에 들어가는 것을 피해야 한다. 움직일 때만 아플 정도로 증상이 진정되면 욕탕에 들어가도 괜찮다. 그러나 그때도 쑥탕이나 시래기탕 같은 약탕을 권한다. 쑥탕은 말린 쑥잎을 두 움큼 정도 포대에 넣은 것을 욕탕 물에 넣고 거품을 일으킨 다음에 입욕하는 것이다. 시래기탕은 10뿌리 정도의 무 잎을 10일 정도 응달에서 말린 것을 냄비에 끓여서 그 끓인 물을 욕탕에 넣어서 입욕하는 것이다.

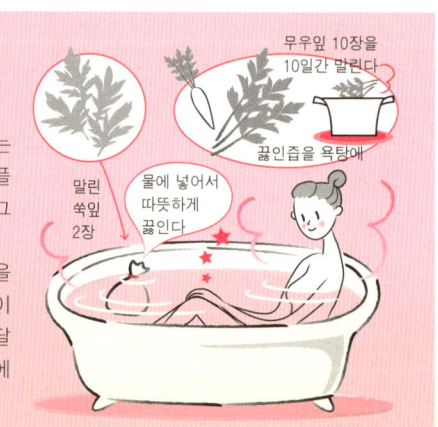

무우잎 10장을 10일간 말린다
끓인즙을 욕탕에
말린 쑥잎 2장
물에 넣어서 따뜻하게 끓인다

한방약

환부가 부어서 열이 날 때는 월비가출탕이 좋다. 식욕을 억제하므로 비만에도 효과가 있고, 하반신의 무거움이나 통증에도 좋다.

마른 사람이 발이 무겁고 손발이 나른한 일이 잦은데 습기가 많아질 때 악화되는 것은 수분대사가 안 좋은 것이 원인이다. 이와 같을 때는 마행의감탕이 효과가 좋다. 수분대사를 촉진시킴과 동시에 지방대사도 촉진시키기 때문에 비만 해소에도 효과가 있다. 비만도 해소시키고 싶을 때는 식사하기 30분 전에 먹으면 더욱 효과적이다.

추워지면 상태가 악화되는 경우는 환부를 따뜻하게 하고 관절의 통증이나 저림을 치료하는 계피가출부탕이 적합하다. 이 처방은 다리가 자주 저린 사람에게도 효과적이다.

경혈

슬안, 곡천, 양릉천, 음릉천에 뜸이나 지압을 한다. 어느 곳이나 무릎의 통증을 해소시키는 혈자리이다.

뜸은 하루 1회, 2장을 뜬다. 지압을 할 때도 경혈과 아픈 장소가 같은 위치이면 힘을 주지 말고 가볍게 눌러준다.

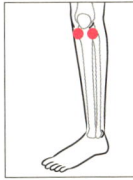

슬안(膝眼)
무릎을 직각으로 구부렸을 때 튀어 나온 무릎뼈의 아랫부분 양옆으로 패인 곳

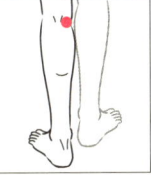

곡천(曲泉)
무릎을 구부렸을 때 생기는 오금의 주름 안쪽 끝

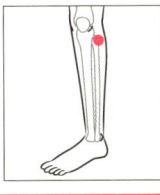

양릉천(陽陵泉)
무릎 바깥쪽 아래에 있는 큰 뼈의 바로 아래

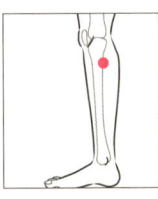

음릉천(陰陵泉)
안쪽 복사뼈에서 정강이뼈의 안쪽을 돌아가면 맞붙어 있는 무릎 아래로 튀어나온 부분의 아래쪽

식이요법

물살 체질이나 수분대사의 악화가 통증의 원인일 때는 율무, 팥, 동이, 잉어 등 이뇨를 촉진시키고 수분대사를 개선시키는 음식이 좋다.

그중에서도 율무와 팥은 이뇨 작용만이 아니라 소염 작용도 뛰어나기 때문에 관절의 염증을 진정시키는 데 강력 권장하는 식품이다.

물살 체질인 사람은 수분대사의 개선과 더불어 체중도 줄여서 무릎의 부담을 경감시키는 것도 잊어서는 안 된다. 단것, 지방이 많은 것은 피해야 한다.

추워지면 악화될 경우는 생강, 클로브, 회향풀 등 몸을 따뜻하게 하는 식품이나 향신료를 사용한 요리를 많이 섭취하도록 한다.

관절의 인대 등을 강화하기 위해서는 양질의 단백질이 반드시 필요하다. 생선이나 육류를 섭취해도 좋지만 지방분이 적은 청국장이나 두부 같은 콩류의 식품을 권장한다.

관절 류머티즘

동양의학에서는 '비증'이라고 한다

관절 류머티즘은 관절이 붓거나 통증이 있는 질환이다. 현대의학에서는 자기면역 질환으로 되어 있지만 아직 상세한 것은 알려져 있지 않다.

동양의학에서는 관절 류머티즘을 비증(痺証)이라고 하는데, 한방의 고전인「소문(素問)」에 '풍사·습사·한사 등 병사(病邪: 질병의 원인이 되는 몸의 나쁜 기운)에 의해서 일어나는 질병이라고 되어 있다. 이 3가지 병사가 몸에 침입하면 기나 혈의 흐름이 정체되고 통증이나 부종을 일으킨다.

병사의 종류에 따라서 증상이 다르다

침입한 병사의 종류에 따라서 증상이 달라진다. 풍사가 침입하면 통증이 여기저기로 이동하며, 한사인 때는 특정한 부위에 심한 통증이 일어난다. 습사가 침입하면 통증에 더하여 몸이 무겁게 느껴진다.

그렇지만 병사는 한 가지만 침입하지 않고 둘 또는 세 가지 병사가 동시에 침입하는 경우도 있다. 병사가 많으면 많은 만큼 병의 증상은 무거워진다.

예를 들면, 냉방이나 선풍기를 오래 쐬어 몸에 이상이 생기는 것은 풍사가 원인이다. 이때 땀을 흘리고 있으면 풍사에 더하여 습사에도 침입을 당할 수가 있다. 겨울철에 추운 바람을 장기간 쏘이면 풍사와 한사 2가지가 침입해서 부종이나 통증이 나타나는 것이다.

변형되기 전에 치료한다

관절 류머티즘은 손발의 말단인 관절에서 증상이 나타난다. 이 시기에 치료해버리는 것이 중요하며 어깨나 손목 관절까지 퍼지면 치료하기가 어려워진다.

또 병이 진행되면 관절이 변형된다. 동양의학이 통증을 진정시키는 것은 가능하지만 변형을 치료하는 것은 어렵다. 변형을 일으키기 전에 치료하는 것이 좋다.

관련증상
손가락과 손목의 통증→ 136P
신경통→ 144P

건강관리 | 목욕하는 법
일반 욕탕보다는 약탕에

환부가 부어서 열이 날 때는 염증이 악화되고 있는 것이기 때문에 욕탕에 들어가는 것은 금물이다. 염증이 진정된 다음에 욕탕에 들어갈 때도 쑥이나 당귀 등의 생약을 넣은 약탕에서 시작한다. 왜냐하면 약탕은 일반 욕탕보다 잘 식지 않고 근육의 급격한 수축에 의한 통증을 잘 일으키지 않기 때문이다. 보온 효과가 높은 온천에 들어가는 것도 좋다.

물론 보온 효과가 높은 약탕이나 온천에 들어갔다 하더라도 욕탕에서 나온 다음에 선풍기를 쏘이거나 냉방에 들어가서는 안 된다. 풍사나 한사를 불러오기 때문이다.

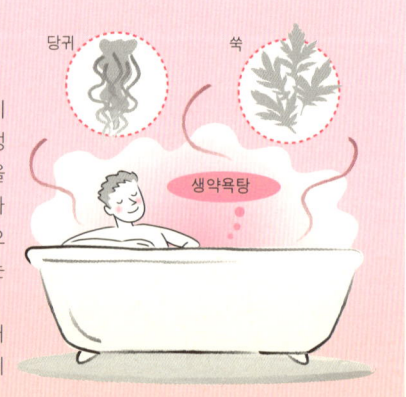

당귀 / 쑥 / 생약욕탕

한방약

관절에 물이 차고 열이 나는데 기온이 높으면 악화될 때는 이뇨 작용이 뛰어난 월비가출부탕이 좋다.
관절의 염증은 많지 않은데 물이 차서 부어 있을 때는 수분대사를 개선시키고 관절의 부기를 치료하는 마행의감탕이 좋다.
거기에 냉증이 있을 때는 환부를 따뜻하게 하는 작용이 특별히 강한 부자를 넣어서 마행의감탕가부자를 복용하면 좋다.
관절에 부기는 없고 저린 듯한 통증과 경직이 있는데, 춥다가 온도가 높아지면 악화될 때는 환부와 몸 전체를 따뜻하게 하고 한사와 습사를 제거하여 증상을 치료하는 계피가출부탕이 효과가 좋다. 이 처방은 체력이 약하고 위장도 그리 튼튼하지 않은 사람에게 알맞다.

 ## 경혈

특정 부위가 아니라 눌러서 아프거나 뭉친 것 같은 혈을 총칭해서 아시혈이라고 한다. 관절 류머티즘일 때에도 이 아시혈에 열을 느끼는 정도까지 뜸을 뜬다. 1일 1회, 3장 정도 뜨는 것이 적당하다.
더불어 온도가 높으면 악화될 때는 아픈 부위를 매일 건포로 마찰하면 좋다. 환부에 모여 있는 여분의 수분대사를 촉진하여 증상을 개선시킨다.
만성화되어 여러 곳의 관절이 아플 때는 소장유의 혈에 뜸을 매일 3장 정도 뜬다.

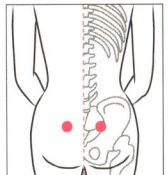

소장유(小腸俞)
양쪽 골반의 윗부분을 연결한 선상의 등뼈의 아래, 선골의 위에서 첫 번째와 두 번째 돌기 사이의 양옆

 ## 식이요법

통증이 좀 진정돼간다고 느끼는데 이번에는 다른 곳이 또 아프기 시작하는 유형은 풍사가 원인이다. 몸을 따뜻하게 함으로써 풍사를 몸에서 몰아내는 파, 생강 등을 섭취하는 것이 좋다. 파는 약효가 높은 흰 부분을 많이 섭취하는 것이 좋다.
습기가 높을 때 증상이 나타나든가 심해지든가 하는 유형의 원인은 습사이다. 이때는 소변의 배출을 잘하여 몸의 수분대사를 촉진하는 작용이 있는 팥, 율무, 동이 등이 적합하다.
겨울철에 추워서 관절이 아플 때는 원인이 되는 풍사를 몰아내고 몸과 환부를 따뜻하게 하는 마늘을 매일 조금씩 섭취한다. 또한 닭뼈수프도 권한다. 자른 닭뼈를 잘 씻어서 생강을 넣고 물에서 쪄서 낸다. 소금을 약간 넣어 맛을 내어 마신다.

신경통

기나 혈의 흐름이 막혀서 일어난다

관절 류머티즘의 신경통 중 대표적인 것은 얼굴의 삼차신경통, 가슴의 늑간신경통, 다리와 허리의 좌골신경통이다.

동양의학에서 신경통은 그 원인이 되는 풍사·습사·한사 등의 병사가 침입하여 기나 혈의 흐름이 저해되기 때문에 일어나는 비증의 하나로 정의한다.

이러한 정의는 류머티즘에도 적용되는 것인데, 신경통의 경우에는 증상의 발현 위치에 따라 한방약과 뜸 요법의 치료법이 달라진다.

삼차신경통일 때

'안면신경통'이라고도 하는데, 얼굴에서 앞머리쪽에 걸쳐서 심한 통증이 나타나는 증상으로 대부분은 얼굴의 옆쪽에 나타난다.

풍사에 침입되어 나타나는 경우가 많기 때문에 풍사를 없앰으로써 개선할 수 있다.

늑간신경통일 때

늑골을 따라 증상이 일어나는데 가슴, 겨드랑이 아래, 등 쪽에 예리한 통증이 일어난다. 이것도 대부분 오른쪽이나 왼쪽 한쪽에 증상이 나타난다.

병을 일으키는 풍사·습사·한사 등의 병사가 침입한 상태로 생각하고 몸을 따뜻하게 하고 저항력을 키워서 증상을 개선시킨다.

좌골신경통일 때

등뼈 사이에서 쿠션이 되는 추간판(椎間板)의 손상에 의해서 일어나는 추간판 헤르니아 등이 원인이 되는 경우가 많은데, 신경통 중에서도 가장 많이 나타나는 증상이다. 좌골신경통은 두터운 신경의 안쪽에서 발까지 뻗어 있기 때문에 통증은 허리에서 발뒤꿈치까지 넓은 범위에 걸쳐서 나타난다. 습사나 한사가 원인이 되는 경우가 많기 때문에 몸을 따뜻하게 하고 수분대사를 개선시켜서 치료한다.

관련증상

요통과 돌발성 요통 → 138P

무릎 통증 → 140P

관절 류머티즘 → 142P

건강관리 — 밖으로부터 통증을 진정시키는 호박 습포, 매실주 습포

호박이나 매실을 사용한 습포도 통증을 줄이는 효과가 있다.

호박 습포는 늑간신경통에 효과가 좋다. 껍질이 붙은 호박을 적당한 크기로 얇게 자르고 잘 찌는데 걸쭉할 정도가 되면 데지 않을 정도로 뜨거울 때 가제에 싸서 통증 부위에 붙인다.

매실주 습포는 매실주를 가제에 묻혀서 통증 부위에 부치기만 하면 된다. 어떠한 매실주라도 상관없지만 가능하면 설탕이 들어가지 않은 것을 사용한다.

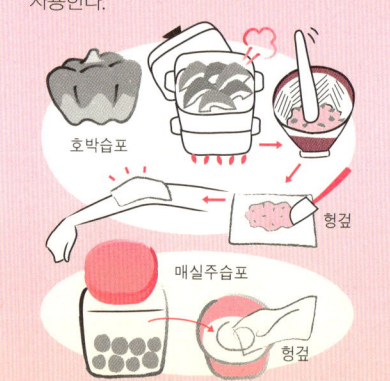

호박습포

헝겊

매실주습포

헝겊

한방약

얼굴에서 앞머리쪽에 걸쳐서 아픈 삼차신경통에는 얼굴 근육의 긴장을 완화시키고 신경의 압박에 의한 통증을 제거하는 갈근탕이 적합하다.

늑골을 따라 통증이 나타나는 늑간신경통일 때에는 저항력을 키우고 몸 깊숙한 곳까지 침입한 사기를 몰아내야 한다. 이 증상에 좋은 것은 몸을 따뜻하게 하고, 등과 가슴 근육의 긴장을 풀어주고, 신경의 통증을 풀어주는 시호계지건강탕이다.

허리부터 다리에 걸쳐서 통증이 있는 좌골신경통일 때에는 체내에 축적된 만성의 적체를 제거하여 허리나 다리의 통증을 없애는 오적산이 좋다.

습도가 높아지면 악화되는 좌골신경통에는 수분대사를 개선시켜서 통증을 없애는 마행의감탕이 효과가 좋다.

같은 증상인데 냉해지면 악화되는 경향이 있을 때는 환부를 따뜻하게 하고 신경의 통증을 없애는 계지가출부탕이 좋다.

 ## 경혈

통증 부위에 따라 뜸을 뜨는 뜸자리가 달라진다.
3차신경통일 때에는 백회와 풍지의 혈자리에, 늑간신경통일 때에는 폐유, 심유, 격유의 혈자리에, 좌골신경통일 때에는 소장유의 혈자리에 뜸을 뜬다.

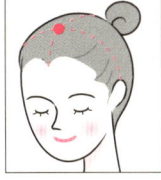 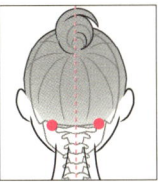 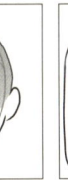 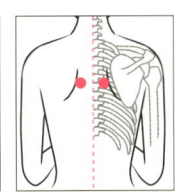 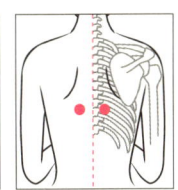 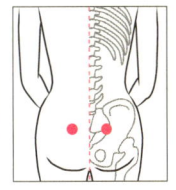

백회(百會)
정수리

풍지(風池)
귀 뒤쪽 돌기 모양의 뼈와 후두부 중앙의 두꺼운 근육 사이, 머리카락이 자라는 경계선

폐유(肺俞)
목을 아래로 숙일 때 가장 돌출된 목뼈에서 아래로 3번째 등뼈 양옆에 있음

심유(心俞)
견갑골의 밑부분을 연결한 선상에 있는 등뼈로부터 위로 2번째 등뼈의 양옆

격유(膈俞)
견갑골의 아래쪽을 연결한 선상에 있는 등뼈의 양옆에 있음

소장유(小腸俞)
양쪽 골반의 윗부분을 연결한 선상의 등뼈의 아래, 선골의 위에서 첫 번째와 두 번째 돌기 사이의 양옆

 ## 식이요법

3차신경통일 때에는 칡이나 파, 생강 등 풍사를 몰아내는 음식물을 섭취해야 한다. 늑간신경통일 때에는 호박이 좋다. 중국에서는 호박이 가슴이나 폐를 튼튼하게 하는 음식물로 알려져 있다.

좌골신경통에 이뇨 작용이 뛰어나고 근육의 경직이나 신경의 통증을 제거해주는 율무를 권한다.

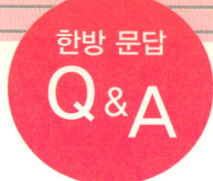

한방약과 양방약은 병용해도 좋은가?

대개는 문제가 없다고 알려져 있다. 그렇지만 미리 그 사실을 의사와 약사에게 말하는 것이 좋다.

왜냐하면 혈압이나 혈당치를 내려야 할 때 한방약만 먹을 때는 지나치게 내려갈 염려가 없지만 양약의 경우는 지나치게 내려가기 때문이다.

드물지만 한방과 양방의 질환을 보는 시각부터 다르기 때문에 서양의학과는 정반대의 역할을 하는 한방약을 처방하는 경우도 있다. 이럴 경우, 양약을 복용하고 있을 때는 한방약을 먹지 않는다든지 복용 기간을 줄인다든지 등의 조치를 취해야 한다. 물론 전문가에게 상담하고 복용하는 것이 좋다.

한방약을 먹으려고 할 때 복용하고 있던 양약을 멈추는 사람이 있다. 그러나 복용하고 있는 약에 따라서는 복용을 갑자기 멈춰버리면 문제가 일어날 수도 있기 때문에 조심해야 한다.

특히 혈압강하제, 스테로이드제 심장약, 신경안정제 등은 양약의 효과가 매우 세기 때문에 갑자기 끊으면 그 반동으로 증상이 약화되는 수가 있다.

양방에서 한방으로 바꾸고 싶을 때도 전문가와 상담하여, 몇 개월에 걸쳐서 서서히 양을 줄여 나가면서 양약을 끊게 하는 것이 좋다.

한편, 항암제 등을 복용할 때 부작용으로 괴로워하는 경우가 많은데 이런 때 적절한 한방약을 병용하면 부작용이 줄어든다. 이와 같이 병용에 의하여 치료 효과가 증가하는 예도 많이 있다.

아무튼 의사나 약사와 잘 상담해가면서 병용하는 것이 중요하다.

생활습관적인 병을 개선하기 위해 한방약을 복용하고 있는데 감기에 걸린다든지 복통이 있다든지 할 때는 감기약이나 위장약을 복용하여도 문제가 되는 것은 거의 없다.

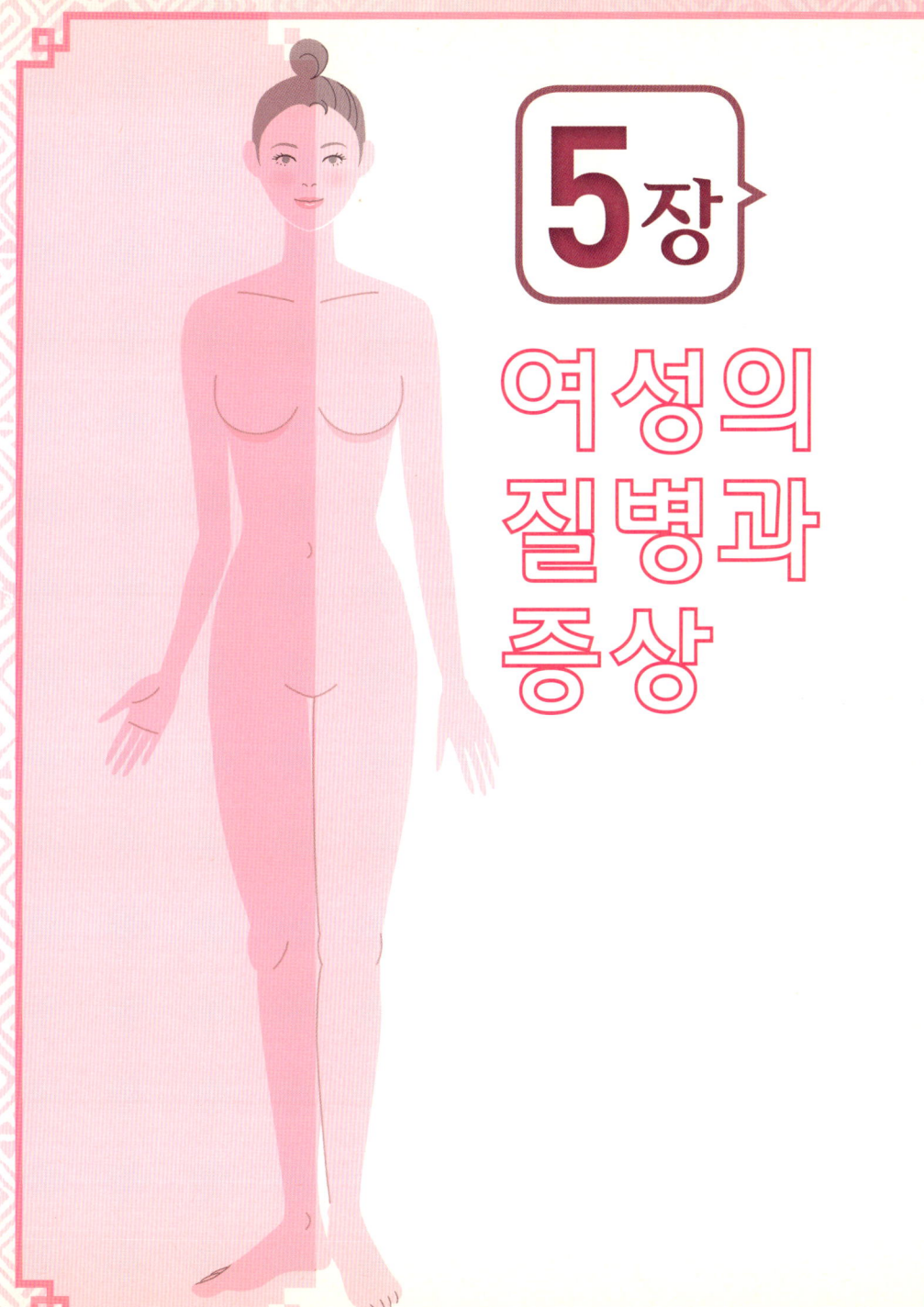

5장

여성의 질병과 증상

냉증

소화기·신장·부인과 계통이 약해서

여성 냉증은 특히 하반신의 냉증을 호소하는 사람이 많고, 그중에는 여름에도 양말을 신지 않고는 잠들지 못하는 사람도 있다.

냉증의 원인은 크게 소화기 계통이 약해서 냉해지는 경우, 신장, 방광 계통이 약해져서 냉해지는 경우, 부인과 계통이 약해서 냉해지는 등 3가지로 나눈다.

설사하기 쉬운 타입은

소화기 계통의 약화에 따른 냉증은 위하수가 있는 사람에게 많다. 이런 사람은 차가운 것이나 기름진 것을 많이 섭취하면 바로 설사해버린다.

소화기 계통이 약하면 영양물질을 섭취해도 소화 흡수되지 않고 몸을 따뜻하게 하는 에너지[동양의학에서는 '기(氣)'라고 한다]를 생산할 수 없다. 이 경우에는 먼저 소화기 계통을 따뜻하게 하는 것이 중요하다. 위장이 따뜻해지면 기를 생산할 수 있게 되고 냉증이 개선된다.

화장실을 자주 가는 타입은

화장실을 자주 가는 사람은 신장, 방광 계통이 약해서 수분대사가 나빠진다. 그래서 몸 안에 남은 수분[동양의학에서는 '수(水)'라고 한다]이 모여서 차가워진다. 냉증의 원인이 되는 수분대사를 개선하여 냉증을 치료한다.

생리불순과 생리통이 있는 타입은

생리불순이나 생리통 등의 부인과 계통이 약해서 생기는 냉증은 사지의 말단부터 점점 차가워져서 손발이 어딘가에 부딪히면 멍이 잘 드는 사람에게 많이 나타난다. 이러한 냉증의 원인은 혈액의 흐름이 나쁘기 때문이다. 이는 혈액 흐름이 나쁘고 정체되어 있는 상태를 가리킨다.

냉증을 호소하는 사람은 대체로 화장실을 자주 가는데, 부인과 계통이 약한 사람은 화장실에 거의 가지 못해 붓는 경우도 있다. 아무튼 부인과 계통이 원인인 냉증은 혈액순환을 개선시키는 것이 중요하다.

관련증상
설사→ 80P
빈뇨증→ 88P
생리통과 생리불순
→ 150P

건강관리
아랫배와 허리를 따뜻하게 하는
구운소금 보온요법

준비물은 소금, 수건, 프라이팬. 우선 프라이팬 위에 소금을 올려서 가열하고, 이것을 수건으로 싸서 소금주머니를 만든다. 위를 보고 누워서 아랫배를 수건으로 덮고, 그 위에 소금주머니를 올린다. 식으면 다시 뜨거운 소금으로 교환하고, 차가워진 소금은 다시 프라이팬에서 가열한다.

배가 살짝 빨개질 때까지 몇 차례 반복한다. 아랫배가 따뜻해지면 이번에는 엎드려서 허리 부분을 데운다.

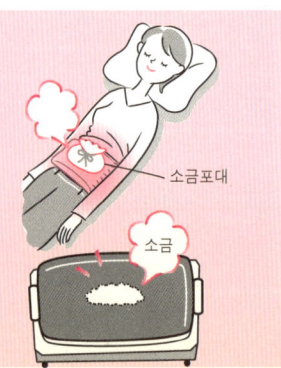

소금포대

소금

한방약

소화기 계통이 약한 사람에게는 위장을 데워서 위장의 소화 기능을 개선하고 항진시키는 인삼탕이 효과적이다.
위장이 약하고 냉증의 증상이 강할 때는 인삼탕에 데우는 기능이 강한 '부자'라는 생약을 첨가하여 부자인삼탕을 복용한다.
신장, 방광 계통이 약한 사람 중에서도 허리 밑 아랫도리가 물에 잠겨 있는 듯 느껴질 정도로 냉증이 강한 경우는 영강출감탕이 좋다.
냉증 때문에 하반신에 힘이 없는 듯한 느낌이 들 때는 팔미환, 둘 다 밤중에 화장실 자주 가는 사람에게 효과적이다.
부인과 계통이 약한 사람 중에 잘 붓는 사람은 수분대사를 활발하게 하는 당귀작약산이, 피부가 검고 부석부석한 사람에게는 '부인들의 성약'이라 불리는 사물탕이 효과적이다. 둘 다 몸을 따뜻하게 하고 혈액순환을 돕는다.

 ## 경혈

소화기 계통이 약할 때는 위장을 건강하게 하는 데 대표적인 혈자리인 족삼리를 자극한다. 신장, 방광 계통이 약할 때는 냉증에 효과적인 혈자리인 용천이 좋다.
부인과 계통이 약할 때는 삼음교, 냉증과 함께 상기 증상이 있을 때는 태충을 자극한다. 모두 피부가 빨개지도록 뜸을 뜬다. 가정용 간이뜸도 충분히 효과적이다.

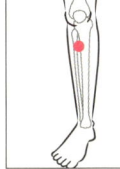
족삼리(足三里) 무릎 앞쪽 접시 모양의 뼈(슬개골)의 바깥쪽 바로 아래 오목하게 들어간 부분에서 바깥쪽 복사뼈로 이어지는 선을 중지만큼 내려간 곳

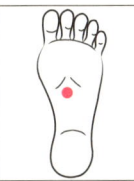
용천(湧泉) 발바닥 중앙 앞부분에서 패인 부분

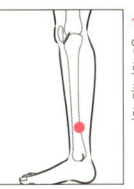
삼음교(三陰交) 안쪽 복사뼈에서 위로 손가락 4개 폭만큼 올라간 곳 뼈의 바로 옆

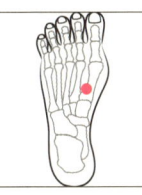
태충(太衝) 엄지발가락과 둘째 발가락 사이 갈라지는 곳에서 발목 쪽으로 뼈에 닿는 곳

 ## 식이요법

소화기 계통이 약한 사람에게 가장 좋은 음식은 무, 인삼, 생강, 산초이다. 전분을 소화하는 지아스타제가 풍부하게 함유되어 있고 소화, 호흡을 돕는다. 무 조림에 몸을 데우는 생강을 넣어서 매일 먹으면 좋다.
신장, 방광 계통이 약한 사람에게는 신장을 좋게 하는 대표적인 음식인 참마. 한방 생약으로서도 사용되는데 '산약', '서예' 등으로도 불린다. 밤중에 화장실 가는 횟수가 잦은 사람에게도 권할 만하다. 부인과 계통이 약한 사람들에게는 권하고 싶은 것은 홍화, 사프란(saffron)이다. 어혈을 풀어주고 몸을 따뜻하게 하는 효과가 있다.

생리통과 생리불순

생리통·생리불순은 동양의학의 전문 분야

생리의 일반적인 주기는 28일이지만, 개인차가 있다. 생리 주기가 일정하고 생리통도 없는 경우에는 정상이고, 또 생리는 환경 변화나 스트레스에도 영향받기 쉽기 때문에 1~2개월간쯤 불순이어도 신경 쓸 일은 아니다. 일상생활에 지장이 생길 만한 생리통이 있고, 생리불순으로 불임이 우려될 때 치료 대상이 된다.

생리통이나 생리불순은 혈의 이상이나 기의 부족 때문에 생긴다고 본다. 구체적으로는 어혈이 뭉친 경우, 피가 부족할 경우, 기가 부족할 경우 등 세 가지로 분류된다. 생리통이나 생리불순은 동양의학이 능숙한 분야이다.

어혈일 때

어혈이 있으면 자궁 주변의 혈행이 좋지 않아져서 생리 중에 심한 통증이 있다. 이 통증은 배를 누르고 만져도 가벼워지지 않는 특징이 있다. 생리혈에 핏덩어리가 나오는 경우도 있고, 주기가 빨라지는 편이다. 어혈을 해소함으로써 혈행을 정상으로 하여 생리통과 생리불순을 치료한다.

피가 부족할 때

피가 부족해지면 혈액량이 적어지기 때문에 월경량도 적고 색도 흐려진다. 생리주기가 늦어지는 편이며, 생리혈이 멈추지 않는 증상이 나타나기도 한다.

이러한 경우에는 피를 보충하여 증상을 개선시킨다.

기가 부족할 때

기가 부족해지면 내장의 움직임, 수분대사도 악화된다. 이와 함께 피를 생성하는 움직임도 약해져서 피가 부족해지고, 생리불순을 일으키기 쉽다. 생리는 늦어지는 편이다. 기를 보충하는 것으로 피를 보충시키고, 내장 기능이나 수분대사를 좋게 하여 증상을 개선시킨다.

관련증상
냉증→148P
불임→152P

건강관리 | 생리통에서 탈출시켜 주는 음식

생리불순이나 생리통에 시달리는 사람은 혈액을 탁하게 하는 음식은 먹지 않도록 한다. 구체적으로 게, 조개류, 성게, 연어알, 진액이 많은 산나물, 죽순 같은 것이다.

월경량이 과다한 사람은 버터, 케이크 등 계란과 우유를 사용한 음식을 피한다. 빈혈, 냉증을 동반할 때는 생야채, 과일, 회 등 몸을 차게 하는 식품을 피한다.

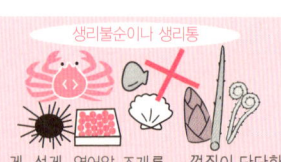
게, 성게, 연어알, 조개류 / 껍질이 단단한 야채

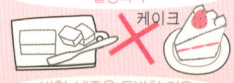
월경과다 / 케이크

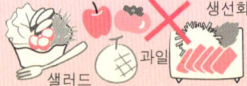
빈혈, 냉증을 동반한 경우 / 샐러드, 과일, 생선회

한방약

다리가 차갑고 머리가 뜨겁고 신경이 곤두서는 증상을 동반할 때는 어혈이 원인이라고 생각된다. 어혈을 해소시키는 계지복령환이 좋은데, 생리 때 두통과 어깨 결림을 일으키기 쉬운 사람, 스트레스로 생리불순이 되기 쉬운 사람에게도 좋다.
같은 증상에 변비가 있을 때는 도핵승기탕도 쓴다.
피가 부족하면 생리통이나 생리불순과 함께 하반신의 냉증과 부종 같은 것이 나타난다. 이때는 몸을 따뜻하게 하고 조혈을 돕는 당귀작약산이 좋다.
생리혈이 잘 멈추지 않을 때는 지혈 작용과 조혈 작용을 함께 하는 궁귀교애탕을 권한다.
또 자궁내막증이 있을 때는 온천욕이 좋다.
위장 기능과 체력이 약하고, 수면 중에 땀을 흘리는 사람은 기 부족을 해소함으로써 생리통과 생리불순을 개선한다. 위장을 건강하게 하고 체력을 키우는 보중익기탕이 효과적이다.

 ## 경혈

생리통에는 생식기에 통증을 일으키는 작용이 있는 중봉혈에 뜸을 뜨면 좋다. 생리통뿐 아니라 생리불순에도 삼음교, 혈해에 뜸을 놓으면 효과적이다. 특히 삼음교는 부인과 계통의 질환 전반에 효과가 있는 혈이다.

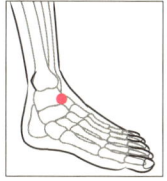
중봉(中封)
안쪽 복사뼈 앞쪽의 움푹 팬 곳

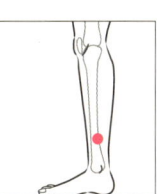
삼음교(三陰交)
안쪽 복사뼈에서 위로 손가락 4개 폭만큼 올라간 곳 뼈의 바로 옆

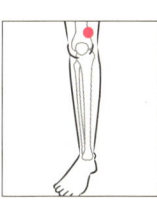
혈해(血海)
무릎뼈 위의 안쪽 허벅지에서 손가락 3개 폭만큼 위에 있는 곳

 ## 식이요법

사프란과 홍화는 어혈을 푸는 음식이다. 어혈을 개선시키는 동시에 진통 작용도 있어서 생리불순이나 생리통에도 효과적이다. 5~6개를 컵에 넣고 뜨거운 물을 부어서 마시면 효과가 있다.
홍화는 혈액순환을 개선시키는 작용을 하는데, 생리통이나 생리불순뿐 아니라 냉증, 빈혈에도 효과가 있다. 말린 홍화 5~8g을 2컵의 물이 반이 될 때까지 끓여서 마신다.
이외에 목이버섯이나 쑥도 생리통과 생리불순에 좋은 음식이다. 목이버섯은 혈액을 정화시키는 작용을 한다. 쑥은 생리불순이나 월경 과다에 효과적이다. 마른 쑥잎을 5~10g 가량 물 3컵이 반이 될 때까지 가열하여 마신다.

불임

여성의 원인과 남성의 원인

불임은 피임을 하지 않는데도 결혼 후 2년이 지나도 임신이 안 되는 경우를 말한다.

여성에게 자궁내막증 등의 자궁 질환이 있으면 임신이 곤란하다. 그래서 산부인과 질환이 있을 때는 우선 그 치료를 우선해야 한다.

물론 불임은 여성만의 문제가 아니다. 무정자증, 정자결핍증 등 남성에게 원인이 있는 경우도 있는데, 물론 그런 경우에는 남성이 치료받아야 한다.

불임에 괴로워하는 부부의 40%가 남성에게 원인이 있다는 조사 결과가 있기 때문에 부부가 함께 검사를 받아야 한다.

여성도 자궁과 난소에 질환이 없어 배란도 되고 남성에게도 문제가 없는데 좀처럼 임신이 안 되는 경우, 동양의학이 적절한 치료를 제공하고 있으며, 그런 예는 적지 않다.

임신은 피의 작용

동양의학에서는 생리, 임신, 출산, 수유(授乳) 등에는 주로 피 기능이 작용한다고 본다. 어혈이나 피 부족이 있을 경우 이들 기능이 순조롭지 않다. 어혈과 피 부족을 개선하는 것이 임신하기 쉬운 몸을 만드는 기초가 된다.

어혈이 있을 경우

어혈은 순조로운 생리나 배란을 막는 원인이 된다. 혈액순환이 나빠지면 당연히 어혈도 악화되는데, 혈행을 악화시키는 주된 원인은 냉증이다. 몸을 따뜻하게 함으로써 냉증을 해소시키고 혈류를 좋게 하여 어혈을 치료한다.

피가 부족할 때

피가 부족해도 생리불순이나 불임이 된다. 우선은 피를 보충시키고, 혈행을 좋게 하여 생리불순을 치료함으로써 배란을 정상으로 만들어 임신하기에 적당한 몸을 만든다.

관련증상

냉증 → 148P

생리통과 생리불순 → 150P

유산과 조산방지 → 154P

건강관리

몸을 차갑게 하는 영양 과다에 주의

불임에 대처하기 위해서는 의학뿐 아니라 생리학적 접근도 중요하다. 현재 불임증으로 괴로워하는 사람들이 많은 곳은 아메리카, 유럽, 일본이다. 반대로 개발도상국인 방글라데시, 파키스탄, 인도 등은 영양 상태가 나쁜데도 출산율이 높아지고 있다.

일본에서도 1940~50년대에는 5~10명씩 낳았다. 영양 과다보다는 조금 배고픈 편이 생명에 위기감을 일으켜 자손을 남기려는 생식 기능이 활발해지는 작용을 일으킨다. 소식(小食)을 통해 조금 배고픈 상태가 될 필요가 있다. 그리고 몸을 차갑지 않게 하는 것이 중요하다.

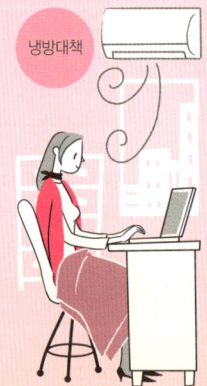

냉방대책

한방약

생리불순과 생리통이 있고, 생리혈에 뭉친 피가 섞여 있으며, 다리가 차고 머리로 기운이 치밀오르는 냉증 세가 있는 사람은 어혈이 임신의 장애인 만큼 계지복령환이 좋다.
같은 증상에 변비까지 있을 때는 대황을 추가해 계지복령환가대황이 좋다.
피 부족으로 임신이 잘 안 되는 사람 중에는 세 가지 타입이 있다.
첫째는, 잘 붓고 하반신에 냉기가 있는 사람이다. 몸을 따뜻하게 함으로써 혈행을 촉진시키는 당귀작약산이 효과적이다.
둘째, 피부가 거칠고 냉증이 있는 사람이다. 몸을 따뜻하게 하고 조혈 작용이 있는 사물탕이 효과적이다.
셋째, 자궁내막증이 있고, 빈혈·기미로 피부가 검고, 손발이 차가우며 열이 잘 오르는 타입이다. 혈행 개선과 소염 작용이 있는 온청음이 좋다.

 ## 경혈

삼음교, 혈해, 삼초유, 소장유에 뜸을 뜬다.
삼음교는 부인과 계통 질환의 특효혈이고, 혈해는 생리불순을 치료하여 임신하기에 알맞은 몸을 만든다. 삼초유, 소장유는 무월경을 치료하는 치료혈이다.

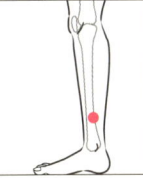

삼음교(三陰交)
안쪽 복사뼈에서 위로 손가락 4개 폭만큼 올라간 곳 뼈의 바로 옆

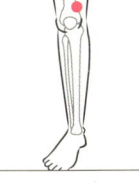

혈해(血海)
무릎뼈 위의 안쪽 허벅지에서 손가락 3개 폭만큼 위에 있는 곳

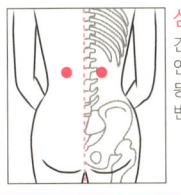

삼초유(三焦俞)
견갑골의 밑부분을 연결한 선상에 있는 등뼈로부터 아래로 6번째 등뼈의 양옆

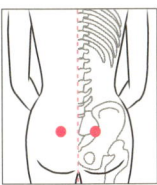

소장유(小腸俞)
양쪽 골반의 윗부분을 연결한 선상의 등뼈의 아래, 선골의 위에서 첫 번째와 두 번째 돌기 사이의 양옆

 ## 식이요법

불임을 개선하고 싶을 때 야채샐러드, 과일 등의 생식은 몸을 차갑게 하기 때문에 당연히 피하는 것이 좋다. 원인이 없을 때는 지방을 줄이는 식사를 해야 한다.
몸을 따뜻하게 하고 혈액순환을 돕는 음식이 산부인과 계통의 기능을 높이고 불임 치료에 도움이 된다. 회향, 클러브(clove) 같은 향신료를 사용한 요리를 먹는다.
또 양고기도 피 부족을 돕고 몸을 건강하게 하는 작용이 있어 추천한다. 우리에게는 아직 친숙하지 않은 음식이지만 불임 개선뿐 아니라 산후 회복에도 좋은 음식이다.
양고기 150g, 검정콩 15g, 산초열매 3g, 한방생약 당귀 4g을 함께 넣어 수프를 만들어 소금을 가미해 먹는다.

유산·조산 방지

관련증상
냉증 → 148P
불임 → 152P

모체의 건강 유지에 적당한 동양의학

유산은 임신 24주 이내에 분만해버리는 것으로서, 임신부의 약 10%가 유산을 한다. 일반적으로 아랫배 통증과 출혈이 일어나는데, 옆으로 누워 안정을 취해도 통증과 출혈이 멈추지 않을 때는 곧바로 병원에 가야 한다.

조산은 임신 24~36주 사이에 분만하는 것이다. 격렬한 운동이나 정신적인 충격, 몸을 굴리는 등 이처럼 분명한 원인이 없는데도 유산이나 조산을 하는 경우가 있다. 이러한 원인 불명의 유산과 조산을 막기 위해서는 우선 모체의 건강 상태를 양호하게 만드는 것이 중요하다.

동양의학은 태아에게 악영향을 끼치는 모체의 체질을 개선시키는 데 매우 적절하다.

체질 개선의 중요성

모체가 쉽게 차가워지고 붓고 피로해지는 체질을 갖고 있을 때, 이를 방치하면 태아에게 악영향을 끼친다. 이러한 체질을 개선하고 모체의 건강을 유지하는 것을 최우선으로 생각해야 한다.

동양의학에서는 유산·조산을 크게 몸이 차가워질 경우와 수분대사가 나쁜 경우로 나누어 치료한다.

몸이 차가울 경우

몸이 차가워지면 혈액순환이 나빠지고, 태아에게 충분히 영양이 돌아가지 않기 때문에 태아의 발육에 악영향을 끼친다. 이 경우 몸을 따뜻하게 함으로써 태아의 안정을 도모한다. 특히 냉증이 있는 사람들은 본디부터 몸이 약한 경우가 많기 때문에 몸 전체의 활력을 높이는 것이 목적이다.

수분대사가 나쁜 경우

몸의 냉증 원인이 원활하지 않은 수분대사에 기인하는 경우가 있다. 수분대사가 나쁘면 하반신에 냉증이 나타나기 쉽고, 임신에 있어서 절대 금물인 허리 냉증도 생긴다.

수분대사에 도움되도록 몸을 따뜻하게 하고, 모체를 안정시켜야 한다.

손쉬운 건강비법

태아의 발육을 돕는

검정콩 시럽 조림

재료(4인분)
검정콩 1컵, 꿀 1큰술

만드는 방법
① 검정콩은 5컵 분량의 물에 하룻밤 담아둔다.
② 그대로 냄비에 넣고 처음에는 센 불로, 나중에는 약한 불로 검정콩이 말랑해질 때까지 끓인다.
③ 콩이 부드러워지면 불을 줄이고, 조금 식힌 후 꿀을 조금 넣어 섞는다.

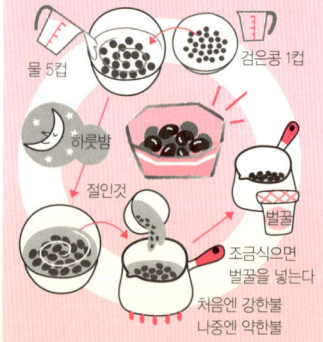

한방약

임신 중에 체질 개선을 위해 약을 먹으려 한다면 장기간 상용해도 태아에게 악영향을 끼칠 염려가 없는 한약이 좋다.

몸이 쉬 피로해지고, 추워지면 아랫배가 아프거나 손발이 차가워지는 사람은 몸 깊숙이 있는 냉증을 빼내고 몸을 따뜻하게 함으로써 혈액순환을 개선시키는 당귀사역가오수유생강탕이 좋다.

냉증으로 유산한 경험이 있고 현기증, 어깨 결림, 머리가 무거운 증상이 있을 때에는 몸을 따뜻하게 함으로써 부인과 계통의 기능을 높이는 당귀작약탕이 맞다.

체력이 약하고 냉증이 심하며 출혈하기 쉬운 경우에는 조혈 작용과 지혈 작용이 있는 궁기교애탕을 복용한다. 하반신이 물에 젖은 듯이 냉하고 화장실에 자주 가고, 허리에 항상 무거운 느낌이 있을 때는 수분대사를 개선시키고 몸을 따뜻하게 하는 작용이 있는 영강출감탕이 효과적이다.

 ## 경혈

중극, 연곡에 뜸을 뜬다. 둘 다 생식기 기능을 정상화시키는 작용이 있기 때문에 유산과 조산 방지에 좋다. 또 태아가 거꾸로 자리잡을 때는 삼음교에 뜸을 뜨면 효과가 좋다. 매일 좌우 5~8회 실시하면 1~2주 이내에 정상적으로 돌아온다.

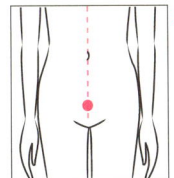

중극(中極)
배꼽에서 손가락 6개 폭 아래, 복부 정중앙선에 있음

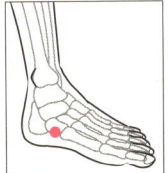

연곡(然谷)
안쪽 복사뼈에서 엄지손가락 폭만큼 앞쪽으로 붙은 돌출된 뼈의 바로 아래

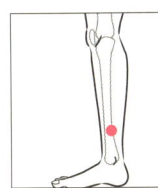

삼음교(三陰交)
안쪽 복사뼈에서 위로 손가락 4개 폭만큼 올라간 곳 뼈의 바로 옆

 ## 식이요법

임신 중에는 몸을 차게 하는 음식을 당연히 피해야 한다. 염분이 많은 음식도 몸의 수분을 마르게 하여 결과적으로 냉하게 하므로 피해야 한다.

동양의학에서는 태아의 발육을 좋게 하는 작용을 '안태(安胎) 작용'이라 한다. 안태 작용을 돕는 음식은 검정콩, 목이버섯, 양고기 등이다.

검정콩은 이뇨 작용에도 좋아서 임신중독증의 부기에도 좋은 식품이다. 태동으로 배가 아플 때도 좋다. 콩을 삶아서 먹어도 좋다. 다만 지나치게 먹으면 배가 늘어질 우려가 있으니 주의해야 한다.

목이버섯은 혈액의 정화 작용, 지혈 작용에 좋아서 태아의 발육을 돕는다.

잘 말려서 분말로 만든 목이버섯을 소량의 일본 술에 타서 마시면 효과적이다. 과음하지 않도록 주의한다.

양고기는 몸을 따뜻하게 하는 작용과 태를 안정시키는 작용이 있는 음식이다.

입덧

불쾌한 증상의 개선은 동양의학의 전문분야

입덧은 임신 6주부터 생기고, 임신 4개월경이 되면 자연히 낫는 생리적인 것으로 병증은 아니다. 그러나 메슥거림, 구토, 식욕부진, 두통, 속쓰림 등의 증상은 본인에게 매우 불쾌한 것이다.

메슥거림은 수분대사가 잘 안 돼서 생기는 것이다. 또 임신을 하면 신경질적으로 변해서 일어나는 경우도 많이 보인다. 그래서 수분대사가 나쁠 때, 기의 움직임이 약할 때, 그리고 냉증이 원인이 된 경우 등 세 가지로 나뉜다.

수분대사가 나쁜 경우

수분대사가 나쁘고, 위장에 남은 수분이 뭉친 것처럼 느껴질 때 메슥거림이 일어난다. 또한 어지럼증을 동반하기도 한다. 목이 마르고 오줌양이 줄어들 때도 신체의 남은 수분이 뭉쳐서 메슥거림을 일으킨다.

위장 부위나 몸에 남은 수분을 없애서 메슥거림을 개선한다.

기의 작용이 약할 때

임신 중에는 기의 작용이 약해져서 불안해하기 쉽고, 그래서 입덧이 일어난다. 매핵기(목에 무언가가 막힌 것 같은 느낌)를 동반하는 경우도 적지 않다.

기의 작용을 개선하여 매핵기를 없앰으로써 불안감과 신경 증상을 진정시켜 입덧을 치료한다.

냉증이 원인일 경우

몸이 차가워지면 여러 기관의 기능이 저하되는데 위장도 예외가 아니다. 그래서 식욕부진, 메슥거림, 구토, 설사 등의 증상이 생긴다.

위장을 따뜻하게 함으로써 기능을 활성화시켜서 식욕부진이나 메슥거림을 개선시킨다.

관련증상
식욕부진 → 72P
구토 → 78P
유산과 조산방지 → 154P

잠깐만!

임신 초기의 주의사항

X선이나 약의 복용

임신 초기에 몸이 좋지 않을 때 그걸 감기나 위장 장애로 오인하여 약을 사서 먹거나 X선을 쬐지 않도록 주의하자. 임신 초기는 태아가 몸의 형태를 만들어가는 매우 중요할 때이다. 약을 복용할 때는 자기 마음대로 약을 먹지 말고 반드시 의사의 지시에 따른다. 건강 검진 등으로 X선 검사를 받을 때도 임신 중이거나 그럴 가능성이 있는 사람은 피하는 게 좋다.

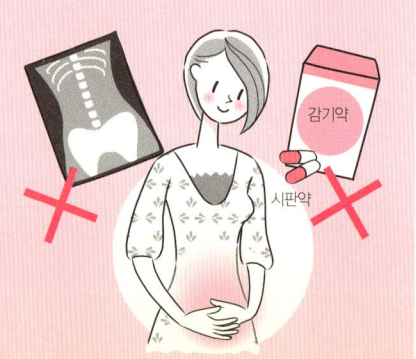

한방약

위장 부위에서 출렁출렁 소리가 날 때는 여분의 수분이 위에 뭉쳐 있는 것이다. 이런 몸 상태에서 입덧에 시달릴 때 소반하가복령탕을 먹으면 수분대사가 개선됨으로써 메스꺼림을 어렵잖게 없앨 수 있다. 이것은 입덧의 고통에도 가장 잘 듣는 처방이지만 어지럼증이나 동계(가슴 두근거림)을 동반할 때도 좋다.
오령산은 수분대사의 원인인 입덧에도 좋지만, 목이 마르고, 소변량이 줄어들면서 붓고, 물을 마셔도 토할 것 같은 메스꺼림이 있을 때도 좋다.
신경질적인 사람이 목에 무언가 걸린 듯한 느낌이 있는 입덧을 할 때는 신경불안을 해소시키는 반하후박탕이 잘 든다.
위장이 약한 사람은 원래 몸이 건강하지 않은 경우가 많고, 몸이 냉하기 때문에 식욕부진, 메스꺼림 등의 입덧을 일으키기 쉽다. 이런 임산부에게는 위장을 따뜻하게 하고 몸 전체의 기능을 활성화시키는 인삼탕이 적절하다.

경혈

중완, 신문, 양릉천에 뜸을 뜬다. 중완은 다양한 위장 질환을 개선시키는 혈자리로서 식욕부진이나 메스꺼림을 치료한다. 신문혈은 정신을 안정시키는 작용을 하며, 신경질적인 사람이 입덧할 때 효과를 볼 수 있는 좋은 혈이다. 양릉천은 구토에 효과적인 혈이다.

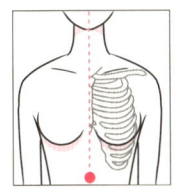

중완(中脘)
배꼽과 명치의 중간

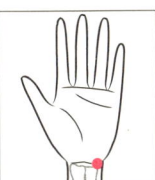

신문(神門)
손목, 손바닥 쪽 주름의 새끼손가락 쪽 끝. 누르면 푹 꺼지는 근육 안쪽

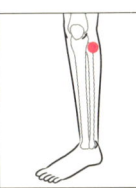

양릉천(陽陵泉)
무릎 바깥쪽 아래에 있는 큰 뼈의 바로 아래

식이요법

위가 비어 있으면 증상이 악화되기 때문에 뭐든지 배를 채우는 게 좋다. 빈속이면 더욱 기분이 나빠지기 때문이다. 그렇다고 해서 음식물을 한꺼번에 많이 먹으면 속에서 거부반응이 나올 수 있기 때문에 여러 차례로 나눠서 먹도록 한다. 메스꺼림을 진정시키는 데 좋은 것은 생강, 매실, 진피[69]이다.
생강은 요리 재료로만 쓰이는 게 아니라, 얇게 썰어서 가벼운 불로 구운 것을 입에 머금는 것으로도 메스꺼림을 억제하는 효과가 있다. 입덧을 할 때는 대개 신것이 먹고 싶어지는데, 신 매실은 진정 작용이 있기 때문에 추천 식품이다. 특히 매실 장아찌의 과육과 벗긴 생강을 잘게 썬 것을 2대 1 분량으로 섞어, 메스꺼림이 있을 때 1스푼씩 먹으면 매우 효과적이다.
귤 껍질을 말린 진피는 위장을 건강하게 함으로써 메스꺼림을 멈추게 하는 작용을 한다. 진피 3g을 물 2컵에 넣고 물이 반으로 줄 때까지 끓여 그 즙을 마신다.

---

69) 말린 귤의 껍질을 한방에서 이르는 말.

모유가 잘 안 나올 때

관련증상
허약 체질 → 100P
빈혈 → 108P

동양의학에서는 '흠유(欠乳)' '유즙불하(乳汁不下)'라 한다

출산 2~3일 후에는 대개 모유가 자연스럽게 나온다. 하지만 충분하게 나오지 않는 임산부들도 있다. 대개는 유선이나 유두에 문제가 있는 경우이지만, 그밖의 문제가 없는데도 젖 나오는 것이 영 시원치 않은 것이다. 그것은 육류나 지방질을 과다하게 섭취하거나 정신적으로 스트레스가 있는 임산부의 경우다.

유선이나 유두에 이상이 있는 것을 치료하는 것은 동양의학이 매우 효과적이다.

모유가 나오지 않는 것을 동양의학에서는 '흠유(欠乳)', '유즙불하(乳汁不下)[70]'라고 하는데, 피가 부족하거나, 원래 체력이 약하거나, 산후조리가 나쁜 경우, 가슴과 어깨의 근육이 지나치게 경직됐을 때 그렇게 된다.

피가 부족할 때

모유는 피와 밀접한 관계가 있어서, 모체의 영양 상태가 나빠서 피가 부족하면 모유를 만들 수 없다. 피 부족을 해소시키는 처방으로 모유를 충분히 만들 수 있는 몸 상태로 만든다.

원래 체력이 약하고, 산후 비만이 더욱 심각해지는 경우

피로감이 풀리지 않고, 식욕이 없으며, 체력이 없거나 원래 허약체질인 사람이 산후에 비만이 더욱 심각해지면 모유가 충분히 안 나온다.

혈액순환을 좋게 하여 위장의 작용을 활발하게 하고, 기력과 체력을 키워서 몸을 건강하게 함으로써 모유가 나오도록 한다.

가슴과 어깨의 근육이 지나치게 긴장되어 있을 경우

가슴과 어깨 근육이 너무 긴장되어 있으면 유선의 발육이 아무리 좋고, 어깨가 결릴 정도로 가슴이 커져 있어도 모유가 나오지 않는다.

이 경우에는 근육의 긴장을 풀어서 모유가 나오도록 한다.

---

70) 출산 후에 젖이 나오지 않는 것을 말함.

잠깐만!

모자(母子) 양쪽에게 다 중요한 모유의 탁월한 효능

산후 며칠 있으면 나오는 초유(初乳)는 질병에 대항하는 면역력이나 항균력을 지닌 물질을 풍부하게 갖고 있고 에너지양도 많아서 신생아의 몸에 저항력을 키워준다. 또 변비[신생아가 출생 후 며칠 사이에 배설하는 검은 변]의 배설을 돕는 작용도 있다. 그래서 모유로 키운 아기들은 분유를 먹인 아기들보다 병에 더 강하다.

또한 아기가 유두를 빨 때의 자극이 산모의 뇌에 전달되어 자궁이 원래 상태로 수축하려는 기운을 북돋는 역할을 한다. 모유로 키우는 것이 엄마에게도 좋은 것이다.

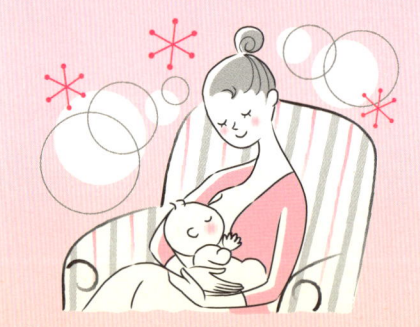

한방약

민들레를 주성분으로 하는 포공영탕은 모유 부족에 특효약인 처방이다. 민들레에는 모유를 잘 나오게 하는 기능이 있는데, 피 부족에 의한 모유 부족에도 좋다.

몸이 차갑고 혈액순환이 나빠서 젖이 잘 안 나올 때는 조혈 작용이 있고 몸을 따뜻하게 하는 기능이 있는 당귀작약산이 좋다.

원래 몸이 약한 사람이나 산후조리가 나쁜 사람은 원래부터 체력·기력이 부족한 편이어서 빈혈, 식욕부진 등이 있어 모유가 잘 안 나온다. 이러한 경우에는 혈액순환을 돕고 위장을 건강하게 함으로써 체력을 살리는 십전대보탕이 좋다.

유선의 발육도 좋고 모유 생산이 정상인데도 젖이 안 나오는 경우에는 가슴과 어깨 근육의 긴장을 푸는 갈근탕을 추천한다. 유방이 늘어지고 두통이나 어깨 결림을 동반할 때도 좋은 처방이다.

 ## 경혈

견정, 궐음수, 공최에 뜸을 뜨거나 지압하면 좋다. 견정은 젖의 분비에 도움을 주는 작용을 한다. 궐음수와 공최는 가슴 부위의 질환을 치료하는 혈로, 모유가 잘 안 나올 때 효과가 있다.

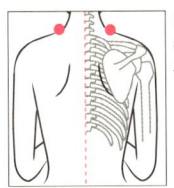

견정(肩井)
어깨 가운데 가장 불룩하게 솟은 부분

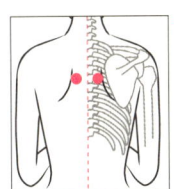

궐음유(厥陰俞)
목을 아래로 숙일 때 가장 돌출된 목뼈로부터 아래로 4번째 등뼈의 양옆

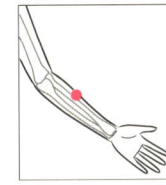

공최(孔最)
팔의 안쪽. 팔꿈치 주름에서 엄지손가락 쪽으로 손가락 4 목만큼 손목 쪽으로 다가간 곳

 ## 식이요법

무엇보다 모체를 건강하게 하는 것이 중요하다. 수면을 충분히 취하고, 육식이나 지방을 과잉 섭취하지 않도록 균형 잡힌 식사를 해야 한다. 모유 부족을 해소하는 데 도움이 되는 것에는 원추리, 참기름, 호박류, 칡 등이 있다.

원추리는 정신적 불안이나 불면에, 특히 초산인 사람은 불안과 긴장으로 모유 부족일 경우가 많은데 이때 추천할 만하다. 철분이 풍부하고, 피 부족에 의한 모유 부족에도 좋으며, 모유가 제대로 나오지 않을 때도 응용할 수 있다. 건조시킨 것을 중화요리 재료 판매장에서 구할 수 있다. 물로 불려서 야채무침 등으로 먹는다.

참기름은 혈액순환을 돕고 냉증을 치료한다. 피를 보충하는 작용이 있어서 모유 부족에도 좋은 음식이다.

호박 종류는 단백질과 지방질이 풍부하여 중국에서도 모유가 부족한 사람에게 좋다고 알려져 왔다. 어깨 결림이 원인인 사람은 칡탕이 좋다.

갱년기 장애

'피의 도증(道症)' 중 하나

특별한 질환이 없는데 얼굴이 달아오르고, 초조해지며, 갑자기 땀이 나고, 두통, 가슴 두근거림, 불면, 피로감 등이 느껴지는 것을 '부정수소(不定愁訴)'이라 한다. 부정수소란 갱년기 장애란 여성의 월경기 전후에 일어나는 신체 증후군을 가리킨다.

동양의학에서는 여성 특유의 부정수소를 총칭하여 '피의 도증'이라 부르며, 갱년기 장애도 그중 하나이다. 주요한 원인은 어혈이다. 어혈은 바꿔 말하면 몸에 남은 비활성화된 혈액으로, 이것들이 쌓이면 혈액 전체의 활력이 떨어져서 세포의 신진대사도 저하된다. 이것이 신체와 정신 양면에 영향을 끼쳐 다양한 부정수소로 나타난다.

갱년기 장애는 어혈 때문일 때, 어혈의 영향으로 기 순환이 나쁜 경우 등 2가지로 구분된다.

어혈 때문일 때

어혈이 있으면 혈액순환이 나빠지고, 다리가 차갑고, 머리가 뜨거운 냉증이 일어난다. 또 어깨 결림, 두통, 어지러움 등의 증상도 일어난다. 이러한 경우에는 어혈을 해소시킴으로써 혈액순환을 개선시켜 불쾌한 부정수소를 치료한다.

기 순환이 나쁠 경우

기 순환이 나쁘면 기분이 가라앉고, 초조해지며, 불안감, 우울감, 불면, 두근거림 등의 증상이 나타난다. 또 목에 무언가 걸린 듯한 느낌(매핵기)도 있다. 기 순환을 좋게 하거나, 매핵기를 빼내도록 처방하여 치료한다.

갱년기 장애는 일정한 나이가 되면 누구에게나 찾아오는데, 즐기는 취미와 열심히 할 수 있는 일을 가진 사람은 비교적 가볍게 겪는다고 한다. 이도 기순환의 영향 중 하나라 생각된다.

관련증상
냉증→ 148P
두통→ 166P

잠깐만!

늘어가는 남성의 갱년기 장애

현대는 스트레스 사회라 불릴 정도로 스트레스를 받기 쉬운 시대이다. 특히 50세 이후의 남성은 가정에서도 사회에서도 중대한 책임이 있어서 그 중압감 때문인지 근래에 남성의 갱년기 장애가 늘어나고 있다고 한다. 갱년기 장애로 정서불안이 되면 몸 상태에도 이상이 오기 시작하고 증상은 더욱더 악화되고 만다.

남성의 경우 부정수소의 대부분은 우울증 증상으로 검진되는데, 생활 환경에 큰 변화가 없는데 50세 전후에 증상이 나타나기 시작한다면 갱년기 장애일 가능성이 크다.

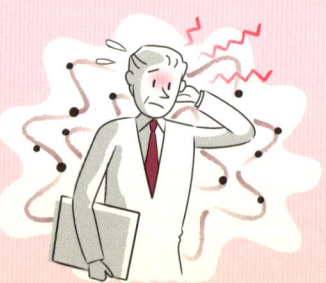

한방약

다리가 차고 머리가 뜨거운 냉증의 상기가 있고, 두통, 어깨 결림, 초조함 등이 있을 때는 어혈을 치료하는 계지복령환이 좋다. 같은 증상에 변비가 동반될 때는 도핵승기탕이 좋다.

머리가 무겁고, 어지러우며, 심장 두근거림 등과 함께 얼굴이 빨개지며, 정신적 불안, 불면, 피로 등의 증상이 있을 때는 혈액순환을 개선하여 기 순환을 좋게 하는 가미소요산이 맞다.

정서불안과 매핵기가 있을 때는 매핵기를 빼내고 불안감을 해소시키는 반하후박탕이 잘 맞는다.

기가 치밀어올라 초조해지고, 안정을 취하기 어려우며, 배꼽 부위에 두근거림이 있을 때는 '배꼽 밑 단전의 기'가 안정되지 않은 것이다. 원인이 되는 기의 혼란을 조화시켜서 정신을 안정시키는 영계감조탕이 좋다.

 ## 경혈

불안감이 강할 때는 백회→노궁의 순서대로 뜸이나 지압으로 자극한다. 뜸은 열기가 느껴질 정도까지만, 지압도 혈자리의 피부가 따뜻해질 정도로만 행한다.

기가 심하게 치밀어오를 때는 백회→용천의 순서대로, 백회와 용천을 1대 2회의 비율로 뜸을 뜬다.

불안감이 강하고 쉬 잠들 수 없을 때 백회→실면혈의 순서대로, 백회와 실면혈을 1대 3회의 비율로 뜸을 뜬다.

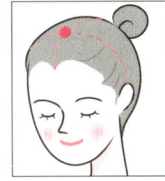

백회(百會)
정수리

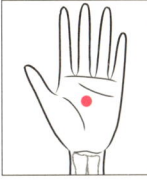

노궁(勞宮)
손바닥을 위로 하고 주먹을 쥐었을 때 중지와 무명지가 누르는 곳

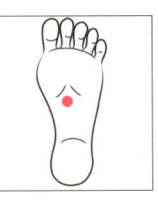

용천(湧泉)
발바닥 중앙 앞부분에서 패인 부분

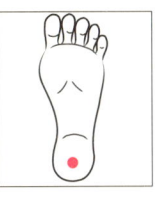

실면혈(失眠穴)
발꿈치의 중앙

 ## 식이요법

상기증이나 초조함이 생기지 않도록 육류나 향신료, 설탕, 초콜릿 등 흥분성이 있는 음식은 피하는 것이 좋다.

피 흐름을 좋게 하는 음식은 사프란, 홍화이다. 사프란 5~6뿌리, 또는 말린 홍화 1~2g을 컵에 넣고 뜨거운 물을 부어서 마신다.

기 흐름을 좋게 하는 음식물은 백합뿌리, 차조기, 연근이다.

백합뿌리는 중국에서 노이로제를 치료하는 음식물로 알려져 있다. 차조기도 정서불안을 치료하는 한방생약으로 사용될 정도로 기 흐름을 개선시키는 식품이다. 연근에도 정신을 안정시키는 성분이 들어 있다.

뜨거운 열감·다한증

추워도 땀을 흘린다

여성이 약을 먹어 생리를 멈추었거나 갱년기 장애가 생기면 뜨거운 열감 증상이 나타난다. 별다른 일도 없는데 얼굴에 열이 나거나 땀이 많이 나온다. 이 땀은 아무리 조심을 해도 그칠 줄 모르고, 얼굴뿐 아니라 온몸이 땀으로 축축해진다.

추워도 상관없고 에어컨이 켜 있는 시원한 곳에서도 마찬가지여서 주위 시선이 신경 쓰이고, 그래서 더욱더 땀이 더 나는 사람들이 많다.

기 치밀어오름과 함께 일어난다

뜨거운 열감은 기 치밀어오름과 함께 나타나는 경우가 많고, 심해지면 배꼽을 경계로 해서 위와 아래의 피부 온도가 다를 정도로 냉증의 상기(발은 차갑고 머리가 뜨거운 상태)가 된다. 대개는 30분 이내에 자연적으로 없어지고 체온도 정상화된다.

동양의학에서는 이러한 증상이 어혈 때문에 일어난다고 본다. 어혈로 혈류가 정체되면 피나 기운이 위로 올라가 상기(上氣)가 일어난다. 이를 식히기 위해서 땀이 일제히 나는 것이다.

갱년기 장애 이외에도 부인과 계통의 수술을 받아 자궁이나 난소를 떼낸 사람에게도 잘 나타나는 증상이다.

이러한 종류의 다한은 어혈을 풀고 피 순환을 좋게 하면 일어나지 않게 된다.

신경성의 다한

다한증은 긴장하는 등, 신경성이 원인인 경우가 많다. 기 순환이 나빠서 일어난다고 추정되며, 이를 개선해서 치료한다.

관련증상
갱년기 장애→ 160P
상기→ 172

건강관리 | 증상이 일어날 때 좋은 해소운동법

뜨거운 열감이 올라왔을 때 빨리 해소하기 위해 추천하는 운동이다.

먼저, 양손의 중지를 머리의 정중앙[백회혈]에 얹고, 천천히 숨을 내쉬면서 중지를 누르고, 숨을 내쉬면서 손가락를 뗀다. 이를 10회 반복한다.

다음으로, 다리를 조금 벌리고 서서. 숨을 마시면서 양손을 높이 올린다. 다리는 발끝으로 서고, 손은 위로 끌어당기듯이 뻗는다. 쭉 늘린 후 숨을 내쉬면서, 발뒤꿈치와 손을 모두 내린다. 이를 10회 반복한다.

또한 발바닥의 용천혈을 자극하여 기를 내리는 것도 효과적이다.

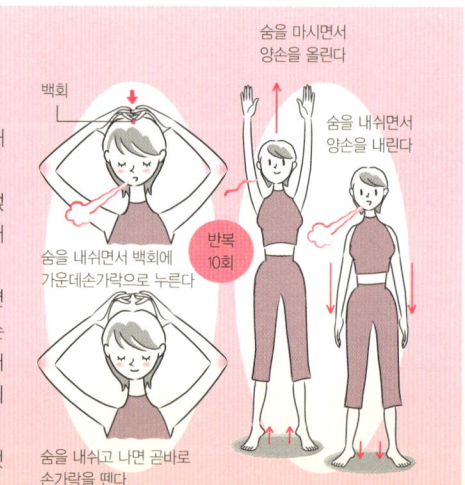

한방약

생리불순이나 생리통이 있고, 냉증의 상기가 강하며, 뜨거운 열감이 잘 일어날 때는 어혈을 해소시켜 상기 증상을 빼내는 계지복령환이 좋다. 상기와 함께 정서불안이나 초조함이 일어날 때 효과적이다.
같은 증상에 심한 변비가 있을 때는 도핵승기탕도 맞다.
불안감이 강하고 신경질적인 사람은 뜨거운 열감을 일으키기 쉬운 경향이 있는데, 이것이 기 순환 악화의 원인이 된다. 기운이 빠지고, 초조해지며, 심장 두근거림이나 불면증이 생기고, 잘 상기되는 타입은 상기를 내려서 심장 두근거림을 진정시키고, 신경을 안정시켜 증상을 개선시키는 계지가룡골모려탕이 효과적이다. 이 처방은 대중 앞에 설 때나 시험 치를 때처럼 긴장하는 경우 땀이 많이 나는 사람에게도 쓸 수 있다.

경혈

백회→용천의 순서대로 뜸을 뜬다. 뜸은 피부가 열감을 느낄 때까지만 행한다. 백회보다 용천 쪽에 뜸을 많이 뜨면 더 효과적이다.

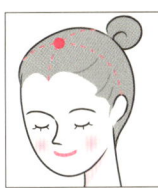

백회(百會)
정수리

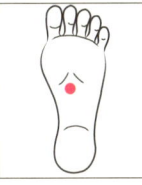

용천(湧泉)
발바닥 중앙 앞부분에서 패인 부분

식이요법

뜨거운 열감은 상기와 같이 일어나기 때문에 상기를 생기게 하는 초콜릿, 고추 외에 피를 탁하게 하는 진액이 많은 산나물이나 죽순, 게, 새우 등은 가능한 한 먹지 않도록 한다.
머리로 올라간 기운을 내리고 상기를 해소시키는 음식은 칼슘을 다량 함유한 재첩, 바지락 등의 조개류, 계피 등이다. 정서불안이 심하고 긴장하면 땀이 잘 나는 경우, 밀이나 대추가 좋다.
밀에는 몸의 열을 빼앗는 성분이 있어서 정서불안인 사람의 다한증에 효과적이다. 대추에는 정서불안에 의한 불면 등을 치료하는 기능이 있어서, 함께 섭취하면 더욱 효과가 높아진다.
밀가루 50g과 말린 대추 10개를 냄비에 넣고 가득 물을 채운 다음 걸쭉하게 될 때까지 달여서 마신다.

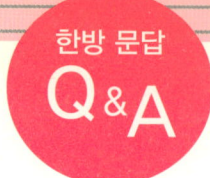

한방 병원·약국을 잘 이용하는 방법은?

한방을 취급하는 병원이나 약국에 처음 갈 때, 어떤 준비가 필요할까? 별로 심각한 것은 아니지만, 다음과 같은 준비를 해서 가면 좋다.

먼저 본인이 가는 것이 중요하다. 그래서 자신이 치료하고 싶은 병의 경과, 증상을 알기 쉽게 정리해둔다.

또한 동양의학은 치료하고 싶은 병에 관해서만이 아니라 온몸의 증상도 매우 중시하기 때문에 평상시의 식욕, 수면, 용변, 배뇨, 땀 배출 상태도 정리해 둔다.

현재 병원에 다니거나 과거에 큰 병을 앓았던 경우에는 반드시 전달하고, 복용하는 약이 있으면 가져가서 보여주도록 한다.

나중에 깜빡 잊었다고 후회하지 말고 위의 사항들을 메모해 가는 게 좋다.

재진을 할 때는 병의 증상이 변화했는지 안 했는지를 중심으로, 그밖의 몸 상태의 변화를 정리해 둔다.

이때 가능한 한 있는 그대로 말하도록 하는데, 무언가 변화가 없더라도 "선생님이 실력이 없어서…"라는 식으로 멀리하거나, 과장해서 말하지 않도록 한다. 초진일 때는 미처 몰랐던 새로운 증상이 나타나면 반드시 전달한다.

그리고 아무리 사소한 것이라도, 어려워하지 말고 그 장소에서 질문하도록 하자. 이러한 준비가 되어 있으면 한의사나 의사와 환자 간에 더 나은 의사전달이 이루어질 수 있고, 반드시 치료 효과가 있다.

기본적으로는 본인이 가는 것이 가장 좋지만 갈 수 없을 때는 본인의 일상을 잘 아는 가족이 대리로 가도 좋다. 그때 앞에서 말한 것들을 적은 메모와 본인의 사진을 지참하면 더 정확한 진찰을 받을 수 있다.

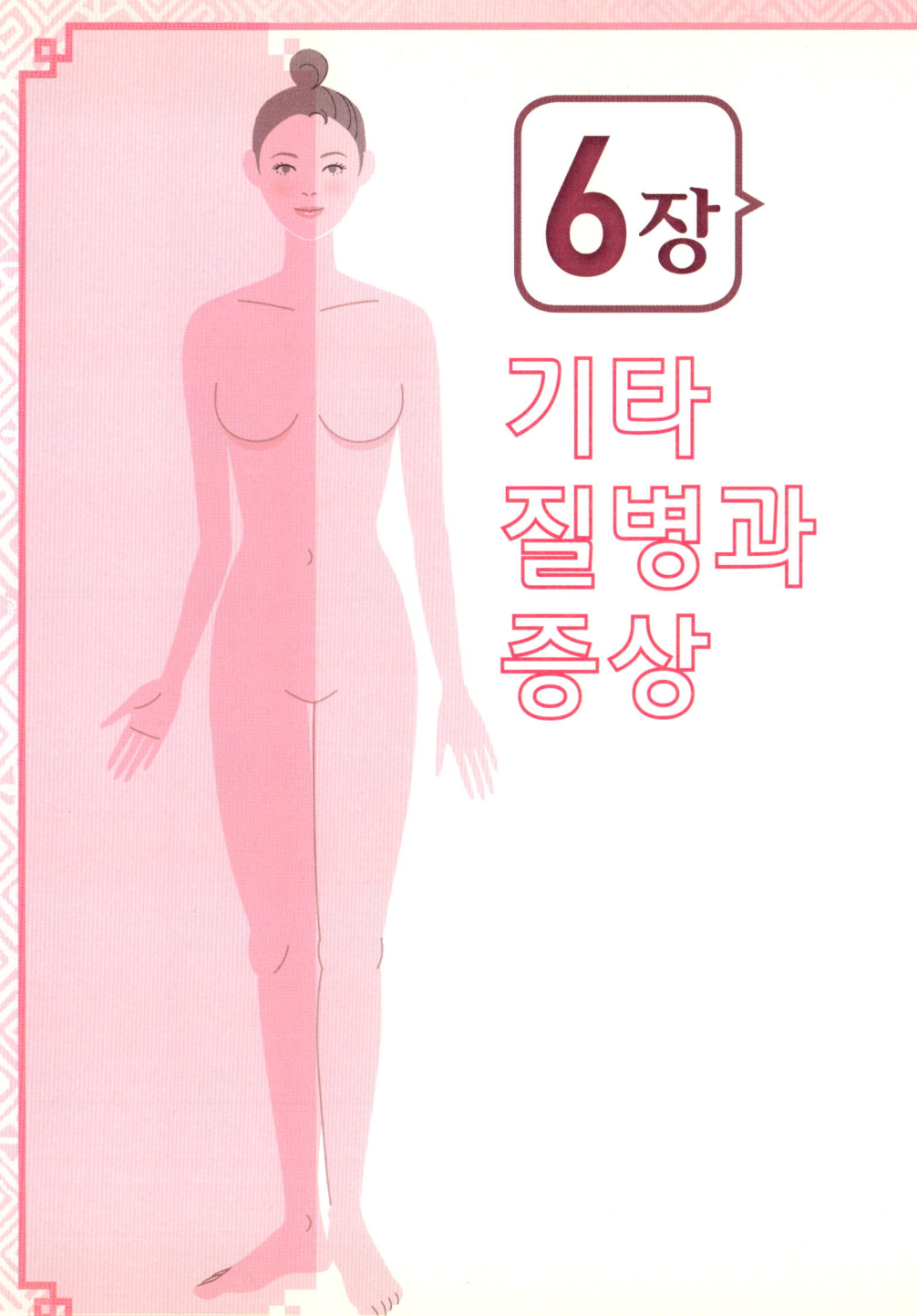

6장 기타 질병과 증상

두통

두통에는 동양의학이 효과적

두통은 뇌종양 등 중대한 질환일 가능성이 있기 때문에 우선은 전문의에게 검진을 받는다. 또 감기 등의 급성 질환에서 일어나는 두통은 원인이 되는 질환부터 치료한다.

특히 병이 없는 데도 만성 두통이 있을 때는 동양의학에 의한 치료가 효과적이다. 두통은 풍사나 멍 같은 외적인 요인 때문일 때, 몸의 냉증으로 인할 때, 어혈에 의해 생기는 경우, 수분대사가 나빠서 생기는 경우 등, 4가지로 분류된다.

외적인 원인 때문일 때는 풍사든 멍이든, 땀을 배출함으로써 머리와 어깨 부위의 긴장을 풀어서 치료한다.

몸의 냉증 때문일 때

몸이 차가우면 차가운 사기가 몸의 상부에 올라가, 두통이 되어 나타난다. 만성적으로 찌르는 듯한 심한 통증이 있고 발작적으로 메슥거림을 동반하는 경우도 많다.

몸을 따뜻하게 하고, 위장 기능을 좋게 하며, 위장의 긴장을 풀어내어 두통을 치료한다.

어혈 때문에 생기는 경우

어혈로 피 순환이 나쁘면 뇌혈관성 두통이 일어나기 쉽다. 부인과 계통이 약한 여성이 생리 시, 또는 다리가 차갑고 머리는 뜨거운 냉증에 걸리기 쉬운 사람이 두통을 일으키기 쉽고, 항상 같은 장소가 찌르는 듯이 아프다. 또한 낮보다 밤에 악화되기 쉬운 경향이 있고, 그 부위를 차갑게 해도 개선되지 않는 것이 특징이다.

이 경우에는 혈액순환을 좋게 하여, 두통을 치료한다.

수분대사가 나쁠 경우

수분대사가 나쁘고, 체내에 여분의 수분이 뭉치면 '담'이라고 불리는 불필요한 것이 생긴다. 이 담도 두통의 원인이 된다. 수건으로 동여맨 듯한 두통과 함께 위장이 매슥거리고 토할 것 같은 기분과 식욕부진을 동반하며, 어지럼증을 일으키는 경우가 있다. 폭음·폭식으로 위장의 상태가 악화될 때도 잘 일어나는 증상이다.

수분대사를 도와서 위장 기능을 개선시키고, 담을 제거하여 두통을 치료한다.

관련증상

감기→ 60P
고혈압→ 94P
생리통과 생리불순 → 150P

건강관리

욱신욱신·어깨 결림

타입별 해소법

두통은 관자놀이에 씨앗을 뺀 매실장아찌를 붙이면 좋다고 했다. 관자놀이에는 두통에 효과적인 현리(懸釐)라는 혈이 있다. 지끈지끈하게 두통이 일어날 때 목 관절을 차게 하면, 머리와 어깨 근육이 수축하여 역효과가 되므로 관자놀이에 붙여 머리를 식힌다. 어깨 결림이 함께 올 때는 머리 관절 쪽의 뭉친 부분을 풀어주면 통증이 가벼워진다. 목 관절을 잘 마사지하거나 뜨거운 수건으로 목 주변을 따뜻하게 하면 좋다. 그 후에는 차가워지지 않도록 반드시 수건을 두르고 있는다.

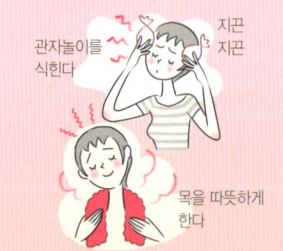

관자놀이를 식힌다 / 지끈지끈
목을 따뜻하게 한다

한방약

외적 요인이 원인일 때는 갈근탕으로 발한시키면 좋아진다.
몸이 차가워지면 발작적으로 심한 두통이 일어날 때 몸을 따뜻하게 하면 좋다. 위장을 따뜻하게 해서 '체'를 빼냄으로써 두통을 치료하는 귤과 오수유탕이 잘 듣는다. 토할 것 같은 기분을 동반할 때도 효과적이다.
냉증인 사람에게 생리 시 두통이 자주 생기면 어혈을 치료하고 머리의 혈행을 개선시키는 당귀작약산을 처방한다. 빈혈, 어깨 결림, 피로감 등을 동반할 때도 효과적이다.
냉하면서 상기가 있을 때, 어깨 결림, 어지럼증을 동반할 때는 어혈을 해소하여 두통을 낫게 하는 계지복령환이 맞다. 초조하면서 정신이 불안할 때도 좋은 처방이다.
복부가 차갑고 명치에 두근거림이 있으며 상복부에서 꼬르륵거리는 물소리가 있을 때는 수분대사가 나쁘고, 몸 안에 불필요한 담이 있다고 생각된다. 담을 제거하는 작용이 있는 반하백출천마탕으로 치료한다.

 ## 경혈

백회와 견정에 뜸을 뜨거나 지압을 가한다. 둘 다 두통과 어깨 결림에 효과적인 경혈이다. 반드시 백회→견정 순서대로 지압한다.
또는 두통이나 어지러움에 좋은 풍지에 지압을 가하거나 뜸을 뜨는 것도 좋다.

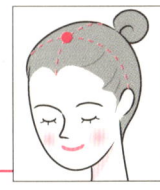
백회(百會)
정수리

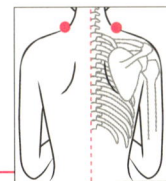
견정(肩井)
어깨 가운데 가장 불룩하게 솟은 부분

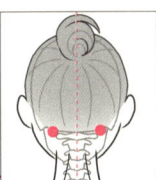
풍지(風池)
귀 뒤쪽 돌기 모양의 뼈와 후두부 중앙의 두꺼운 근육 사이. 머리카락이 자라는 경계선

 ## 식이요법

몸이 차갑고 두통이 있을 때는 생강, 차조기, 파, 계피, 칡이 좋다.
생강은 얇게 썬 것에 뜨거운 물을 부어 마신다. 다만 메슥거림이 있을 때는 그런 기운이 더 커지지 않도록 차가운 것을 마시도록 한다. 칡탕에 생강 썬 것을 넣어 마시면 발한을 막을 수 있고, 두통이 편안해진다. 대파의 하얀 부분과 차조기를 넣은 수프도 몸을 데우고 두통을 완화시킨다.
어혈에 의한 두통에 좋은 음식은 사프란, 홍화, 시금치이다. 사프란 5개 정도, 또는 말린 홍화 3g을 뜨거운 물에 넣어 마신다.

탈모 · 백발

나이가 어려도 탈모 · 백발 된다

노령이 되면 누구라도 머리가 세고 흰머리가 눈에 띄게 된다. 그러나 아직 그럴 나이도 아닌데 머리가 하얗거나 새치가 갑자기 증가하는 경우가 있다.

탈모나 백발의 원인은 어혈과 피 부족으로 머리의 혈류가 나쁜 경우, 스트레스로 기 흐름이 나쁜 경우, 신장 기능이 약해진 경우 등, 3가지로 나눈다.

어혈이 원인인 경우

동양의학에서는 머리카락과 혈이 깊은 관계가 있다고 생각하여, 머리카락을 '혈여(血餘)', 즉 피[영양분]의 여분이라고 불렀다.

혈류가 좋으면 두피나 머리카락에도 영양분이 충분히 가기 때문에 탈모나 백발이 생기기 않지만, 어혈로 혈액순환이 나빠지면 영양분이 부족하게 되어 탈모나 백발을 일으키기 쉽다.

어혈을 해소시키고, 두피의 혈류를 좋게 하여 탈모나 백발을 개선시킨다.

기 순환이 나쁜 경우

스트레스도 머리카락과 관계가 깊어서 대개 원형탈모증의 원인은 스트레스이다.

스트레스를 받는 사람이나 신경을 과도하게 쓰는 사람은 기가 정상적으로 순환되지 않는다. 또한 머리의 혈류도 정체되게 되어 탈모나 백발이 되기 쉽다. 만성적인 스트레스뿐 아니라 단기간 극도의 공포나 긴장을 겪어도 모발에 악영향을 끼친다.

기 흐름을 좋게 함으로써 머리의 혈류를 개선시켜 탈모나 백발이 되지 않도록 한다.

신장 기능이 약할 때

머리카락을 관장하는 것은 신장으로, 신장 기능이 약하면 탈모나 백발이 늘어난다. 노령이 되면 신장에 응축된 기운이 점점 사라져 다양한 노화 현상을 일으킨다. 노령이 되면 탈모나 백발이 늘어나는 이유가 이 때문이다. 또 큰 병을 앓고 나면 신장 기능이 저하되기도 한다.

신장 기능을 개선하여 모발의 건강을 보존한다.

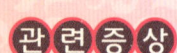

관련증상
노화 예방 → 120P
정력 감퇴 → 124P

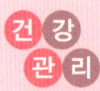

건강관리

**생약치료,
하수오 · 월련초**

한방 생약 중 '하수오(何首烏)'는 정도가 심하지 않은 백발이나 탈모 예방에 효과가 있다. 건조시킨 하수오 뿌리 3g을 2컵 분량의 물이 반이 될 때까지 가열하여 그 즙을 마신다. 탈모 예방에는 월련초(越年草)) 린스를 추천한다. 월련초는 '당약'이라는 한방생약으로 만든 것이다. 대야에 월련초 1개를 넣고 뜨거운 물을 부어 2~3분 놔둔 후 린스로 사용한다.

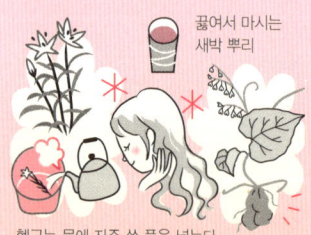

끓여서 마시는 새박 뿌리

헹구는 물에 자주 쓴 풀을 넣는다

한방약

다리가 차갑고 머리가 뜨거운 냉증, 초조함, 두통, 어깨 결림 등이 있는 사람은 어혈을 개선시키는 것이 탈모나 백발의 개선에 필요한 일이다. 어혈을 해소시켜, 두피의 피 정체를 치료하여 모발의 건강을 회복시키는 계지복령환이 좋다.
같은 증상에 변비가 있는 경우에는 도핵승기탕이 좋다.
스트레스가 많고 건강한 수면이 어려운 사람에게는 기 순환을 좋게 하여 두피를 건강하게 하는 계지가용골모려탕을 추천한다. 스트레스로 생기는 원형탈모증에도 효과가 있다.
같은 증상에 변비가 있을 때는 시호가룡골모려탕을 쓴다.
노령이나 병을 앓은 후에 신장 기능이 약해지고 머리카락이 약해져서 빠지는 경우에는 신장을 튼튼하게 함으로써 머리카락의 건강을 지키는 팔미환이 적합하다. 이 처방은 냉증으로 허리와 다리가 약하고, 밤중에 자주 화장실에 가는 유형의 사람에게 적합하다.

경혈

목이나 어깨가 결릴 때 두피의 혈류가 나빠져 탈모나 백발의 원인이 된다. 목과 어깨 결림을 해소하기 위해서는 백회와 견정에 뜸을 뜨면 좋다. 백회→견정 순서대로 뜬다.
상기가 강할 때는 용천에 뜸을 떠도 좋다.

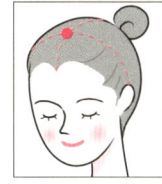
백회(百會) 정수리

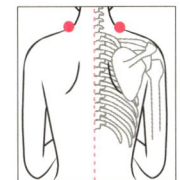
견정(肩井) 어깨 가운데 가장 볼록하게 솟은 부분

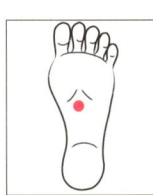
용천(湧泉) 발바닥 중앙 앞부분에서 패인 부분

식이요법

초콜릿이나 케이크같이 당분과 지방이 많이 함유된 단것은 피하는 것이 좋다.
모발의 건강에 좋은 음식은 참깨, 호밀, 호박씨 종류이다.
참깨는 검은색, 백색, 차색 세 가지인데, 특히 모발에 좋은 것은 검은 참깨이다. 신장 기능을 건강하게 하는데, 조혈 작용이 있어서 모발뿐 아니라 피부 건강에도 좋은 식품이다. 검은 참깨를 상식해도 좋다.
호두도 신장 기능을 활성화시키는 기능이 있다. 신허(腎虛. 노령이나 수술 후에 신장 기능이 약해진다)에 의한 탈모나 백발을 방지한다. 다만 술안주로 시판되는 것은 염분이 높으니 간이 안 된 것을 먹어야 한다.
호박씨에는 모발에 중요한 광물질인 아연이 풍부하게 함유되어 있다. 프라이팬으로 볶아서 매일 20개 정도 먹는다.

발열

발열과 함께 나타나는 증상

발열은 감기 같은 전염병에서 잘 발견되는 증상이다. 발열과 함께 한기나 두통이 있을 때는 감기가 의심된다. 고열이 나고 관절통이 있을 때는 인플루엔자가 의심된다. 편도염이 있을 때는 목이 빨갛게 붓고 통증이 있다. 신장염에 걸리면 고열, 가슴의 메슥거림과 함께 허리와 배가 아프다.

병이 가벼우면 대체로 안정을 취하고 땀을 빼면 낫는다. 그러나 고열이 지속되는 경우나 미열이라도 장시간 내려가지 않으면 반드시 전문의에게 검진을 받는다.

동양의학에서는 병명뿐 아니라, 병이 초기인지 중기인지, 며칠간이나 지속되는 상태인지를 중요시한다.

병의 초기일 경우

초기에는 병의 원인이 되는 사기[병사(病邪)]가 피부 가까이에 머물고 있다고 보고, 땀을 내어 사기를 몸에서 몰아내는 것으로 열을 내렸다.

발열과 함께 한기, 두통, 어깨 결림, 관절통 등의 증상이 나타나면 그 차이에 의해 처방을 내리는데, 모두 땀을 흘리지 않는 것이 주안점이다.

한약을 복용하여 따뜻하게 하면 열도 내려간다.

미열이 지속되면

원인이 되는 병을 치료하여 몸이 회복되면 열도 점점 내려간다. 그러나 며칠 동안 계속 미열이 내려가지 않으면 식욕부진, 입의 통증, 가슴부위가 괴로운 '흉협고만(胸脇苦滿: 가슴과 옆구리가 그득한데, 누르면 저항감과 압통을 느끼는 상태)'이 나타난다.

병의 중기에서 말기에 이르면 이들 증상과 함께 미열이 지속된다.

이러한 때는 아직 병마가 몸에 조금 남아 있다고 보고, 병마를 몸에서 몰아내도록 치료한다. 또한 신장염이나 간염 등으로 몸에 염증이 있고, 입의 갈증을 동반하는 발열일 때는 염증을 진정시키는 처방으로 치료한다.

관련증상
감기→ 60P
위장감기→ 68P

건강관리

생약요법, 지용. 우방자

열이 조금 있을 때는 해열 작용이 있는 생약 지용(地竜)이나 우방자(牛蒡子)를 추천한다. 둘 다 한방전문약국에서 구할 수 있다.

지용은 지렁이를 말린 것이고, 우방자는 우엉 종류이다. 목의 염증에도 좋다.

지용 5g 또는 우방자 3g을 1컵의 물에 넣고 그 물이 반이 될 때까지 가열하여 즙을 마신다. 마시기 어려울 때는 꿀을 첨가해서 마신다.

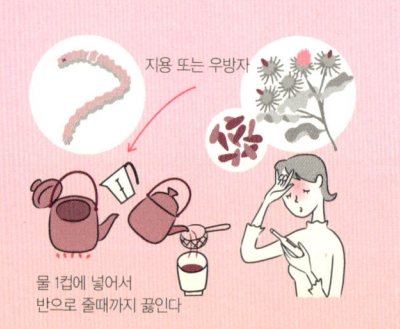

지용 또는 우방자

물 1컵에 넣어서 반으로 줄때까지 끓인다

한방약

감기 등의 초기 단계에서 한기, 두통, 어깨 결림과 함께 미열이 있을 때는 몸을 따뜻하게 함으로써 발한시켜 열을 내리는 갈근탕이 좋다.

한기, 두통, 관절통과 함께 고열이 있을 때는 역시 발한시켜 열을 내리는 마황탕이다. 이 두 처방은 증상의 정도에 따라 구분되는데, 고열과 함께 몸의 관절까지 아픈 최악의 증상일 때는 갈근탕보다 마황탕이 효과적인 처방이다.

며칠간 열이 지속되고, 식욕이 없으며, 가슴과 옆구리의 심한 통증이 있을 때는 흉부에서 배에 걸쳐 염증을 진정시키는 시호탕이 좋다.

신염, 간염 등에 의한 발열 때문에 몸에 염증이 있고 입이 마를 때는 염증을 다스리고 입의 갈증을 해소하는 백호가인삼탕이 적합하다.

 ## 경혈

열이 있을 때는 자가 진단에 의해서 경혈요법을 행하는 게 좋지 않다. 자칫 부주의하게 하다가 몸에 부담이 될 우려가 있기 때문이다.

요통 때문에 한의사에게 갈 때도 열이 있을 때는 반드시 그 내용을 전한다.

 ## 식이요법

열이 있을 때는 몸을 따뜻하게 하고 땀을 내는 것이 좋은데, 수분 부족이 되지 않도록 특별히 수분은 보충해 준다.

음식은 대파, 생강 등 발한 작용이 있는 것이나 무, 가지, 박하 등 열을 식히는 작용이 있는 것을 쓴다.

파의 흰 부분에는 뛰어난 발한 작용이 있어서 '감기로 오한과 발열이 있고 땀이 나며, 두통이 있어서 얼굴이 붓는 것을 치료한다'고 동양의학의 고전에 쓰여 있다. 생강도 뛰어난 발한 작용을 한다.

대파의 흰 부분 2뿌리에 생강즙을 더한 수프가 효과적이다. 다만 식은땀을 흘리거나 잘 때 땀이 조금 날 정도이면 사용하지 않도록 한다.

열이 있고 목이 마를 경우에는 무나 가지즙을 추천한다. 기침을 멈추게 하는 데도 효과가 있다.

박하는 말린 잎 10g을 2컵의 물에 넣고 반이 될 때까지 가열하고, 그 즙을 1일 2회 나눠서 마신다. 발열과 함께 두통이 있을 때는 박하의 생잎을 잘 으깨서 관자놀이에 붙이면 증상이 가벼워진다.

상기

치료가 필요한 상기증

몸에서 불쾌한 열기를 느끼는 것을 '열감(熱感)'이라고 하며, 이 열감이 얼굴에 나타나는 것을 상기증이라고 한다.

입욕이나 발열 혹은 흥분이나 분노 등의 정신적 동요에서도 상기가 일어난다. 이는 일시적인 것이어서 원인을 제거하면 해소되기 때문에 걱정할 필요는 없다. 치료해야 하는 것은 오래 지속되는 상기 증상이다.

오래 지속되는 상기증은 고혈압, 갱년기 장애, 여성의 생리 증상에서 잘 발견되는데, 동양의학에서는 비교적 치료하기 쉬운 증상이다. 상기가 일어나는 것은 어혈 때문이거나 기의 작용이 나쁘기 때문이다.

어혈 때문일 때

얼굴은 상기되어 있는데 허리와 다리 쪽은 차가운 냉증성 상기가 있거나 생리불순인 경우는 어혈로 피가 잘 순환되지 않아서 생긴다. 어깨 결림, 두통, 초조함, 불면 등을 동반할 때가 많고, 여성은 생리 전이나 생리 시에 증상이 악화되는 경향이 있다. 어혈을 해소시킴으로써 피 순환을 좋게 하여 치료한다.

여성일 때는 생리불순이 해소되면 상기가 안 일어나게 되기 때문에 생리불순을 치료하는 것이 치료의 주안점이다.

기의 작용이 나쁠 경우

걱정, 불안감, 긴장 상태 등의 스트레스에 오래 빠져 있으면 기 순환이 나빠진다. 정상적으로 순환하지 않는 기는 위로 올라가기 쉬워지고, 기에는 피를 위로 올리는 기능도 있기 때문에 그때 필요 이상의 피도 위로 올라가 상기가 일어난다.

기 순환을 좋게 하여 상승하는 기를 내림으로써 상기를 치료한다.

관련증상
고혈압→ 94P
냉증→ 148P
갱년기 장애→ 160P

건강관리 — 상기될 때의 응급처치법

상기를 해소하려면 심신을 이완시킬 수 있는 상태로 만드는 것이 중요하다. 일하는 중이나 외출 전이라면 먼저 단추, 넥타이, 허리띠 등을 풀어 압박감을 줄인다. 그 다음에 차가운 물로 적신 손수건이나 수건으로 얼굴을 식히되, 옆으로 누워 있을 때는 얼굴 옆면에 해준다. 집이라면 TV나 라디오를 끄고 방을 어둡게 하여 쉰다.

또 상기에는 발을 차게 하면 안 된다. 목욕으로 상기될 때도 머리는 차갑게 하고 하반신은 상온을 유지하도록 한다.

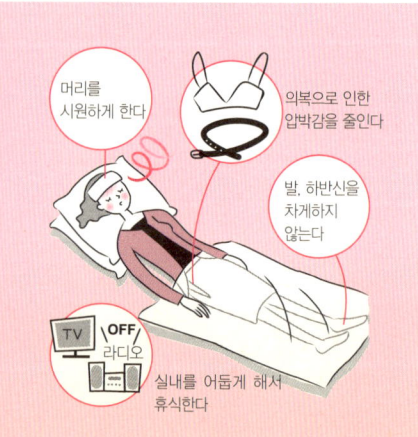

- 머리를 시원하게 한다
- 의복으로 인한 압박감을 줄인다
- 발, 하반신을 차게하지 않는다
- TV나 라디오 OFF
- 실내를 어둡게 해서 휴식한다

한방약

냉증성의 상기와 함께 초조함, 두통, 어깨결림 등이 동반될 때 어혈을 해소하고 혈행을 촉진시켜서 상기를 치료하는 계지복령탕이 좋다.
같은 증상에 변비가 있을 때는 도핵승기탕을 쓴다.
기 순환이 나빠져 일어나는 상기에는 세 가지 종류의 처방이 있다.
첫째는, 두통, 어지러움증, 심장 두근거림, 정서불안을 동반하는 유형이다. 혈행을 촉진시키고 진정 작용이 있는 가미소요산이 효과적이다.
둘째는, 초조한 감정의 기복이 심해지고, 변비, 고혈압 등이 있으며 옆구리에서 상복부까지 불쾌감이 동반되는 유형이다. 신경을 진정시키는 작용이 있는 시호가용골모려탕이 잘 든다.
셋째는, 눈이 충혈되고, 혈압이 높아지며, 정서불안이나 두통이 동반되는 상기증이다. 혈압을 안정시켜서 상기증을 치료하는 조등산이 좋다.

 ## 경혈

백회→노궁에 순서대로 뜸을 뜨거나 지압을 한다. 뜸을 뜰 경우에는 열감을 느낄 때까지 하는데, 지압도 혈자리의 피부가 따뜻해질 때까지 한다. 혹은 백회→용천 순서대로 백회 대 용천을 1대 2회의 비율로 행한다. 이외에 발바닥을 두 번째 발가락에서 발꿈치까지 작은 원을 빙글빙글 그리듯이 마사지해도 효과가 있다.

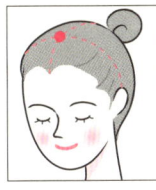
백회(百會)
정수리

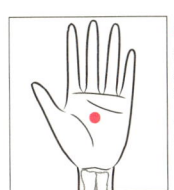
노궁(勞宮)
손바닥을 위로 하고 주먹을 쥐었을 때 중지와 무명지가 누르는 곳

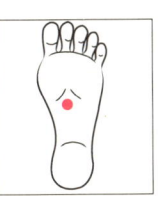
용천(湧泉)
발바닥 중앙 앞부분에서 패인 부분

 ## 식이요법

생리불순 등이 있고, 어혈로 인해 상기가 있을 때는 어혈을 해소시키는 사프란, 홍화, 시나몬이 좋다.
시나몬은 하반신이 차갑고 상반신에 열이 오르는 유형의 사람에게 적합하다. 시나몬차로 마시면 좋다.
기의 작용이 나쁠 때는 조개류나 샐러리, 국화가 좋다. 샐러리는 강압 작용이 있기 때문에 고혈압의 상기에 좋다. 국화도 상기의 열을 식히는 작용을 한다. 말린 국화 뿌리 5g을 3컵의 물이 반이 될 때까지 달여서 그 물을 마신다.
스트레스가 쌓이기 쉬운 사람은 차조기를 상복하는 것도 좋다.

현기증

현기증에는 동양의학이 효과적이다

동양의학에서는 현기증을 '목현(目眩)', '현운(眩暈)'이라 하는데, 원인은 다양하다. 뇌나 내이[귀 안의 기관]의 중대한 질환일 경우도 있으니 원인 모를 현기증일 때는 전문의에게 검진을 받는다. 현기증의 원인은 기·혈·수에 의한 것으로 나뉜다.

기가 원인일 경우

기가 원인이 되는 대부분은 정신적인 스트레스가 있는 경우이다. 스트레스가 있으면 기의 안정이 깨지고 본래 몸의 아래로 내려가야 할 기운이 위로 올라와 현기증이나 두통을 일으킨다. 이 경우에는 위로 오르는 기를 내리도록 치료한다.

피가 원인일 경우

고혈압, 저혈압, 빈혈이 있는 사람은 피가 원인인 현기증을 생기기 쉽다. 고혈압이 있는 사람은 피가 위로 쏠리는 경향이 있다. 목 관절이 빨간 경우가 많고 두통도 함께 온다.

저혈압, 빈혈일 때는 이와는 정반대로, 필요한 피가 위로 오르지 않고 현기증을 일으킨다. 또 갱년기 장애나 생리불순 등으로 어혈이 있을 경우도 현기증이 일어난다. 생리가 늦고 양이 적은 경우에는 피가 위로 오르고, 월경과다일 경우에는 빈혈로 휘청대는 현기증이 생긴다.

피 순환을 좋게 하는데, 어혈을 해소시켜서 현기증을 치료한다.

물이 원인일 경우

위장이 약하고 수분대사가 나쁠 경우, 위 부위에 남아 있는 수분이 뭉쳐서 명치 부위에 심장 두근거림이 있는 현기증이 일어난다. 위장이 약하거나 위하수가 있는 사람에게 일어난다.

또 신장 기능이 나빠서 수분대사가 악화되어 있고, 소변량이 주는 바람에 남은 수분이 모여서 현기증을 일으킨다. 수분대사를 개선시키고, 물의 순환을 좋게 하여 치료한다. 이외에 경추증 때문에 현기증이 생기는 경우도 있다. 이는 목의 긴장을 풀면 치료된다.

관련증상
고혈압→ 94P
빈혈→ 108P
갱년기 장애→ 160P

건강관리 일상생활에서 조심하는 것이 중요하다.

급한 동작은 피한다. 과로나 수면 부족 등의 불규칙한 생활은 현기증의 원인이 된다. 흡연, 음주도 피하고 몸을 휴식시키면 갑작스런 현기증은 개선된다.

머리를 급하게 움직이고, 급하게 운동하거나, 급하게 일어서는 동작. 장시간 몸을 긴장시킨 상태는 현기증을 일으키기 쉬운 사람의 혈관에 큰 부담이 된다. 현기증뿐 아니라 뇌나 심장의 중대한 질환을 촉발하는 경우도 있으므로 평소 때 사소한 동작에도 주의를 기울이자.

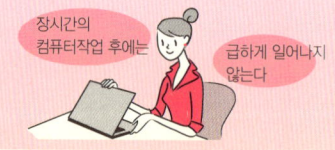

장시간의 컴퓨터작업 후에는 급하게 일어나지 않는다

한방약

초조감, 두통이 있을 때는 신경을 안정시키고 상복부의 압박감을 제거하여 현기증을 치료하는 계지가용골모려탕, 같은 증상에 변비가 있을 때는 시호가용골모려탕이 좋다.

다리가 차고 머리가 상기되는 냉증성 상기나 생리불순인 경우, 어혈을 해소하여 현기증을 치료하는 계지복령환이 좋다. 같은 증상에 변비가 동반될 때는 도핵승기탕이 좋다.

명치부터 배꼽에 걸쳐 가슴 두근거림이 있고, 상복부에서 부글거리는 물소리가 날 경우, 수분대사를 개선시켜 현기증을 치료하는 영계출감탕을 추천한다. 가벼운 현기증에서 천정이 빙빙 도는 듯한 심한 현기증까지 효과가 있다.

명치 부위에 두근거림이 있고 냉증이 강하며 밤중에 화장실에 자주 가는 사람은 진무탕이 적합하다.

경추증의 현기증에는 갈근탕을 사용함으로써 긴장을 풀어 치료한다.

경혈

백회→천주→견정→수분→신유의 순서대로 뜸을 뜨거나 지압을 가한다. 아래로 갈수록 세게 자극하면 더 효과적이다. 반드시 옆으로 눕거나 의자에 앉아서 행한다.

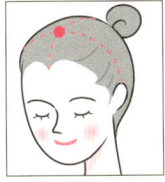
백회(百會)
정수리

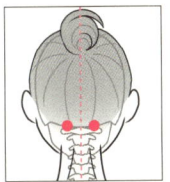
천주(天柱)
후두부 중앙의 머리카락 자라는 선 양쪽에 있는 두꺼운 근육의 바로 바깥쪽

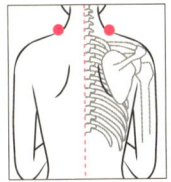
견정(肩井)
어깨 가운데 가장 불룩하게 솟은 부분

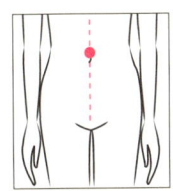
수분(水分)
배꼽 바로 위쪽으로 엄지손가락 폭만큼 위에 있는 곳

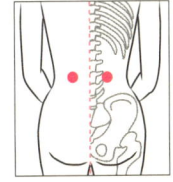
신유(腎俞)
골반의 윗부분을 연결한 선상에 있는 등뼈에서 위로 2번째 등뼈의 양옆

식이요법

스트레스가 원인이라고 생각될 때는 작은 생선이나 가막조개, 모시조개, 굴 등의 어패류가 좋다. 상승하는 기를 아래로 내리는 기능이 있고, 손발에 열감이 있거나 초조감, 정서불안에 시달릴 때도 효과적이다.

빈혈이나 저혈압에는 피 부족을 개선시켜주는 서양 자두, 간, 금침채, 홍화가 좋다.

수분대사의 악화가 원인인 경우에는 팥와 율무. 이뇨 작용, 해독 작용이 있고 몸에 모인 수분을 빼주고, 현기증을 치료한다.

이명

원인 모를 때는 동양의학이 효과적이다

이명(耳鳴)은 주변에 아무런 소리가 나지 않는데 소리 나는 듯이 느껴지는 증상이다. 건강이 괜찮은 사람에게도 매우 조용한 곳에서는 이명이 있는 수도 있는데, 언제 어디서나 이명이 있다면 치료를 해야 한다.

분명히 중이염과 뇌막염 등이 원인일 때는 그 치료를 우선한다. 그러나 원인이 불분명해서 손쓰기가 애매할 때는 동양의학에 치료를 맡겨보길 권한다.

이명의 원인은 귀 기능을 관장하는 신장 기능이 쇠약해진 경우, 기 순환이 나쁠 경우, 수분대사가 나쁜 경우 등 3가지로 나눈다.

신장의 기운이 쇠약해진 경우

신장의 기운이 쇠약해진 때 생기는 이명은 매미가 우는 것 같은 소리이다.

신장은 생명력의 근간이 되는 선천기와 후천기를 담고 있는 기관으로, 노령이 되면 신장 기운이 쇠퇴하여 다양한 노화 현상이 일어난다. 귀는 특히 신장이 밀접한 관계가 있는 기관이므로 나이가 듦에 따라 생겨나는 이명이나 난청은 신장 기운을 보완하여 치료한다.

기 흐름이 나쁜 경우

스트레스나 노화 등으로 기 흐름이 나쁘면 제대로 흘러야 할 기가 상승해버려 이명을 일으킨다. 금속성의 날카로운 이명인데, 기 흐름을 좋게 하여 치료한다.

수분대사가 나쁠 경우

수분대사가 나쁘고, 상복부에 찰파닥거리는 물소리가 들리는 사람은 남은 수분이 위로 올라가 이명을 일으킨다. 수분대사를 보완하여 치료한다.

관련 증상
- 고혈압 → 94P
- 저혈압 → 96P
- 노화 예방 → 120P

건강관리 — 효과 만점인 귀 마사지법

먼저 양손의 검지와 중지로 귀를 잡고, 20회 위아래로 문지른다. 다음으로 양손 끝으로 귀의 혈을 세게 지압하면서 검지와 중지, 약지로 후두부를 10회 가량 가볍게 두드린다. 최후로 양손 끝으로 귀의 혈을 꾹 누른 후에 떼는 동작을 10회 행한다.

이 세 종류의 마사지법이 1세트인데, 목욕을 시작하여 심신이 이완되어 있을 때 매일 실시해 보자.

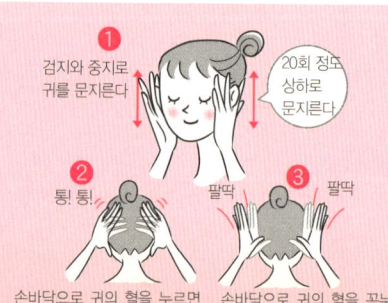

1. 검지와 중지로 귀를 문지른다 / 20회 정도 상하로 문지른다
2. 퉁! 퉁! — 손바닥으로 귀의 혈을 누르면서 검지, 중지, 약지로 후두부를 약하게 10회 두드린다
3. 팔딱 팔딱 — 손바닥으로 귀의 혈을 꼭 누르면서 팔딱 떨어지는 동작을 10회 반복한다

한방약

나이가 많거나 병을 앓았던 사람, 허약 체질인 사람들은 신장의 기운이 쇠퇴하여 이명이 일어난다. 다리와 허리가 약하면서 차갑고, 피부가 건조하며, 밤중에 화장실에 자주 가는 타입은 신장 기능을 강화하여 노화에 동반되는 다양한 질환을 개선시키는 팔미환이 효과적이다.

스트레스 등으로 기 흐름이 나쁘면 상기, 심장 두근거림, 초조감, 정서불안 등을 동반하는 이명이 있다. 기 흐름을 정상으로 하여 정신을 안정시켜 이명을 개선시키는 시호가용골모려탕이 좋다. 변비가 있을 때도 좋은 처방이다.

명치 부위와 심장 두근거림이 있고, 상복부에서 꾸르륵거리는 물소리가 있으며, 현기증과 이명이 있다면 상복부의 수분대사를 개선시켜서 이명을 치료하는 영계출감탕이나 진무탕이 좋다. 난청을 동반할 때도 효과적이다.

 ## 경혈

총회, 이문, 중저에 뜸이나 지압을 가한다. 총회와 이문 모두 이명에 효과적인 혈이다. 중저는 이명뿐 아니라 난청에도 효과적이다.

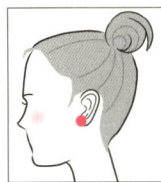

총회(聰會)
귓불 앞쪽에서 약간 아래쪽으로 패인 곳

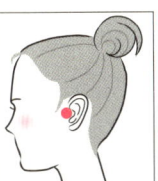

이문(耳門)
귓불 앞쪽의 약간 위쪽으로 패인 곳

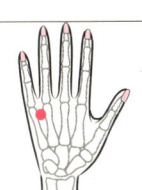

중저(中渚)
손등 쪽 새끼손가락과 약지의 갈라진 뿌리인 관절 사이의 손목 근처

 ## 식이요법

식이요법으로 치료하는 방법은 직접적으로 이명을 고치기보다는 신장을 보하는 작용이 중심이 된다. 귀는 신장이 관장하는 기관이므로 우선 신장 기능을 좋게 하는 검정콩, 참마, 호두 등의 식품을 추천한다.

검정콩에는 보신 작용, 이뇨 작용이 있어서 신장이 약할 때나 부종이 있을 때도 효과적이다. 부드럽게 찐 것을 먹는데, 자양강장에 좋은 양고기와 쪄서 먹으면 효과적이다. 죽도 영양분이 함유되었으니 함께 먹으면 좋다.

참마는 신장을 건강하게 하는 탁월한 기능 때문에 '산약'이라 불리는 한방생약이다. 얇게 썬 것을 항상 먹으면 좋고, 말린 것으로 죽을 만들어 마셔도 좋다.

호두는 옛날부터 노화 예방, 건강한 피부 등에 폭넓게 이용되어 왔다. 매일 2~3개씩 한 달 가량 먹으면 좋다.

시력 감퇴

밀접한 관계가 있는 간과 신장

노화가 시작되면서 신체의 온갖 기능이 쇠퇴하는데 시력도 예외가 아니다. 또 현대인은 컴퓨터나 휴대폰 등을 매일 사용하여 눈을 혹사시킬 일이 많기 때문에 젊은 사람도 시력 감퇴로 고생하게 된다.

동양의학에서는 시력과 관계가 깊은 신체 기관을 신장과 간으로 본다. 때문에 시력 감퇴도 간 기능이 약할 때, 신장 기능이 약할 때 등 2가지로 나눈다.

간 기능이 약할 때

간이 약해지기 쉬운 사람은 화를 잘 내는 사람, 뭐든지 완벽히 해내야 하는 사람, 상기가 잘 되는 사람, 눈에 염증이 잘 생기고, 충혈되고 뻑뻑해지기 쉬운 사람들이다.

이런 사람들은 기름진 것이나 고추, 고추냉이 등 향신료를 좋아하는 경향이 있다.

간 기능이 약한 사람이라도 바로 시력 감퇴를 일으키는 게 아니라 처음엔 눈이 뻑뻑해지는 것을 느낀다. 이러한 상태가 지속되면 점점 시력이 감퇴한다. 이러한 경우에는 눈의 염증을 제거해야 건강해진다.

신장 기능이 약할 경우

동양의학에서는 '신장은 물을 관장한다'고 하여 신장 기능이 나쁘면 수분대사도 나빠진다. 그 영향에 의해 눈의 피로나 침침함 등의 시력 감퇴가 시작된다.

신장이 약한 사람은 부정적인 사고에 빠지거나 건망증이 생길 수 있고, 밤중에 화장실에 자주 가며 소변이 새는 등의 증상이 자주 있다. 또 신장과 관계가 깊기 때문에 이명이나 난청 등 증상도 일어나기 쉬운 경향이 있다. 이 경우에는 신장을 건강하게 함으로써 시력 감퇴를 개선시킨다.

관련증상
노화 예방→120P

건강관리 컴퓨터 작업자의 시력 보호법

하루종일 컴퓨터를 대하고 있으면 시력이 쉽게 감퇴된다. 눈의 건강을 위해서 1시간에 한 번은 창문에서 먼 풍경을 보도록 한다. 가까운 목표물을 보기 위해 계속 긴장한 눈을 휴식시키는 동시에 자연스런 깜박임이 가능하게 되어서 눈의 표면에 윤기를 더해준다. 또 눈이 피로할 때는 따뜻한 타올을 눈에 대면 눈 주위의 혈행이 좋아져서 휴식을 취한 것이 된다. 반대로 눈이 충혈된 경우에는 차가운 타올을 대어 식혀준다.

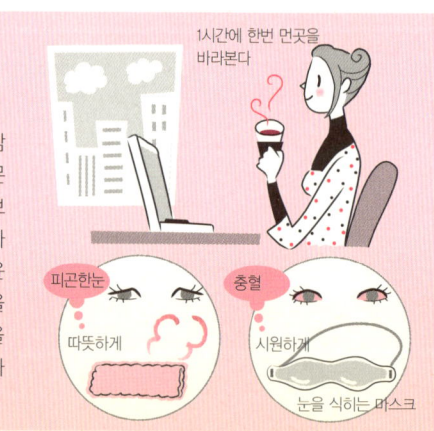

1시간에 한번 먼곳을 바라본다

피곤한눈 — 따뜻하게
충혈 — 시원하게 / 눈을 식히는 마스크

한방약

눈이 충혈되기 쉬운 경우에는 간 기능을 강화하여 시력 감퇴를 개선시키는 황연해독탕합오령산이 좋다.
위장 부위가 꾸르륵거리고 배꼽에서 명치에 걸쳐 두근거림이 있다면 신장 기능이 저하되고 수분대사가 나쁘게 되어 시력에도 악영향을 끼치는 것이다. 상반신의 수분대사를 개선시켜 눈을 건강하게 하는 영계출감탕이 좋다.
노령이나 병후에 신장이 약하면 시력뿐 아니라 다리와 허리도 약해지므로 낮밤을 가리지 않고 화장실에 자주 가게 된다. 또한 신장과 관계 깊은 귀에도 문제가 생기기 쉽다.
이럴 때에는 신장 기능을 높여서 시력을 회복시키는 팔미환이 좋다. 또 젊은 사람이 목 부위가 경직되어 시력이 약할 때는 갈근탕이 좋다.

경혈

눈 주위의 마사지를 권한다. 양손의 검지로 정명혈을 지압하고, 그대로 눈썹 밑을 누르면서 태양혈까지 마사지한 후, 다시 눈 아래 정명혈까지 마사지한다.
간이 약할 때는 그 다음에 행간혈을, 신장이 약할 때는 수천혈을 지압한다.

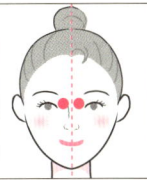

정명(睛明)
눈두덩에서 코 쪽으로 약간 내려간 곳

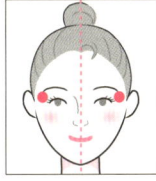

태양(太陽)
눈초리와 눈썹의 바깥쪽 중앙에서 엄지손가락 폭만큼 뒤쪽으로 패인 곳

행간(行間)
발등 쪽 첫째와 둘째 발가락이 갈라지는 부분

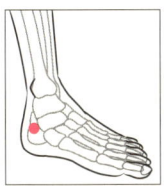

수천(水泉)
안쪽 복사뼈의 가장 위쪽과 발꿈치의 끝을 연결한 선의 중간

식이요법

간이 약한 사람에게는 국화가, 신장이 약한 사람에게는 구기자, 참마가 좋다. 전복, 바지락, 지렁이는 누구에게나 좋다.
국화는 간을 건강하게 만드는데, 예로부터 눈에 좋다고 알려져 왔다. 말린 국화 2g을 컵에 넣어 열탕해서 마시거나, 10g을 3컵에 넣어 반으로 줄 때까지 졸여서 마시기도 한다.
구기자는 중국에서 불노장생의 음식으로 알려져 있는데 강장과 이뇨 작용, 눈을 건강하게 하는 기능이 있다. 말린 구기자 10g을 3컵 물이 반이 될 때까지 가열하여 즙을 마신다.
참마는 신장을 건강하게 하는 대표적인 음식인데, 썬 것을 매일 먹도록 한다.
고추냉이, 바지락, 가막조개는 피곤한 눈, 시력 감퇴에 효과적이다. 삶거나, 된장국에 넣어 먹어도 좋다.

구내염

입만의 문제가 아니다.

구내염은 입안의 점막이 빨갛게 부어서 음식과 음료가 끼는 카타르(catarrh)성 구내염과 입안 점막에 궤양들이 생기는 아구창성 구내염이 있다. 특정한 질환 때문이라면 그 치료를 우선해야 하지만, 원인불명인 경우도 많다.

동양의학에서는 카타르성 구내염이나 아구창성 구내염도 단순히 입안의 질병이라고 보지 않고 몸 전체를 개선하여 치료한다. 그래서 병명이 분명하지 않아서 근본적으로 개선하기 어려운 구내염에 적절한 치료법이기도 하다.

유력한 원인으로 판단되는 것은 위장에 열이 있는 경우, 체력 부족이나 피로, 목에 염증이 있는 경우 등 3가지이다.

위장에 열이 있는 경우

폭음·폭식, 기름진 음식의 과도한 섭취 때문에 위장에 열이 차는 경우가 있다. 그 열이 입안의 점막에 염증을 일으키는 원인이 되고, 구내염이 발생한다. 점막이 빨갛게 붓고, 궤양이 생기며, 음식과 음료가 끼고, 혀에 노란 설태가 낀다. 위장의 열을 제거하여 점막의 염증을 치료한다.

체력 부족이나 피로가 원인인 경우

원래 체력이 약한 사람, 피로나 수면 부족으로 체력이 만성적으로 저하되어 있는 사람도 구내염을 일으키기 쉽다. 음식에서 에너지를 만들어 내는 작용을 하는 위장이 약해졌기 때문이다.

점막은 그 정도로 빨갛지 않기 때문에 치료하기 어렵고, 한 번 치료해도 재발하기 쉬운 경향이 있다. 위장을 건강하게 함으로써 체력 부진을 해소시켜 치료한다.

목에 염증이 있을 경우

목의 염증이 영향을 끼쳐 그 열이 입안의 점막에 염증을 일으키는 경우가 있다. 해소 작용으로 열을 제거함으로써 치료한다.

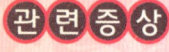

관련증상
위통·위하수 → 74P
허약 체질 → 100P

건강관리 예방이든 치료든
입안의 청결이 가장 중요하다.

식사 후에는 양치를 꼭 하되 하루에 5~6회 가량 양치질 하는 습관을 들인다. 염증에 칫솔이 닿아서 아플 경우에는 무리하게 양치질 하지 말고 살살 부드럽고 세세하게 양치를 한다.

충치를 내버려두거나, 상태가 좋지 않은 이빨, 흔들리는 이빨 등도 입의 점막을 상하게 만들면서 위생 상태를 악화시키는 원인이 된다. 빨리 개선하자.

또한 수면 부족으로 몸이 피곤하면 구내염이 깊어진다. 격렬한 운동을 피하고, 수면을 충분하게 취하자.

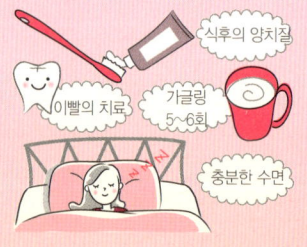

식후의 양치질
이빨의 치료
가글링 5~6회
충분한 수면

한방약

폭음·폭식 등으로 위장에 열이 차면 음식이나 음료를 먹을 때 시린 듯한 느낌이 난다. 구내염이 생긴 것인데 상기, 복부 팽만, 변비 등이 동반된다.

구내염에는 배변과 소염 작용이 있는 삼황사심탕이 잘 듣는다.

같은 증상에 변비가 없다면 염증과 충혈에 효과가 있는 황연해독탕이 좋다.

목에 염증이 있다면 이것이 입안에 영향을 끼쳐서 구내염을 일으킨다. 이럴 경우 강력한 소염 작용이 있는 구풍해독탕이 적당하다.

쉬 피로하고 체력이 약한 사람은 구내염이 자주 일어날 수 있는데, 위장 기능을 건강하게 해서 피로를 회복시키고 입 안 점막의 염증을 진정시키는 보중익기탕이나 인삼탕이 좋다.

경혈

중완, 내정에 뜸을 뜬다. 중완은 위장 기능을 정상화시키는 경혈이고, 내정은 입안의 염증을 진정시키는 혈자리이다.

목까지 부어 있는 경우에는 내정과 공최에 뜸을 뜬다. 공최는 목이 부었을 때 효과 있는 혈자리이다.

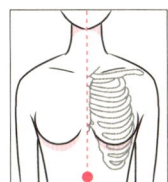

중완(中脘)
배꼽과 명치의 중간

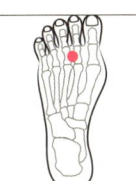

내정(內庭)
발등 쪽 둘째와 셋째 발가락 사이의 갈라지는 곳

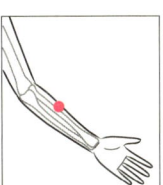

공최(孔最)
팔의 안쪽. 팔꿈치 주름에서 엄지손가락 쪽으로 손가락 4폭만큼 손목 쪽으로 다가간 곳

식이요법

구내염은 몸 상태가 나쁠 때 일어나기 쉬우므로 균형 잡힌 식사가 기본이다. 또 자극적인 음식을 먹으면 악화되기 때문에 향신료, 뜨거운 것, 차가운 것, 신것은 피하자.

폭음·폭식 등으로 위에 열이 있을 경우에는 위의 열을 식히는 무나 가지가 좋다.

무는 위의 열을 식히는 기능뿐 아니라 음식의 소화 작용도 돕는다. 가지는 열을 식히고 통증을 완화시키는 기능이 뛰어나서 음식으로서뿐 아니라, 환부에 직접 대는 방법도 있다.

가지 1개를 알루미늄 호일로 싼 후, 오븐에서 검은색이 될 때까지 익힌 다음, 가지 구이를 만든다. 이를 으깨서 꿀과 섞어 환부에 바른다.

체력 부진에는 마, 참깨, 검정콩 등 신장을 건강하게 하는 음식을 추천한다.

치주염

잇몸에서 출혈을 일으키는 모든 질환

치주염은 이와 이 사이에 낀 치석에서 번식한 세균이 이빨뿌리에 염증을 일으킨 것이다. 40세 이상의 80%가 걸린다고 한다.

처음에는 이를 갈 때 잇몸에서 피가 날 정도인데, 진행되면 잇몸 전체가 붓고 이가 흔들거려 빠지는 경우도 있다.

동양의학에서는 잇몸에서 출혈을 일으키는 모든 질환을 '아감(牙疳)[71]'라고 부른다. 그중 '잇몸이 빨갛게 붓고 악취가 나며 핏물이 나는' 질환이 있는데 이것이 '치주염'에 해당된다고 생각된다.

치주염은 초기와 만성화된 경우로 나누는데, 초기에는 붓고 아픈 증상을 개선시킨다.

또 흐르는 피가 어혈인 경우에는 증상이 만성화되기 쉬우므로 어혈의 개선을 중시한다.

초기인 경우

가끔씩 잇몸에서 피가 나고 부어 통증이 있는 정도는 발한시킴으로써 염증을 진정시킨다.

만성화된 경우

잇몸의 혈액순환이 나빠지면 치주염은 점점 악화된다. 원래 어혈이 있을 경우, 초기에는 치료가 된 듯해도 다시 재발하는 경향이 있다. 따라서 어혈이 개선되면 증상도 가벼워지는 경우가 많으므로 우선은 어혈을 치료한다.

또한 붉은 얼굴, 상기증, 정신적으로 초조해하는 경우는 몸 상부에 열이 오른 상태이므로 잇몸에도 염증이 생기기 쉽다. 이러한 경우에는 열을 식혀서 잇몸의 염증을 제거한다.

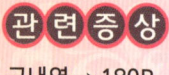

구내염→ 180P

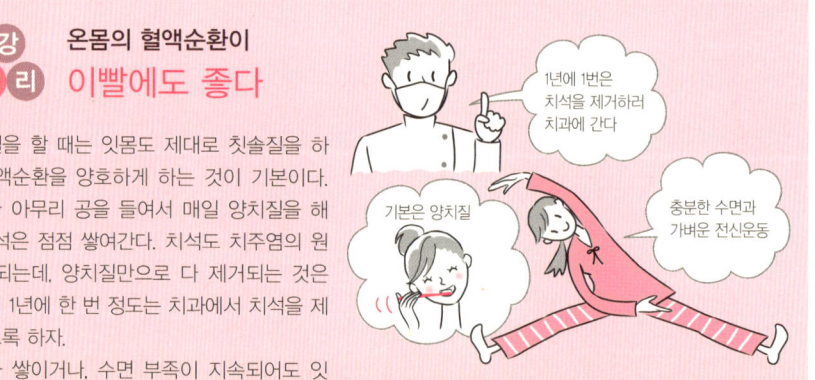

건강관리 온몸의 혈액순환이 이빨에도 좋다

양치질을 할 때는 잇몸도 제대로 칫솔질을 하여 혈액순환을 양호하게 하는 것이 기본이다. 그러나 아무리 공을 들여서 매일 양치질을 해도 치석은 점점 쌓여간다. 치석도 치주염의 원인이 되는데, 양치질만으로 다 제거되는 것은 아니니 1년에 한 번 정도는 치과에서 치석을 제거받도록 하자.

피로가 쌓이거나, 수면 부족이 지속되어도 잇몸에 염증이 생기기 쉽다. 충분한 수면을 취하여 피로가 쌓이지 않도록 하는 것이 중요하다.

몸 전체의 혈액순환을 좋게 하면 잇몸의 혈액순환에도 좋다. 가벼운 운동으로 몸 전체의 혈액순환을 활성화시키도록 하자.

한방약

초기 단계로, 이빨이 살짝 뜨는 느낌과 더불어 아프고, 잇몸이 부어서 통증이 있는 경우에는 발한시켜서 염증을 진정시키는 갈근탕이 좋다.

다리가 차갑고 머리가 상기되는 냉증의 상기, 생리통과 생리불순이 있을 경우 잇몸의 혈액순환이 나빠서 붓기 쉬우므로 치주염이 만성화되기 쉽다. 이 경우에는 어혈을 치료하고 잇몸의 혈액순환을 좋게 하는 계지복령환이 좋다.

잇몸의 부기나 화농이 심하고 통증도 심할 때 부기나 통증을 치료하는 배농산이 좋고, 붉은 얼굴, 초조함, 잘 상기되는 타입은 몸의 염증을 제거하는 황연해독탕이 좋다. 증상이 심할 때는 이 두 가지를 합친 배농산합황연해독탕으로 빨리 염증과 화농을 진정시키도록 한다.

 ## 경혈

경혈 요법으로 치주염 자체를 치료하는 것은 어렵지만, 잇몸을 건강하게 함으로써 예방하거나 증상이 악화되지 않도록 하는 것은 가능하다. 귀에서 턱에 걸쳐서 양손 엄지손가락을 제외한 손가락으로 마사지해주면 좋다.

여기에는 위경과 대양경이라는 두 경락(경혈과 경혈을 잇는 선 같은 흐름)이 흐르고 있다. 이곳을 마사지하면 잇몸 건강의 유지에 좋다.

잇몸을 '황백'과 '감초' 가루로 마사지하면 잇몸 질환이 풀리고 잇몸이 건강해진다.

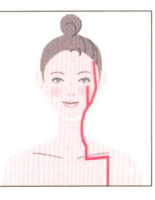

위경(胃經)

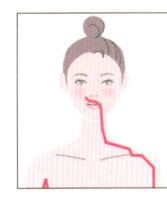

대장경(大腸經)

 ## 식이요법

잇몸의 통증이나 부기에 좋은 음식은 다시마, 가지, 산초인데 먹는 것보다 바르는 편이 더 효과적이다.

다시마는 붓는 증상에 효과가 있어서 초기 치주염에 좋다. 프라이팬에 까맣게 될 때까지 구워 분말 상태로 만든 것을 환부에 붙인다.

가지는 통증을 멈추고, 오래된 피를 제거하는 기능이 있다. 알루미늄 호일로 싸서 오븐이나 토스트기에 검게 될 때까지 익혀 그것을 으깬다. 이를 소금과 섞어 잇몸에 붙여 잘 마사지해준다.

산초 열매도 부기나 통증을 제거하는 기능이 있다. 식초에 절인 것을 잇몸에 붙이면 좋다.

부비강염

관련증상
콧물, 코막힘 → 64P

수술로도 근본적 치료가 어려운 질환

인간의 두개골에는 비공(鼻孔: 코 안의 공동)과 점막으로 연결되어 있는 몇 개의 공동이 있는데, 이를 부비공이라 한다. 감기 등으로 비공이 염증을 일으키고, 그것이 부비공 점막에 염증까지 일으킨 것을 부비공염 또는 부비강염이라 한다.

증상이 진행되면 부비공에 농이 차고 콧물, 코막힘뿐 아니라 후각이 감퇴하고 머리가 무거운 느낌에 몹시 고통스럽다. 빨리 개선하지 않으면 만성화되고, 그렇게 되면 치료가 곤란해지고 수술을 해야 된다. 그러나 수술을 해도 재발하는 경우가 많고 근본적인 치료가 어려운 질환이다.

동양의학에서는 코막힘이 심할 때, 재채기와 콧물이 심할 때, 재발을 반복하기 때문에 체질 개선부터 해야 하는 등의 세 가지 경우로 나누어서 본다.

코막힘이 심할 경우

코나 부비공의 점막에 염증이 있으면 충혈되어 붓고 코막힘을 일으킨다. 코막힘으로 코 호흡이 어려워지고, 숨쉬기 괴로워서 항상 입을 벌리고 있는 상태가 된다. 불쾌한 느낌뿐 아니라 보기에도 좋지 않으므로 빨리 치료해야 한다.

코나 부비공의 염증, 충혈을 제거함으로써 개선한다.

재채기나 콧물이 많을 경우

부비강염 초기에는 콧물이 많이 나와서 곤란할 때가 많다. 호흡기에 많은 물이 쌓인 것이 원인인데, 호흡기의 수분대사를 개선시켜서 치료한다.

체질 개선이 필요할 때

몸이 약하고, 호흡기의 수분대사가 잘 이뤄지지 않는 타입은 만성화되기 쉽고, 한번 치료되어도 재발되기 쉽다.

이 경우에는 단지 겉으로 나타난 질환만 진정시키는 것만이 아니라, 부비강염을 일으키기 쉬운 체질 자체를 치료하는 것이 목적이다. 시간이 걸리지만 수술로도 근본적인 치료가 어려운 질환이라서 동양의학 치료가 대단히 적절한 질환이다.

건강관리

머위와 삼백초로
코가 뻥 뚫린다

머위는 호흡에 좋은 음식인데 외용해도 효과적이다. 머위를 2cm 정도로 잘라서 취침 시에 콧구멍에 넣으면 코가 원활하게 뚫리게 된다. 콧구멍 양쪽을 한꺼번에 하면 호흡이 힘들어지니 한쪽씩 한다.

삼백초는 염증을 억제하는 작용을 한다. 생 삼백초 잎을 으깨서 뭉쳐 콧구멍에 넣는다. 쌓여 있던 농 같은 콧물이 삼백초의 약효로 배출되기 쉬워지므로, 30분 후에 빼서 코를 풀면 숨쉬기가 훨씬 좋아진다.

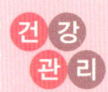

연꽃 생줄기를 2cm로 자른다

삼백초 생줄기를 부드럽게 만다

한방약

코가 막히고, 끈끈한 콧물이 나오며, 두통이 있고, 목과 어깨가 경직된 증상이 있을 때는 목과 어깨의 긴장을 풀고 코와 부비공의 염증 및 충혈을 개선시키는 갈근탕가천궁신이가 좋다. 농을 배출시키는 작용이 있기 때문에, 비공에 화농성 콧물이 쌓여 코막힘이나 두통이 있을 때도 효과적이다.

재채기, 콧물이 많이 나와서 괴로운 초기 부비강염에는 위장을 따뜻하게 하고 호흡기에 남은 수분을 제거하는 소청룡탕이 좋다. 위장을 따뜻하게 하고 발한시키며, 남은 수분을 배출시키는 기능이 있어서 코의 부담을 경감시켜준다. 콧물이 투명할 때 사용하면 좋다.

만성적인 부비강염에는 허약 체질을 치료하고, 호흡기를 건강하게 하는 소시호탕가석고(小柴胡湯加石膏)을 추천한다. 석고(石膏)는 염증을 진정시키는 기능이 있다.

경혈

풍지, 천주, 상성, 족삼리에 뜸을 뜬다. 풍지는 코 점막의 염증에, 천주는 코막힘에 좋은 혈이다.

상성도 점막 염증을 해소시키는 효과가 있다. 족삼리에는 위장을 건강하게 함으로써 체질 개선을 시키는 기능이 있다. 뜸을 뜰 때는 연기를 흡입함으로써 코 점막이 자극되지 않도록 주의한다.

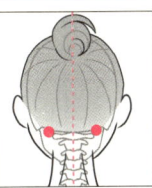
풍지(風池)
귀 뒤쪽 돌기 모양의 뼈와 후두부 중앙의 두꺼운 근육 사이. 머리카락이 자라는 경계선

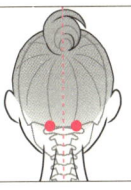
천주(天柱)
후두부 중앙의 머리카락 자라는 선 양쪽에 있는 두꺼운 근육의 바로 바깥쪽

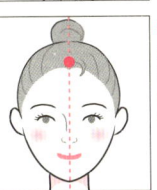
상성(上星)
이마 중앙의 머리카락이 자라는 선에서 엄지손가락 폭만큼 위의 곳

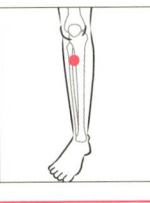
족삼리(足三里)
무릎 앞쪽 접시 모양의 뼈(슬개골)의 바깥쪽 바로 아래 오목하게 들어간 부분에서 바깥쪽 복사뼈로 이어지는 선을 중지만큼 내려간 곳

식이요법

부비강염이 있는 사람은 단것, 향신료, 찹쌀 같은 것을 먹지 않는다. 특히 초콜릿, 코코아는 더욱 안 좋다. 과자를 먹고 싶을 때는 3~5일에 1회 정도로 제한하자.

산나물처럼 진액이 많은 음식이 안 좋은데, 특히 죽순은 피하자. 육류를 많이 먹거나 치즈 같은 것도 많이 먹으면 안 좋다.

부비강염에 좋은 음식은 대파, 생강, 칡, 계피, 대추이다.

파의 흰 부분과 시나몬은 몸을 따뜻하게 함으로써 콧물을 멈추게 한다. 채로 썬 대파와 약간의 생강을 된장국으로 만들어 마시면 좋다.

칡과 시나몬도 같은 효과가 있다. 말린 칡 5g과 시나몬 3g을 2컵 물이 반이 될 때까지 가열하여 즙을 마시면 초기의 부비강염은 상당히 개선시킬 수 있다.

여드름, 거친 피부

피부는 내장의 거울이다

여드름이나 뾰루지 등은 기름진 것의 과도한 섭취, 수면 부족, 스트레스 등으로 생기기 쉬운 것이다. 동양의학에서는 '피부는 내장의 거울'이라고 말하는데, 여드름이나 건조한 피부는 몸 상태가 불량할 때 자주 생긴다.

원인은 변비와 관련된 경우, 생리와 관련된 경우, 음식과 관련된 3가지 경우로 나눈다.

변비와 관련된 경우

변비가 있으면 몸 밖으로 배설되어야 할 독소가 몸에 쌓여 여드름, 뾰루지, 거친 피부 등으로 나타난다.

매일 배변을 해도 나오지 않고 숙변이 남는 경우도 있다. 숙변이 있으면 피부가 검거나 누렇게 되거나, 거칠어진다. 변비에 의한 여드름과 뾰루지는 코에 잘 난다. 이러한 경우에는 변비를 해소함으로써 치료한다.

생리와 관련된 경우

생리 주기가 늦어지거나 월경이 잘 안 나올 때 생리와 함께 배설될 독소가 몸 전체에 남아서 여드름, 뾰루지 등의 원인이 된다. 생리혈에 뭉친 피가 나올 때도 여드름과 거친 피부 현상이 나타난다.

생리와 관련된 여드름과 뾰루지는 얼굴이나 턱에 나기 쉬운 것이다. 월경을 개선함으로써 생리불순을 잘 치료한다.

음식과 관련된 경우

지방분이 많은 것, 초콜릿, 땅콩류, 단것, 게, 성게 등이 여드름과 뾰루지의 원인이 된다. 변비와 마찬가지로 코에 나기 쉽고, 본디부터 위장이 약할 때는 입 주위에도 난다. 피부에 악영향을 주는 음식을 피하도록 하면서 위장을 치료한다.

관련증상
변비 → 82P
생리통과 생리불순 → 150P

건강관리 건강한 피부를 위한 기본 관리법

모공이 막혀 있으면 여드름이나 뾰루지가 나기 쉽고 치료하기 어려우므로 얼굴을 깨끗이 하는 것이 중요하다. 40도 정도의 뜨거운 물로 모공을 열면 분비물이 잘 빠진다.

머리카락에 자극을 받아 생기는 수도 있으므로, 되도록 모발이 얼굴을 건드리지 않도록 한다.

여드름이나 뾰루지가 나면 몹시 신경이 쓰이지만 만지거나 짜서는 안 된다. 그 부위가 세균으로 감염되어 증상이 악화되고 상처 자국이 남기 때문이다.

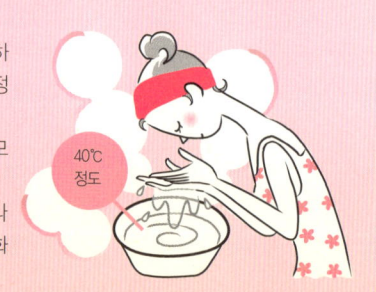
40℃ 정도

한방약

용변 보는 것이 정상적이지 않으면 여드름, 뾰루지, 거친 피부가 얼굴에 나타난다.
상기 증상으로 피부가 검어지고, 만성적인 변비가 있으며, 냄새나는 검은 변이 나올 때는 숙변이 있는 것이다. 숙변을 치료하는 삼황사심탕이 좋다.
위장이 약하면 입 주위에도 생긴다. 위장의 염증을 다스리는 반하사심탕이 좋다. 위장 기능을 건강하게 하는 기능도 있다.
생리도 크게 영향을 미친다. 생리불순과 생리통이 있고, 여드름과 뾰루지가 생리 시에 악화되는 경향이 있다면 어혈을 개선하는 계지복령환이 좋다.
어혈이 심하고 변비를 동반하는 경우에는 역시 어혈을 제거함으로써 용변을 치료하는 도핵승기탕이 좋다.

 ## 경혈

코에 여드름이나 뾰루지가 났을 때는 내정, 여태, 합곡에 뜸을 뜬다.
얼굴이나 턱에 여드름, 뾰루지가 났을 때는 삼음교, 혈해에 뜸을 뜨면 좋다.

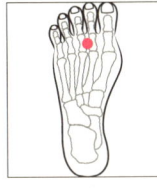 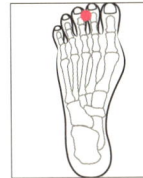 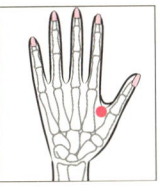 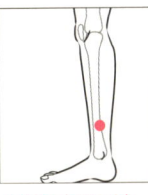 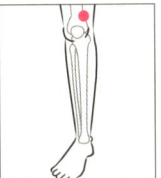

내정(內庭)
발등 쪽 둘째와 셋째 발가락 사이의 갈라지는 곳

여태(厲兌)
둘째발가락 발톱의 뿌리 아래와 셋째 발가락이 닿는 곳

합곡(合谷)
손등 쪽에서 손목을 향하여 엄지손가락과 검지의 사이를 누르면서 더듬으면 뼈가 맞붙은 곳의 검지 쪽

삼음교(三陰交)
안쪽 복사뼈에서 위로 손가락 4개 폭만큼 올라간 곳 뼈의 바로 옆

혈해(血海)
무릎뼈 위의 안쪽 허벅지에서 손가락 3개 폭만큼 위에 있는 곳

 ## 식이요법

뭔가를 먹기보다는 먹지 않는 쪽이 좋다. 특히 지방이 많은 치즈, 초콜릿, 케이크, 땅콩류, 라면, 찹쌀, 단것, 과자, 꿀, 설탕, 흑설탕 등은 모두 피하는 쪽이 좋다. 육류도 가능한 한 줄이고, 생선과 달걀, 게, 새우 등도 피하며 녹황색 채소를 많이 섭취한다.
지성 피부인 사람은 우롱차를 마시고, 또 이것으로 세안을 해도 좋다.

두근거림

심장만 두근거리는 것이 아니다

동계(動悸)[72]라고 하면 심장에서 일어나는 것이라 생각되기 쉬운데, 실제로는 다른 부위에서도 불쾌한 진동을 경험한다.

동양의학에서는 모든 것을 심장의 문제로 파악하는 게 아니라 명치 부위의 두근거림 등 부위에 따라서 각각 다른 방식으로 대응한다.

심장이 두근거릴 때

심장에 동계가 있다면 실제로 심장이 약할 수도 있고 중대한 심장 질환에 걸린 것일 수도 있으므로, 부자연스러운 심장 두근거림이 일어날 때는 전문의의 검진을 받아야 한다. 그러나 검진을 해도 심장 질환이 발견되지 않는다면 동양의학에 의한 치료를 권한다.

이러한 두근거림은 심장신경증, 부정맥 등이 있는 사람에게 잘 발견되고, 정서불안을 동반한다. 불안요소를 제거하고 정신을 안정시켜서 두근거림을 치료한다.

명치 부위에 두근거림이 있을 경우

복부의 수분대사가 나쁘면 명치에서 두근거림을 느끼게 된다. 특히 위 안에서 꼬르륵거리는 물소리가 나는 위내정수가 있는데, 수분대사를 개선시켜 치료해야 한다.

또한 명치의 두근거림은 등 결림이 원인일 경우도 있는데, 그 경우에는 등 결림을 풀어주어 치료한다.

배꼽에 두근거림이 있을 경우

배꼽 부위에서 두근거림이 있는 사람은 위장이 약할 때가 많고, 배꼽부터 명치에 걸쳐 뚫고 올라가는 듯한 두근거림이 있어서 정신적 불안도 동반한다.

마치 몸 안에서 돼지가 뛰어다니는 듯 안정되지 않는 병이라 해서 동양의학에서는 '분돈병(奔豚病)[73]'이라 한다.

역시 위내정수가 있고, 장 안에 가스가 차기 쉬운 사람에게 잘 나타나는 두근거림이다. 위장 기능을 다스려서 두근거림을 치료한다.

관련증상
- 고혈압→ 94P
- 갱년기 장애→ 160P
- 현기증→ 174P

건강관리 — 생약치료: 굴 껍데기

동양의학에서 굴보다도 굴의 껍데기 부분을 대단히 귀하게 여겨서 '모려'라는 생약으로 사용해왔다. 모려에는 불안감을 진정시키고 두근거림을 치료하는 기능이 있다. 모려가 동물의 화석인 '용골[74]'과 함께 사용되면 뛰어난 진정 작용을 발휘한다.

하지만 아마추어적인 판단으로 사용해서는 안 되며, 한방약국에서 구입하도록 한다.

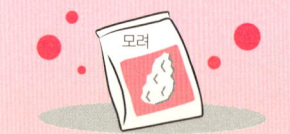
모려

---

[72] 가슴이 뛰면서 두근거리는 것
[73] 장의 경련으로 아랫배가 쥐어짜듯이 아프고 심하면 위로 치받는 병
[74] 고생대에 살던 코끼리류에 속하는 마스토돈의 화석. 강장제로 씀

한방약

심장에 두근거림이 있고, 불안감이 강하며, 가슴 통증이 느껴질 때는 가슴에서 목에 걸친 통증을 해소시켜 두근거림을 치료하는 시박탕이 잘 든다. 시박탕은 상반신의 긴장을 완화시키는 소시박탕과 정서불안을 진정시키는 반하후박탕을 섞은 처방이다. 불면증, 심장신경증에도 효과적인데, 상기를 동반한다면 가미소요산이 좋다.
명치 부위에 두근거림이 있고 현기증, 헐떡거림이 있다면 배의 남은 수분을 제거함으로써 불안을 해소시켜 두근거림, 헐떡거림을 치료하는 영계출감탕이 좋다.
배꼽 부위에 두근거림이 있고 그것이 명치까지 치고 올라오는 느낌이 들어 차분히 있을 수 없는 상태라면 기분을 가라앉히는 영계감조탕이나 감맥대조탕이 좋다.
정서불안이 강할 때는 계지가용골모려탕을 쓰면 좋다.

경혈

백회, 견정, 비유에 뜸을 뜬다. 불안감이 강할 때는 노궁, 용천에도 뜸을 뜬다.

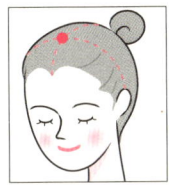 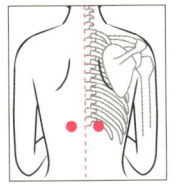 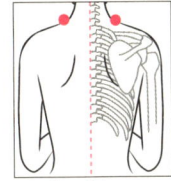 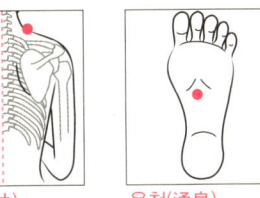 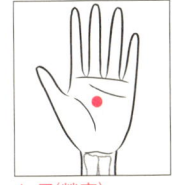

백회(百會) 정수리

신유(腎俞) 골반의 윗부분을 연결한 선상에 있는 등뼈에서 위로 2번째 등뼈의 양옆

견정(肩井) 어깨 가운데 가장 불룩하게 솟은 부분

용천(湧泉) 발바닥 중앙 앞부분에서 패인 부분

노궁(勞宮) 손바닥을 위로 하고 주먹을 쥐었을 때 중지와 무명지가 누르는 곳

식이요법

배꼽과 명치 부위에 두근거림이 있을 때는 위에 부담이 되는 요리나, 치즈, 찹쌀 등은 먹지 않도록 한다. 특히 배꼽 부위의 두근거림은 장 안에 쌓인 가스가 원인인 경우가 많은데, 차가운 것과 기름진 것이 섞이면 가스가 쉽게 발생되므로 피하기 바란다.
동계에 좋은 음식은 대추, 밀가루, 시나몬이다.
대추는 불면증 등 신경성 질환자의 두근거림에 좋은 음식이다. 삶은 것을 그대로 먹거나, 마른 대추 10개를 3컵 물이 반이 될 때까지 달여서 마신다.
소맥은 기 순환을 강화시키고, 정신을 안정시키며 두근거림을 치료한다. 그러나 빵으로 먹으면 효과가 없다.
시나몬은 배꼽 부위의 두근거림에 좋고, 홍차에 시나몬을 넣어 시나몬차로 마시면 좋다.

정서불안, 우울증

정신적 부조화는 몸의 부조화를 부른다

어지럽게 변화하는 현대사회에서 많은 사람들이 스트레스와 함께 정신적인 불안을 느낀다. 이것이 심해지면 불안신경증이나 우울증이 된다.

우울증에 걸리면 아무것도 하고 싶지 않고, 불면, 식욕부진, 변비, 피로감 등으로 시작하여 다양한 신체적 부조화를 일으킨다.

오늘날 현대의학에서 우울증은 단순히 '게으름 병'이 아니라 다른 병처럼 치료해야 할 질환이라는 인식이 확산되었지만 실제적으로 연구는 이제 걸음마 단계이다.

동양의학에서는 본디부터 기운과 마음도 몸의 균형을 구성하는 일부로 생각해왔다. 따라서 우울증 치료도 동양의학이 강점을 갖고 있는 분야이다.

크게 나누어 비위가 약할 때, 가슴과 옆구리에 심한 통증이 있을 경우, 위장 기능이 나쁠 경우 등 3가지로 대응한다.

비위가 약할 때

동양의학에서는 '우울하면 비장이 상한다'고 한다. 정서불안이 있으면 비위[위장에 해당하는]가 상해서 이 때문에 정서불안이 생긴다고 본다.

비위를 보함으로써 정서불안을 치료한다.

가슴과 옆구리에 심한 통증이 있는 경우

정서불안과 함께 초조함과 불면 등의 증상이 강할 때, 가슴과 옆구리 및 배가 긴장되어 아프다. 이를 동양의학에서는 흉협고만(胸脇苦滿: 가슴과 옆구리가 그득한데, 누르면 저항감과 압통을 느끼는 상태)이라 한다.

흉협고만과 정서불안의 악순환을 끊기 위해서 이를 해소시켜 정서불안을 제거한다.

위장 기능이 나쁜 경우

위장 기능이 나빠지면, 명치 부위과 배꼽에서 두근거림을 느끼고, 상기로 정서불안에 빠지게 된다. 이러할 때는 먼저 두근거림의 원인이 되는 위장 균형을 개선함으로써 기분을 안정시킨다.

관련증상
- 만성피로→ 110P
- 불면증→ 114P
- 갱년기 장애→ 160P

잠깐만!

초기 치료가 중요한 '마음의 감기'

우울증은 흔히 '마음의 감기'로 비유된다. 누구라도 걸릴 가능성이 있고, 초기 치료가 중요하며, 결코 불치병이 아니어서 치료에 의해 개선될 수 있다는 점에서 감기와 공통점을 지닌다.

그러나 감기와 같다고 안이하게 생각해서는 안 된다. 우울증은 단순한 기분 저하가 아니다. 조금 휴양을 취하고 밝게 지낸다고 자연스럽게 회복하는 것이 아니라 반드시 치료가 필요한 질환이다.

집이나 방에서 나가지 않게 되고, 사회생활에 지장을 초래하기 전에 빨리 치료에 들어가는 것이 중요하다.

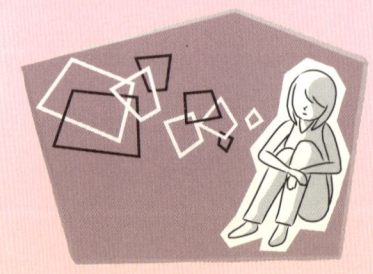

한방약

갱년기 장애가 있거나, 우울병이 있으며, 상기와 두근거림을 동반할 때는 가미소요산을 쓴다. 가벼운 병에는 매우 잘 듣는다.
밤에 잠을 잘 이루지 못하고, 정신적 불안과 함께 건망증, 두근거림, 빈혈을 동반한다면 비위를 보함으로써 마음을 건강하게 하는 가미귀비탕이 좋다.
가슴과 옆구리 및 배에 심한 통증이 있고, 초조하기 쉬우며, 불면이 있다면 이를 해소시켜 정신을 안정시키는 계지복령환이 좋다.
같은 증상에 변비가 있다면 시호가용골모려탕이 좋다.
가만히 있을 수 없고, 곧 불안해지며, 상기 및 두근거림이 있다면 두근거림의 원인인 위장 기능을 개선함으로써 불안을 해소하는 영계감조탕이 좋다.

 ## 경혈

백회, 노궁, 견정에 뜸을 뜬다. 백회에는 머리에 올라간 기를 내리는 기능이 있고, 노궁은 불안감과 정신적 피로를 개선하고 싶을 때 효과적인 혈이다. 견정은 긴장해서 경직된 어깨와 목 근육을 풀어주는 혈이다.

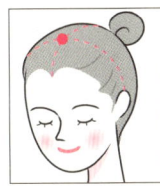

백회(百會)
정수리

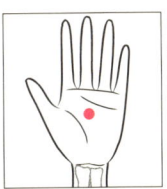

노궁(勞宮)
손바닥을 위로 하고 주먹을 쥐었을 때 중지와 무명지가 누르는 곳

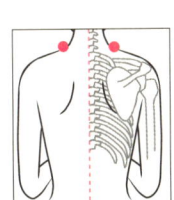

견정(肩井)
어깨 가운데 가장 볼록하게 솟은 부분

 ## 식이요법

정신을 안정시키는 차조기, 백합뿌리, 대추, 계피 등이 좋다.
차조기에는 위장을 건강하게 하고 기를 다스리는 기능이 있다. 회를 먹을 때는 차초기잎이 같이 나오는데, 이것도 버리지 말고 잘 먹도록 한다.
백합뿌리나 대추는 부정비소(특정한 병이 없는데 느껴지는 막연한 부조화), 불면, 히스테리 등에 효과적이어서 중국에서는 예로부터 히스테리와 정서불안을 치료하는 음식으로 알려져 왔다. 백합뿌리를 삶아서 얇게 썰은 차조엽, 씨를 뺀 매실차를 권한다. 대추는 달여서 마시면 좋다.
시나몬(Cinnamon)은 계피라는 이름의 한방생약으로 잘 이용된다. 머리에 오른 기를 내리는 작용이 있고 초조감, 불안감 등을 해소시켜준다. 시나몬차 등으로 마시면 좋다.

아토피성 피부염

현대의학에서는 근본적인 치료가 어렵다

아토피성 피부염은 1950년대 후반까지는 거의 없었다. 유아부터 사춘기 아이들에게 자주 나타나는 질병인데, 근래에는 성인들에게도 발병하는 사례가 늘고 있다. 가족 중에 알레르기 체질인 사람이 있을 때 많기 때문에 지금까지는 유전적 요인이 중시되었는데, 현대에 들어와서는 생활환경도 크게 영향을 끼친다고 여기고 있다. 어느 것이든 현대의학에서 근본적 치료는 어려운 질환 중의 하나이다.

병사가 원인이다

동양의학에서는 아토피성 피부염을 병사(病邪: 질병의 원인이 되는 몸의 나쁜 기운)와 관련되어 있다고 보아, 병사 중에서도 특히 습사와 열사의 영향을 중시했다. 습사가 침범하면 습진이 생기고, 기온이 올라가면 더 악화된다. 열사일 때는 피부가 빨갛게 되고, 환부에 열이 나며, 더워지면 악화된다.

병사에 의한 것은 계절의 변화에 따라 악화되거나 개선되는 경향이 있다. 습사에 의한 것은 일반적으로 건조한 겨울과 축축한 장마 때 악화되기 쉽다. 대개 저녁 어스름해지기 시작하면 가려움증이 증가한다.

건조함과 축축함에 주의를 기울여 증상을 개선시킨다.

어혈이 원인인 경우도 있다

생리 때 또는 생리 직전에도 악화되는데, 이 경우에는 어혈이 원인이다.

이러한 경우에는 피 흐름을 좋게 함으로써 어혈을 해소시킨다.

스트레스 해소와 식생활이 중요하다

아토피성 피부염은 근래에 증가하는 질환인데, 이는 주로 식생활의 서구화, 특히 육식과 지방 및 당분 섭취가 과다해졌기 때문이다. 약 복용만으로 완화되는 것이 아니라, 식생활을 개선하는 게 매우 중요하다. 또한 스트레스도 악영향을 끼치기 때문에 스트레스 해소에 신경 쓰자.

관련증상

천식 → 70P
피부의 가려움증 → 194P

건강관리

알레르기 체질인 사람의 예방법

알레르기 체질인 사람은 피부가 약해서 다음 사항에 주의하면서 피부 자극을 줄여야 한다.

피부에 자극을 주는 의복이나 수건 등은 피한다. 하의 등은 순면으로 하고, 귀걸이, 목걸이 등도 하지 않는 편이 좋다. 특히 금속제의 장식품에 주의해야 한다.

직사광선이나 차가운 바람에 닿지 않도록 하며, 목욕도 미지근한 물로 한다. 급격한 온도 변화로 피부가 자극되면 가려움의 원인이 된다. 온천은 사람마다 다르니 자신에게 맞는 것을 선택한다.

또한 가려울 때 긁으면 증상이 악화되므로, 물 적신 수건 등을 대어 환부의 열을 식히는 선에서 그친다.

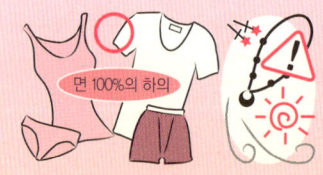

면 100%의 하의

한방약

환부에 열이 있어 많이 가렵고, 입에 갈증이 있을 때는 열사를 제거함으로써 몸 전체의 염증을 진정시키는 백호탕이 좋다. 같은 증상으로 환부가 까칠까칠할 때는 백호가인삼탕을 쓴다.

손바닥이나 발바닥 피부가 갈라지는 타입은 십미패독탕을 병용한다. 다만 이 처방은 일시적으로 증상을 악화시키는 경향이 있으므로 단독적으로 쓰지 말고 백호탕과 함께 마셔야 한다.

환부에 열이 있어 끈적거리는 사람은 몸 표면 가까이에 정체되어 있는 수분의 대사에 도움되는 월비가출탕이 좋다. 오줌이 잘 안 나오고, 잘 붓는 경향이 있는 사람에게 이 처방이 맞다.

피부가 까칠하고 거무스름하며 열감이 있고, 입에 갈증을 동반하는 경우에는 온청음이 좋다. 온청음은 어혈을 해소시키는 사물탕과 열을 식히는 기능이 뛰어난 황연해독탕을 섞은 처방이다.

경혈

몸 표면에 발생한 염증의 환부에 직접 뜸이나 지압을 가하는 것은 금물이다. 아토피성 피부염도 마찬가지이다. 게다가 이런 질환자는 피부 전체가 약하기 때문에 증상이 나타나지 않은 부위라도 피부에 강한 자극을 주는 경혈요법은 권할 수 없다.

심하게 건조한 사람은 무향의 마유(馬油), 동백기름, 호호바오일 등을 발라 보호한다.

식이요법

음식물 섭취가 매우 중요하다. 육류와 꿀이나 흑설탕을 포함한 단 음식의 섭취를 피하고, 야채를 중심으로 한 식생활로 변환해야 한다.

피해야 하는 음식 – 술, 어패류, 연어알, 성게, 말린 청어알 등의 생선 알류. 고등어, 정어리 등의 등 푸른 생선. 피조개, 게, 새우 등 피를 더럽히는 것.

야채류로는 – 산채, 죽순 등 진액이 많은 것. 찹쌀을 사용한 식품. 단것, 특히 초콜릿은 강적이다. 코코아, 땅콩류, 카레, 고추 등의 향신료, 치즈 등의 유제품도 피하자.

곡물에 알레르기가 없는 사람이라면, 쌀과 멥쌀 계통의 잡곡을 65% 이상 섭취하도록 한다. 현미가 좋지만, 위장이 약하면 소화불량을 일으킬 경우도 있기 때문에, 현미죽이나 현미수프에서 시작해 점차 익숙해지도록 한다.

콩류에서는 완두콩, 강낭콩 등이 알레르기 반응을 일으키지 않는 식품이다. 대두는 알레르기 반응을 일으킬 때가 많아서 먹을 때 주의해야 한다.

안심하고 먹어도 되는 식품은 녹황색 야채, 흰살 생선, 해조류 등이다. 특히 해조류에는 알레르기의 원인이 되는 것이 거의 없고, 칼슘도 풍부해 추천할 만한 음식이다.

피부 가려움증

증상은 몸 표면에 나타난다

중국 전국시대의 명의인 편작(扁鵲)은 '병의 징후는 몸 밖으로 나타난다'고 말했다. 몸 안에서 일어나는 것은 피부에도 나타난다는 것인데, 피부 가려움증도 예외가 아니어서 동양의학에서는 몸 안부터 치료해 간다.

피부 가려움은 피부소양증이라고도 하는데, 습진같이 눈에 보이는 것이 아닌데 가려움을 느끼는 증상이다. 노령으로 피부가 건조해짐으로써 가려움이 발생하는 노인성 피부소양증과 임산부에게 나타나는 임부소양증이 있다.

다른 아토피성 피부염에 의한 가려움과 함께 비교해보고 참고할 것.

노령인 경우

노령이 되면 피부에 지방과 수분의 분비가 저하되어 피부가 건조해지고 가려움증을 느낀다. 밤에 이불 안에 들어가 몸이 따뜻해지면 가려움을 느끼는 경우가 많고, 불면증의 원인이 된다. 건조한 겨울이 되면 악화되고, 여름은 개선되는 경우도 많다.

이러한 피부 가려움증은 피부층의 건조함과 혈액순환의 악화에서 일어난다고 보고, 피부층의 혈행을 좋게 하고 윤기를 보해주어 가려움증을 해소한다.

이와 동시에 노령이 되면 감퇴되는 신장 기능을 강화시켜주는 것도 중요하다. 신장 기능이 약하면 다양한 노화 현상이 일어나고 피부 지방과 수분 분비의 저하에도 영향을 끼친다.

임신부일 때

임신소양증은 임신 중기부터 말기에 나타나는 증상이다. 임신에 의해 피 흐름이 나빠지고 어혈이 원인이 되어 가려움이 생긴다고 본다. 생리 시에 피부가 가려워지는 것도 역시 어혈에 의한 것이다.

어혈을 해소함으로써 염증을 진정시키고 가려움을 치료한다.

관련증상
노화 예방 → 120P
아토피성 피부염 → 192P

건강관리 — 땀띠나 가려움에
복숭아잎탕과 쑥탕

복숭아 잎차는 복숭아의 잎(생잎, 말린 잎 다 좋음)을 헝겊에 넣어 달인 물을 목욕물에 넣는 것이다. 땀띠나 가려움증이 있는 피부에도 효과적이다. 쑥탕도 복숭아탕처럼 생 쑥잎을 천에 넣어 달인 것을 목욕물에 넣어 입욕한다.

목욕이 끝나면 바로 보습제를 바르고, 바로 옷을 걸쳐 개선된 혈행과 윤기를 보존하도록 한다.

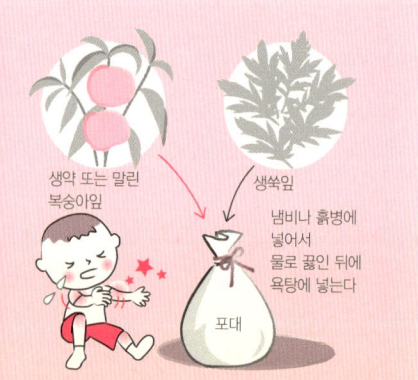

생약 또는 말린 복숭아잎
생쑥잎
냄비나 흙병에 넣어서 물로 끓인 뒤에 욕탕에 넣는다
포대

한방약

노령인 사람이 밤중에 자주 화장실에 가고, 다리와 허리가 약한데, 피부색이 검으며, 건조해서 가려움증이 있다면 신장 기능을 강화시켜 피부에 윤기를 주는 팔미환이 좋다. 그런데 피부에 열감이 있고, 따뜻해지면 가려움이 심해질 때는 백호가인삼탕이 좋다.

피부가 건조하여 갈라지고, 혈행이 나쁜 경우에는 피부 건조와 혈행을 개선하는 당귀음지가 좋다. 어혈을 개선시켜서 피부의 건조함을 해소시키는 기능이 있고, 동상에 의한 가려움에도 잘 쓰이는 처방이다.

피부가 까칠까칠하고 검으며 열감과 함께 심한 가려움이 있을 때는 혈행을 개선하고 염증을 진정시키는 온청음이 좋다. 어혈을 개선함으로써 혈행을 개선시키는 사물탕과 소염 작용이 있는 황연해독탕을 섞은 처방이다.

 경혈

피부가 건조함으로써 가려움이 생길 때는 피부 전체가 민감하기 때문에 피부에 심한 자극을 주는 경혈요법을 택할 수 없다.

건조를 막기 위해 동백기름이나 호호바오일, 마유(馬油)를 피부에 발라 두면 가려움을 완화시킬 수 있다. 다만 향료가 없는 것을 쓴다.

 식이요법

자극적인 식품은 다른 효용이 있더라도 피하는 편이 좋고, 술과 특히 달고 매운 맛이 강한 음식은 주의해야 한다. 과자 정도는 괜찮다 생각하는 사람이 많지만, 과자에 포함된 설탕과 찹쌀은 피부를 자극하는 것이라 피해야 한다. 또 직접 만든 잼, 자연산 당, 흑설탕, 꿀도 주의해야 한다.

노인성소양증일 경우에는 신장을 보완하는 검정콩, 마 등이 좋다.

검정콩은 신장을 보하는 작용이 강한 음식으로 부드럽게 쪄서 먹는데, 그 국물도 영양가 높으니 버리지 말고 먹어보자. 검정콩을 갈아서 뜨거울 때 식초를 넣어 만든 음식을 매일 먹길 바란다.

암 치료 보조

복합적인 요인으로 발생한다

일본인 사망률의 1위를 차지하는 암.

암은 몸의 모든 부위에서 발생할 가능성이 있고, 원인도 발생 장소에 따라 다르기 때문에 일정하지 않다.

흡연은 폐암, 방사선은 피부암이나 임파선암, 적외선은 피부암과 관련되어 있다고 알려져 있지만, 이밖에도 유전적 요인, 대기 오염, 육식 과다, 농약, 식품첨가물, 스트레스, 변비 등이 복합적으로 작용하여 발생한다고 생각된다.

식사와 스트레스의 영향

육식 과다, 야채 부족, 농약과 식품첨가물이 많은 식생활을 영위하면 혈행이 나빠지고, 몸 안에 어혈이 쌓인다. 어혈은 조직의 신진대사를 저하시키는 원인이고, 암세포가 잘 자라나도록 한다. 또 이러한 식사는 변비를 일으키고, 변비는 대장암의 요인이기도 하다.

무엇이든 참고, 스트레스를 담아두는 사람도 암에 걸리기 쉬운 경향이 있다.

체력과 면역력을 보하는 동양의학의 보조

암 치료는 수술, 방사선, 항암제 투여가 중심이다. 그러나 이들 치료에는 심한 빈혈, 면역력의 저하가 일으키는 합병증, 온몸 쇠약과 식욕부진의 악순환, 소화 기능의 저하에 의한 메슥거림이나 설사 등등, 다양한 후유증이 뒤따른다. 체력이 약해서 치료받을 수 없게 되어서는 안 된다.

이런 경우 동양의학에 의한 도움이 매우 중요하다. 다른 치료 방식을 방해하지 않고 몸이 본래 갖고 있는 균형을 유지하도록 힘을 이끌어내어, 체력과 면역력을 보할 수 있기 때문이다.

수술 후의 체력 회복에, 방사선이나 항암제 치료의 부작용 예방 및 경감에 동양의학을 병용하는 것이 좋다.

관련증상
식욕부진→ 72P
빈혈→ 108P
만성피로→ 110P

잠깐만!

암 예방에
일본형 식생활을 권한다

서구형 식사는 육류 요리를 중심으로 지방분과 동물성 단백질이 많고, 식물섬유는 거의 없다. 이와 반대로 일본형 식사는 쌀을 주식으로 하므로 탄수화물이 많고 단백질과 지방이 적은 생선과 콩류가 중심이다. 그래서 식물섬유를 풍부하게 함유한 야채나 해조를 많이 섭취할 수 있다. 유일한 결점은 염분을 과다하게 섭취하는 경향인데, 이는 간을 약하게 하기 때문에 반드시 조절할 필요가 있다. 식생활이 서구화됨에 따라 암환자가 증가하고 있다고 보인다. 일본형 식사가 건강식으로서 세계 속에서 주목받는 것도 당연한 일이다.

일본형 식사에서 염분을 줄이고, 녹황색 채소는 더욱 늘려도 좋다.

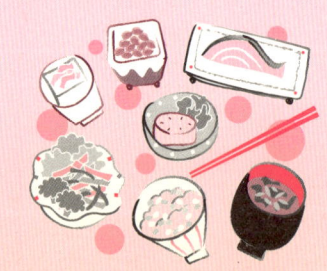

한방약

체력이 저하되고, 식욕부진이나 빈혈이 있다면 조혈, 강장 작용이 있는 십전대보탕이 좋다. 수술 후 회복에도 좋은 처방이다.

위장 기능이 나쁘고, 체력이 쇠약해져 쉬 피곤해질 때는 위장을 건강하게 하고 면역력을 높이는 보중익기탕이 좋다. 항암 치료나 방사선 치료의 부작용으로 약해진 체력이나 면역력 증강과 회복에 좋은 처방이다.

몸이 차가워서 설사하고, 식욕부진, 메슥거림이 있는 경우에는 소화 기능을 높여 냉증이나 설사를 치료하는 인삼탕이 좋다. 이것도 항암제 치료나 방사선 치료를 할 때 병용하면 부작용을 줄여준다.

혈액암이나 빈혈이 있을 때 조혈, 혈행 개선 작용이 있는 가미귀비탕을 추천한다.

 경혈

족삼리, 양지, 위유, 비유에 뜸을 뜬다.
족삼리, 위유, 비유는 소화 작용을 높여주는 경혈로서 양지는 기 흐름을 좋게 한다.
다만 경혈 치료는 몸에 심한 자극을 주므로 몸이 많이 쇠약할 때나 발열될 때는 하지 않는다.

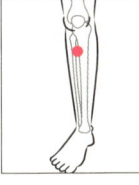

족삼리(足三里) 무릎 앞쪽 접시 모양의 뼈(슬개골)의 바깥쪽 바로 아래 오목하게 들어간 부분에서 바깥쪽 복사뼈로 이어지는 선을 중지만큼 내려간 곳

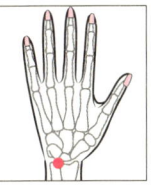

양지(陽池) 손등 쪽 손목 주름의 중앙

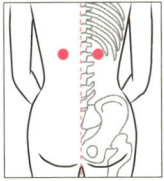

위유(胃俞) 견갑골의 밑부분을 연결한 선상에 있는 등뼈에서 아래로 5번째 등뼈의 양옆

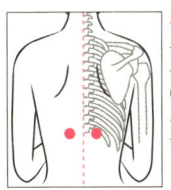

신유(腎俞) 골반의 윗부분을 연결한 선상에 있는 등뼈에서 위로 2번째 등뼈의 양옆

 식이요법

육식 과다, 약품이나 첨가물이 많이 함유된 식품만 먹는 식습관은 암발생 가능성을 높인다. 탄 것, 곰팡이 핀 것도 먹어선 안 된다.

암을 예방하기 위해서는 녹황색 야채 중심의 식사를 하고, 비타민A와 C나 식물섬유가 많은 음식을 먹도록 한다. 다만 같은 것만 먹으면 몸에 안 좋기 때문에 균형 잡힌 식사를 하도록 주의하자.

비타민A가 많은 식품은 간, 장어, 장어의 간, 인삼, 시금치, 봄철 국화, 김 등이다.

식물섬유가 많은 음식은 강낭콩, 작은콩, 우엉, 백합뿌리, 목이버섯, 낫도, 톳 등이다.

위장에 부담이 적다면 현미밥도 추천한다.

중요한 생약

찾아보기 INDEX

생약 명칭	과명(科名)	주효 효능	성분에 포함된 한방약
아교(阿膠)	마과(말과)	지혈, 월경불순	궁귀교애탕, 저령탕
회향풀(茴香)	미나리과	건위, 정장, 진정	안중산
연호색(延胡索)	양귀비과	진통, 두통, 가슴앓이나 위통, 복통, 생리통	안중산
황기(黃耆)	콩과	이뇨, 강장, 진통	가미귀비탕, 십전대보탕, 청심연자음, 당귀음자, 인삼양영탕, 반하백출천마탕, 방기황기탕, 보중익기탕
황금(黃芩)	꿀풀과	소염, 해열, 위장염	온청음, 황련해독탕, 을자탕, 감초사심탕, 오림산, 시호가룡골모려탕, 시호계지건강탕, 시호계지탕, 시박탕, 시령탕, 삼황사심탕, 소시호탕, 청심연자음, 대시호탕, 반하사심탕, 방풍통성산, 용담사간탕.
황백(黃柏)	운향과	소염, 지사제	온청음, 황련해독탕, 반하백출천마탕
앵피(桜皮)	장미과	배농(排膿)	십미패독탕
황련(黃連)	미나리아재비과	정신 안정, 구토 멈추어 지사제, 복통, 출혈	온청음, 황련해독탕, 감초사심탕, 삼황사심탕, 반하사심탕
원지(遠志)	쥐손이풀목 원지과	노화 예방, 해열, 강장, 정신 안정	가미귀비탕, 인삼양영탕
애엽(艾葉)	국화과	지사제, 배	궁귀교애탕
가공부자(加工附子)	미나리아재비과	온보(溫補: 성질이 더운 약으로 허증과 한증을 치료하는 방법), 진통	계지가출부탕, 진무탕, 팔미환, 마황부자세신탕
하수오(何首烏)	마디풀과	변비, 정장, 강장, 백발	당귀음자
갈근(葛根)	콩과	해열, 두통, 근긴장 완화, 강압	갈근탕, 갈근탕가천궁신이
활석(滑石)	규산염 광물	이뇨, 목의 갈증	오림산, 저령탕, 방풍통성산
괄루근(栝楼根)	박과	목의 갈증	시호계지건강탕
건강(乾姜)	생강과	구토를 멈추어 기침을 멈추게 하는, 지사제, 냉한 체질, 복통, 요통	감초사심탕, 시호계지건강탕, 소청룡탕, 인참탕, 반하사심탕, 반하백출천마탕, 부자인참탕, 영강출감탕
감초(甘草)	콩과	건위, 정장, 기침해소, 거담, 진통, 진정	안중산, 월비가출탕, 월비가출부탕, 을자탕, 갈근탕, 갈근탕가천궁신이, 가미귀비탕, 가미소요산, 감초사심탕, 감맥대조탕, 궁귀교애탕, 은교산, 구풍해독탕, 계지가출부탕, 계지가룡골모려탕, 계지탕, 오적산, 오림산, 시호가룡골모려탕, 시호계지건강탕, 시호계지탕, 시박탕, 시령탕, 작약·감초부자탕, 십전대보탕, 십미패독탕, 소근중탕, 소시호탕, 소청룡탕, 청심연자음, 대황감초탕, 작등산, 당귀사역가오수유생강탕, 도핵승기탕, 당귀음자, 인삼양영탕, 인삼탕, 맥문동탕, 반하사심탕, 백호가인삼탕, 백호탕, 부자인삼탕, 평위산, 방기황기탕, 방풍통성산, 보중익기탕

생약 명칭	과명(科名)	주효 효능	성분에 포함된 한방약
감초(甘草)	콩과	건위, 정장, 기침해소, 거담, 진통, 진정	마황탕, 마행감석탕, 마행의감탕, 마행의감탕가부자, 억간산, 육근자탕, 용담사간탕, 영감출감탕, 영계감조탕, 영계출감탕, 가미귀비탕, 가미소요산, 감초사심탕, 감맥대조탕, 궁귀교애탕, 은교산, 구풍해독탕, 계지가출부탕, 계지가룡골모려탕, 계지탕, 오적산, 오림산, 시호가룡골모려탕, 시호계지건강탕, 시호계지탕, 시박탕, 시령탕, 작약감초부자탕, 십전대보탕, 십미패독탕, 소건중탕, 소시호탕, 소청룡탕, 청심련자음, 대황감초탕, 조등산, 당귀사역가오수유생강탕, 도핵승기탕, 당귀음자, 인삼양영탕, 인참탕, 맥문동탕, 반하사심탕, 백호가인삼탕, 백호탕, 부자인참탕, 평위산, 방기황기탕, 방풍통성산, 보중익기탕, 마황탕, 마행감석탕, 마행의감탕, 마행의감탕가부자, 억간산, 륙군자탕, 룡단사간탕, 령강출감탕, 령계감조탕, 령계출감탕
길경(桔梗)	초롱꽃과	거담, 배농, 진통, 소염, 폐렴, 인후통, 중이염	소시호탕가길경석고, 은교산, 구풍해독탕, 오적산, 십미패독탕, 배농산, 방풍통성산
국화(菊花)	국화과	소염, 진정, 해열, 혈압강하	작등산
지실(枳實)	운향과	건위, 거담, 배농, 흉통, 복통	오적산, 대시호탕, 배농산, 복령음, 마자인환
귤피(橘皮)	감귤과	건위, 항기	작등산
강활(羌活)	미나리과	진통, 냉증, 풍사	구풍해독탕
행인(杏仁)	장미과	기침, 변비	마황탕, 마행감석탕, 마행의감탕, 마행의감탕가부자, 마자인환
금은화(金銀花)	인동덩굴과	해열, 소염	은교산
형개(荊芥)	차조기과	설사, 풍사, 발한	은교산, 구풍해독탕, 심미패독산, 당귀음자, 방풍통성산
계피(桂皮)	녹나무과	진통, 진정, 건위, 발한	안중산, 갈근탕, 갈근탕가청궁신이, 계지가출부탕, 계지가룡골모려탕, 계지탕, 계지복령환, 오적산, 오령산, 시호가룡골모려탕, 시호계지건강탕, 시호계지탕, 시령탕, 십전대보탕, 소근중탕, 소청룡탕, 도핵승기탕, 당귀사역가오수유생강탕, 인삼양영탕, 팔미환, 마황탕, 복령감조탕, 영계출감탕
교이(膠飴)	벼과	자양강자, 거담, 기침	소근중탕
향시(香豉)	콩과	해열, 건위	은교산, 치자고탕
향부자(香附子)	사초과	정신안정, 월경불순, 진통, 건위	오적산
갱미(粳米)	벼과	목의 갈증	맥문동탕, 백호가인삼탕, 백호탕
후박(厚朴)	목련과	이뇨, 거담, 복통, 기침	오적산, 시박탕, 반하후박탕, 평위산, 마자인환
오수유(吳茱萸)	감귤과	건위, 이뇨, 구토, 진통, 두통	오수유탕, 당귀사역가도수유생강탕
목향(木香)	국화과	구토, 설사, 흉통, 복통, 정위, 식욕증진	가미귀비탕
의이인(薏苡仁)	벼과	이뇨, 진통, 소염, 배농, 사마귀	마행의감탕, 마행의감탕가부자
난황(卵黃)	계란 노른자	자양	배농산
용안육(龍眼肉)	무환자나무과	노화예방, 강장, 정신안정	가미귀비탕

생약 명칭	과명(科名)	주효 효능	성분에 포함된 한방약
용골(龍骨)	화석	가슴 두근거림, 정신안정	계지가룡골모려탕, 시호가룡골모려탕
용담(龍膽)	용담과	소염	용담사간탕
양강(良姜)	생강과	복통, 소화촉진	안중산
연교(連翹)	물푸레나무과	소염, 이뇨, 배농, 진통	은교산, 구풍해독탕, 방풍통성산
연육(蓮肉)	수련과	보신, 강장	청심연자음
호근(芦根)	벼과	소염, 배농	은교산
우방자(牛蒡子)	국화과	진정, 진통	구풍해독탕, 은교산
오미자(五味子)	오미자과	기침, 설사, 자양강장	소청룡탕, 인삼양영탕
시호(柴胡)	미나리과	두통, 해열, 간질환	을자탕, 가미귀비탕, 가미소요산, 시호가룡골모려탕, 시호계지건강탕, 시호계지탕, 시박탕, 시령탕, 신미패독탕, 소시호탕, 소시호탕가길경석고, 소시호탕가석고, 소시호탕합오령산, 대시호탕, 대시호탕합계지복령환, 대시호탕합오령산, 보중익기탕, 억간산
세신(細辛)	쥐방울과	기침, 진통, 거담, 두통	소청룡탕, 당귀사역가오수유생강탕, 마황부자세신탕
산치자(山梔子)	꼭두서니과	해열, 소염	온청음, 황련해독탕, 가미귀비탕, 가미소요산, 오림산, 치자고탕, 방풍통선상, 용담사간탕
산수유(山茱萸)	층층나무과	진정, 진통, 이뇨, 비뇨, 이명, 강장	팔미환, 육미환
산조인(酸棗仁)	갈매나무과	진정, 수면촉진	가미귀비탕
산약(山藥)	참마과	강장, 강정, 소화촉진	팔미환, 육미환
지황(地黃)	현삼과	당뇨병, 강장, 강정, 출혈	온청음, 궁귀교애탕, 오림산, 사물탕, 십전대보탕, 당귀음자, 인삼양영탕, 팔미환, 용담사간탕, 육미환
구기자(地骨皮)	가지과	청열	청심연자음
질리자(蒺莉子)	납가새과	두통, 강장	당귀음자
작약(芍藥)	모란과	진통, 생리불순, 피로회복, 긴장완화	온청음, 갈근탕, 갈근탕가천궁신이, 가미소요산, 궁귀교애탕, 계지가출부탕, 계지가룡골모려탕, 계지탕, 계지복령환, 오적산, 오림산, 시호계지탕, 사물탕, 작약감초부자탕, 십전대보탕, 소근중탕, 소청룡탕, 진무탕, 대시호탕, 당귀음자, 당귀사역가오수유생강탕, 당귀작약산, 인삼양영탕, 배농산, 방풍통선산, 마자인환
차전자(車前子)	질경이과	이뇨	오림산, 청심연자음, 용담사간탕
축사(縮砂)	생강과	설사, 건위, 진통, 생리불순	안중산
생강(生姜)	생강과	식욕증진, 건위, 구토, 풍사, 발한	월비가출탕, 월비가출부탕, 갈근탕, 갈근탕가천궁신이, 가미귀비탕, 가미소요산, 계지가출부탕, 계지가룡골모려탕, 계지탕, 오적산, 오수유탕, 시호가룡골모려탕, 시호계지탕, 시박탕, 시령탕, 십미패독탕, 소근중탕, 소시호탕, 소반하가복령탕, 진무탕, 대시호탕, 작등산, 당귀사역가오수유생강탕, 반하후박탕, 반하백출천마탕, 복령음, 평위산, 방위황귀탕, 방풍통선산, 보중익기탕, 육근자탕

생약 명칭	과명(科名)	주효 효능	성분에 포함된 한방약
밀(小麥)	벼과	신경안정, 지갈	감맥대조탕
승마(升麻)	미나리아재비과	치질, 풍사	을자탕, 보중익기탕
신이(辛夷)	목련과	코막힘, 두통	갈근탕가천궁신이
인삼(人蔘)	두릅나무과	강정, 강장, 피로회복, 건위, 정신안정	가미귀비탕, 감초사심탕, 오수유탕, 시호가룡골모려탕, 시호계지탕, 시박탕, 시령탕, 십전대보탕, 소시호탕, 청심연자음, 작등산, 인삼탕, 인삼양영탕, 맥문동탕, 반하사심탕, 반하백출천마탕, 백호가인삼탕, 복령음, 부자인삼탕, 보중익기탕, 육군자탕
맥아(麥芽)	벼과	설사, 건위	반하백출천마탕
맥문동(麥門冬)	백합과	소염, 자양, 기침, 거담	청심연자음, 작등산, 맥문동당
박하(薄荷)	꿀풀과	풍사, 소화촉진, 두통, 현기증	가미소요산, 은교산, 방풍통선산
반하(半夏)	천남성과	구토, 기침, 거담	감초사심탕, 오적산, 시호가룡골모려탕, 시호계지탕, 시박탕, 시령탕, 소시호탕, 소청룡탕, 소반하가복령탕, 대시호탕, 작등산, 맥문동탕, 반하후박탕, 반하사심탕, 반하백출천마탕, 육군자탕
백지(白芷)	산형과	두통	오적산
백출(白朮)	국화과	이뇨, 빈뇨, 진정, 진통, 건위, 부종	월비가출탕, 월비가출부탕, 가미귀비탕, 가미소요산, 계지가출부탕, 오적산, 오령산, 시령탕, 십전대보탕, 진무탕, 당귀작약산, 인삼탕, 반하백출천마탕, 복령음, 인삼양영탕, 부자인삼탕, 평위산, 방기황귀탕, 방풍통성산, 보중익기탕, 억간산, 육군자탕, 영강출감탕, 영계출감탕
복령(茯苓)	잔나비걸상과	강장, 진정, 이뇨	안중산, 가미귀비탕, 가미소요산, 계지복령환, 오적산, 오림산, 오령산, 시호가룡골모려탕, 시박탕, 시령탕, 십전대보탕, 십미패독탕, 인삼양영탕, 소반하가복령탕, 진무탕, 청심연자음, 작등산, 저령탕, 당귀작약산, 팔미환, 반하후박탕, 반하백출천마탕, 복령음, 억간산, 육군자탕, 영강출감탕, 영계감조탕, 영계출감탕, 육미환
부자(附子)	미나리아재비과	강신, 진통, 강장	월비가출부탕, 작약감초부자탕, 부자인삼탕, 방기황기탕가부자, 마행의감탕가부자
방기(防己)	핵과	이뇨, 진통	방기황기탕
망초(芒硝)	황산 소다	증위장, 변비	도핵승기탕, 방풍통성산
맹충(蝱虫)	등에과	생리불순	저당환
방풍(防風)	미나리과	발한, 해열, 진통, 풍사, 두통	구풍해독탕, 십미패독탕, 작등산, 당귀음자, 방풍통성산
목단피(牧丹皮)	모란과	갱년기장애, 진정, 진통, 생리불순	가미귀비탕, 가미소요산, 계지복령환, 팔미환, 육미환
모려(牡蠣)	굴과	진정, 강장, 위통, 정서불안	안중산, 계지가룡골모려탕, 시호가룡골모려탕, 시호계지건강탕
마황(麻黃)	마황과	발한, 해열, 기침, 진통, 이뇨	월비가출탕, 월비가출부탕, 갈근탕, 갈근탕가천궁신이, 오적산, 소청룡탕, 방풍통성산, 마황탕, 마황부자세신탕, 마행감석탕, 마행의감탕, 마행의감탕가부자
마자인(麻子仁)	뽕나무과	변비	마자인환
목통(木通)	얼음덩굴과	이뇨	오림산, 당귀사역가오수유생강탕, 용담사간탕

생약 명칭	과명(科名)	주효 효능	성분에 포함된 한방약
신국(神麴)	육종을 혼합	건위	반하백출천마탕
수질(水蛭)	거머리과	생리불순	저당환
석고(石膏)	함수유산칼슘	목의 갈증	월비가출탕, 월비가출부탕, 구풍해독탕, 소시호탕가길경석고, 작등산, 백호가인삼탕, 백호탕, 방풍통선산, 마행감석탕
천궁(川芎)	미나리과	진정, 진통, 빈혈, 냉증, 생리불순, 생리통	온청음, 갈근탕가천궁신이, 궁귀교애탕, 오적산, 사물탕, 십전대보탕, 십미패독탕, 당귀음자, 당귀작약산, 방풍통선산, 억간산
소엽(蘇葉)	차조기과	발한, 해열, 기침, 진통, 해독	시박탕, 반하후박탕
대황(大黄)	마디풀과	정장	을자탕, 시호가룡골모려탕, 삼황사심탕, 대황감초탕, 대시호탕, 저당환, 도핵승기탕, 방풍통선산, 마자인환
대조(大棗)	흙낙상홍과	정신안정, 정장, 자양강장	월비가출탕, 월비가출부탕, 갈근탕, 갈근탕가천궁신이, 가미귀비탕, 감초사심탕, 감맥대조탕, 계지가출부탕, 계지가룡골모려탕, 계지탕, 오적산, 오수유탕, 시호가룡골모려탕, 시호계지탕, 시박탕, 시령탕, 소근중탕, 소시호탕, 대시호탕, 당귀사역가오수유생강탕, 맥문동탕, 반하사심탕, 평미산, 방기황귀탕, 보중익기탕, 육근자탕, 영계감조탕
택사(沢瀉)	택사과	이뇨, 목마름, 현기증	오림산, 오령산, 시령탕, 저령탕, 당귀작약산, 팔미환, 반하백출천마탕, 용담사감탕, 육미환
죽엽(竹葉)	벼과	청열	은교산
지모(知母)	백합목지모과	해열, 이뇨, 진정, 기침	백호가인삼탕, 백호탕
조등균(釣藤鈎)	꼭두선이과	해열, 진통	조등구, 억간산
저령(猪苓)	구멍장이버섯과	목마름, 이뇨	오령산, 시령탕, 저령탕
진피(陳皮)	감귤과	건위, 풍사	오적산, 인삼양영탕, 반하백출천마탕, 복령음, 평위산, 보중익기탕, 육근자탕
천마(天麻)	난초과	현기증	반하백출천마탕
당귀(当帰)	미나리과	냉증, 복통, 빈혈, 생리통, 갱년기장애	온청음, 을자탕, 가미귀비탕, 가미소요산, 궁위교애탕, 오적산, 오림산, 사물탕, 십전대보탕, 당귀음자, 당귀사역가오수유생강탕, 당귀작약산, 인삼양영탕, 방풍통성산, 보중익기탕, 억간산, 용담사간탕
도인(桃仁)	장미과	소염, 복통, 월경불순, 진정	계지복령환, 저당환, 도핵승기탕
독활(独活)	당오가피나무	진정, 진통, 냉증, 근간장완화	십미해독탕

중요한 한방약 찾아보기 INDEX

한방약명	사용되고 있는 증상	포함하고 있는 생약
안중산(安中散)	위통·위하수(p74), 너무 마르는병(p106)	계피, 연호색, 모려, 회향, 축사, 감초, 양강, 복령
온청음(溫淸飮)	빈혈(p108), 건초염(p132), 생리통·생리불순(p150), 불임(p152), 아토피성 피부염(p192), 피부 가려움(p194)	당귀, 치황, 작약, 천궁, 황련, 황금, 산치자, 황백
월비가출탕(越婢加朮湯)	비만(p104), 부종(p116), 통풍(p118), 건초염(p132), 무릎통증(p134), 팔꿈치통증(p140), 아토피성피부염(p192)	마황, 석고, 대추, 감초, 생강, 백출
월비가출부탕(越婢加朮附湯)	관절유마티스(p142)	마황, 석고, 대추, 감초, 생강, 백출, 부자
황련해독탕(黃連解毒湯)	위장감기(p68), 숙취(p76), 설사(p80), 꽃가룻병(p102), 구내염(p180), 치주염(p182), 아토피성피부염(p192), 피부가려움증(p194)	황련, 황백, 황금, 산치자
황련해독탕합갈근탕(黃連解毒湯合葛根湯)	숙취(p76)	황련해독탕의 생약 + 갈근탕의 생약
황련해독탕합오령산(黃連解毒湯合五苓散)	위장감기(p68), 숙취(p76), 구토(p78), 시력감퇴(p178)	황련해독탕의 생약 + 오령산의 생약
황련해독탕합십미패독탕(黃連解毒湯合十味敗毒湯)	꽃가룻병(p102)	황련해독탕의 생약 + 십미패독탕의 생약
을자탕(乙字湯)	치질(p84)	당귀, 시호, 황금, 감초, 승마, 대황
갈근탕(葛根湯)	감기(p60), 숙취(p76), 방광염(p86), 꽃가룻병(p102), 어깨결림(p128), 오십견(p130), 건초염(p132), 요통·돌발성요통(p138), 신경통(p144), 젖이 안나옴(p158), 두통(p166), 발열(p170), 현기증(p174), 시력감퇴(p178), 치주염(p182)	갈근, 마황, 대추, 계피, 작약, 감초, 마른 생강
갈근탕가미천궁신이(葛根湯加川芎辛夷)	콧물·코막힘(p64), 꽃가룻병(p102), 어깨결림128(p), 부비강염(p184)	갈근, 마황, 대추, 계피, 작약, 감초, 마른생강, 천궁, 신이
갈근탕합월비가출탕(葛根湯合越婢加朮湯)	건초염(p132)	갈근탕 + 월비가출탕
갈근탕합계지가출부탕(葛根湯合桂枝加朮附湯)	건초염(p132)	갈근탕의 생약 + 계지가출부탕의 생약
갈근탕합십미패독탕(葛根湯合十味敗毒湯)	콧물·코막힘(p64), 꽃가룻병(p102)	갈근탕의 생약 + 십미패독탕의 생약
가미귀비탕(加味歸脾湯)	불면증(p114), 인지증예방(p122), 정서불안·우울증(p190), 암치료보조(p196)	인삼, 백술, 복령, 산조인, 용안육, 황기, 당귀, 원지, 감초, 목향, 대추, 마른생강, 시호, 산치자, 목단피
가미 소요산(加味逍遙散)	고혈압(p94), 불면증(p114), 노화예방(p120), 어깨결림(p128), 갱년기장애(p160), 상기증(p172), 가슴두근거림(p188), 정서불안·우울증(p190)	당귀, 작약, 복령, 백술, 시호, 감초, 마른생강, 박하, 목단피, 산치자

부록

한방약명	사용되고 있는 증상	포함하고 있는 생약
감초사심탕 (甘草瀉心湯)	위통 · 위하수74(p), 설사(p80)	반하, 황금, 황련, 감초, 대추, 마른생강, 인삼
감맥대조탕 (甘麦大棗湯)	가슴두근거림188(p)	감초, 대추, 소맥
궁귀교애탕 (芎帰膠艾湯)	빈혈(p108), 생리통 · 생리불순(p150), 유산 · 조산방지(p154)	당귀, 작약, 천궁, 지황, 감초, 애엽, 아교
은교산(銀翹散)	목의통증(p62)	연교, 금은화, 길경, 죽엽, 향고, 우방자, 형개, 감초, 박하, 호근
구풍해독탕 (駆風解毒湯)	목의통증(p62), 구내염(p180)	방풍, 우방자, 연교, 형개, 강활, 감초, 길경, 석고
계지가출부탕 (桂枝加朮附湯)	오십견(p130), 건초염(p132), 무릎통증(p134), 손가락 · 손목의 통증(p136), 요통 · 돌발성요통(p138), 팔꿈치통증(p140), 관절류마티스(p142), 신경통(p144)	계피, 작약, 대추, 생강, 감초, 백출, 가공부자
계지가용골모려탕 (桂枝加竜骨牡蠣湯)	고혈압(p94), 불면증(p114), 인지증예방(p122), 화끈거림 · 다한증(p162), 탈모 · 백발(p168), 현기증(p174), 가슴두근거림(p188), 정서불안 · 우울증(p190)	계피, 작약, 대추, 생강, 감초, 용골, 모려
계지탕(桂枝湯)	감기(p60)	계피, 작약, 대추, 생강, 감초
계지복령환 (桂枝茯苓丸)	치질(p84), 고혈압(p94), 저혈압(p96), 비만(p104), 불면증(p114), 노화예방(p120), 인지증예방(p122), 어깨결림(p128), 오십견(p130), 생리통 · 생리불순(p150), 불임(p152), 갱년기장애(p160), 화끈거림 · 다한증(p162), 두통(p166), 탈모 · 백발168(p), 상기증(p172), 현기증(p174), 치주염(p182), 여드름 · 거친피부(p186)	계피, 복령, 목단피, 도인, 작약
계지복령환합대시호탕 (桂枝茯苓丸合大柴胡湯)	통풍(p118)	계지복령환의 생약 + 대시호탕의 생약
계지복령환가대황 (桂枝茯苓丸加大黄)	불임(p152)	계지복령환의 생약 + 대황
오적산(五積散)	신경통(p144)	반하, 복령, 마른생강, 백술, 진피, 후박, 대추, 감초, 마황, 계피, 백지, 길경, 작약, 천궁, 당귀, 감귤, 향부자
오수유탕(呉茱萸湯)	구토(p78), 두통(p166)	오수유, 인삼, 대추, 생강
오림산(五淋散)	방광염(p86)	복령, 당귀, 황금, 감초, 작약, 산치자, 지황, 택사, 목통, 활석, 차전자
오령산(五苓散)	위장감기(p68), 숙취(p76), 구토(p78), 설사(p80), 방광염(p86), 빈뇨(p88), 난뇨(p90), 고혈압(p94), 당뇨병(p98), 비만(p104), 부종(p116), 입덧(p156)	택사, 저령, 복령, 백술, 계피
시호가용골모려탕 (柴胡加竜骨牡蠣湯)	고혈압(p94), 불면증(p114), 인지증예방(p122), 탈모 · 백발(p168), 상기증(p172), 현기증(p174), 이명(p176), 정서불안 · 우울증(p190)	시호, 반하, 인삼, 생강, 대추, 계피, 복령, 용골, 모려, 대황, 황금, 감초
시호계지건강탕 (柴胡桂枝乾姜湯)	허약체질(p100), 식은땀(p112), 신경통(p144)	시호, 계피, 괄루근, 황금, 모려, 마른생강, 감초
시호계지탕 (柴胡桂枝湯)	감기(p60)	시호, 황금, 반하, 인삼, 마른생강, 감초, 대추, 계피, 작약

한방약명	사용되고 있는 증상	포함하고 있는 생약
시박탕(柴朴湯)	기침·가래(p66), 천식(p70), 가슴두근거림(p188)	시호, 황금, 인삼, 감초, 대추, 생강, 반하, 후박, 복령, 소엽
시령탕(柴苓湯)	당뇨병(p98)	시호, 황금, 반하, 생강, 인삼, 감초, 대추, 택사, 저령, 복령, 백출, 계피
삼황사심탕(三黃瀉心湯)	변비(p82), 고혈압(p94), 비만(p104), 구내염(p180), 여드름·거친피부(p186)	대황, 황금, 황련
치자탕(梔子湯)	불면증(p114)	산치자, 향고
사물탕(四物湯)	냉증(p148), 불임(p152), 아토피성피부염(p192), 피부가려움증(p194)	당귀, 작약, 천궁, 지황
작약감초부자탕(芍藥甘草附子湯)	손가락·손목의 통증(p136)	작약, 감초, 부자
십전대보탕(十全大補湯)	저혈압(p96), 빈혈(p108), 만성피로(p110), 노화예방(p120), 정력감퇴(p124), 난유증(p158), 암치료보조(p196)	인삼, 황기, 백출, 복령, 당귀, 작약, 천궁, 지황, 계피, 감초
십미패독탕(十味敗毒湯)	꽃가룻병(p102), 아토피성피부염(p192)	시호, 앵피, 길경, 천궁, 복령, 독활, 방풍, 감초, 생강, 형개, 연교
소건중탕(小建中湯)	변비(p82), 치질(p84), 만성피로(p110), 인지증예방(p122), 정력감퇴(p124)	계피, 작약, 감초, 대추, 생강, 교이
소시호탕(小柴胡湯)	감기(p60), 콧물·코막힘(p64), 발열(p170), 가슴두근거림(p188)	시호, 황금, 반하, 생강, 인삼, 감초, 대추
소시호탕가길경석고(小柴胡湯加桔梗石膏)	콧물·코막힘(p64)	시호, 황금, 반하, 생강, 인삼, 감초, 대추, 길경, 석고
소시호탕가석고(小柴胡湯加石膏)	부비강염(p184)	시호, 황금, 반하, 생강, 인삼, 감초, 대추, 석고
소시호탕합오령산(小柴胡湯合五苓散)	통풍(p118)	소시호탕의 생약 + 오령산의 생약
소청룡탕(小青竜湯)	감기(p60), 콧물·코막힘(p64), 기침·가래(p66), 천식(p70), 허약체질(p100), 꽃가룻병(p102), 식은땀(p112), 부비강염(p184)	마황, 작약, 건강, 감초, 계피, 세신, 오미자, 반하
소반하가복령탕(小半夏加茯苓湯)	입덧(p156)	생강, 반하, 복령
진무탕(真武湯)	위통·위하수(p74), 방광염(p86), 고혈압(p94), 저혈압(p96), 불면증(p114), 현기증(p174), 이명(p176)	복령, 작약, 백출, 생강, 가공부자
청심연자음(清心蓮子飲)	방광염(p86), 정력감퇴(p124)	황금, 맥문동, 복령, 차전자, 인삼, 황기, 감초, 연육, 지골피
대황감초탕(大黄甘草湯)	변비(p82)	대황, 감초
대시호탕(大柴胡湯)	비만(p104)	시호, 황금, 반하, 생강, 대추, 작약, 감귤, 대황
대시호탕합계지복령환(大柴胡湯合桂枝茯苓丸)	비만(p104)	대시호탕의 생약+계지복령환의 생약
대시호탕합오령산(大柴胡湯合五苓散)	통풍(p118)	대시호탕의 생약 + 오령산의 생약

한방약명	사용되고 있는 증상	포함하고 있는 생약
조등산(釣藤散)	상기증(p172)	조등균, 계피, 방풍, 국화, 감초, 건생강, 석고, 반하, 맥문동, 복령, 인삼
저령탕(猪苓湯)	방광염(p86), 빈뇨증(p88), 배뇨장애(p90)	저령, 복령, 활석, 택사, 아교
저당환(抵当丸)	변비(p82)	대황, 도인, 맹충, 경우질
도핵승기탕 (桃核承気湯)	변비(p82), 치질(p84), 고혈압(p94), 불면증(p114), 노화예방(p120), 인지증예방(p122), 어깨결림(p128), 생리통・생리불순(p150), 갱년기장애(p160), 화끈거림・다한증(p162), 탈모・백발(p168), 상기증(p172), 현기증(p174), 여드름・거친피부(p188)	도인, 계피, 대황, 망초, 감초
당귀음자(当帰飲子)	피부가려움증(p194)	당귀, 작약, 천궁, 지황, 형개, 황기, 질리자, 하수오, 방풍, 감초
당귀사역가오수유생강탕 (当帰四逆加呉茱萸生姜湯)	유산・조산방지(p154)	당귀, 계피, 작약, 목통, 대추, 세신, 감초, 오수유, 생강
당귀작약산 (当帰芍薬散)	방광염(p86), 배뇨장애(p90), 저혈압(p96), 냉증(p148), 생리통・생리불순(p150), 불임(p152), 유산・조산방지(p154), 난유증(p158), 두통(p166)	당귀, 작약, 천궁, 복령, 백출, 택사
인삼탕(人参湯)	위장감기(p68), 식욕부진(p72), 위통・위하수(p74), 허약체질(p100), 너무마른병(p106), 빈혈(p108), 냉증(p148), 입덧(p156), 구내염(p180), 암치료보조(p196)	인삼, 백출, 건강, 감초
인삼양영탕 (人参養栄湯)	만성피로(p110)	인삼, 당귀, 작약, 지황, 백출, 복령, 계피, 황기, 원지, 진피, 감초, 오미자
배농산(排膿散)	치주염(p182)	감귤, 작약, 길경, 난황
배농산합황련해독탕(排膿散合黄連解毒湯)	치주염(p182)	배농산의 생약 + 황련해독탕의 생약
맥문동탕(麦門冬湯)	목의 통증(p62), 천식(p70)	맥문동, 반하, 갱미, 대추, 인삼, 감초
팔미환(八味丸) (八味地黄丸)	방광염(p86), 빈뇨증(p88), 배뇨장애(p90), 고혈압(p94), 당뇨병(p98), 부종(p116), 노화예방(p120), 인지증예방(p122), 정력감퇴(p124), 요통・돌발성요통(p138), 냉증(p148), 탈모・백발(p168), 이명(p176), 시력감퇴(p178), 피부가려움증(p194)	지황, 산수유, 산약, 택사, 복령, 목단피, 계피, 가공부자
반하후박탕 (半夏厚朴湯)	기침・가래(p66), 천식(p70), 입덧(p156), 갱년기장애(p160), 가슴두근거림(p188)	반하, 복령, 후박, 소엽, 생강
반하사심탕 (半夏瀉心湯)	위장감기(p66), 구토(p70), 설사(p156), 변비(p82), 여드름・거친피부(p186)	황련, 황금, 반하, 건강, 인삼, 감초, 대추
반하백출천마탕 (半夏白朮天麻湯)	두통(p166)	반하, 백출, 진피, 복령, 맥아, 천마, 생강, 황기, 인삼, 택사, 황백, 건강, 신국
백호가인삼탕 (白虎加人参湯)	당뇨병(p98), 식은땀(p112), 발열(p170), 아토피성피부염(p192), 피부가려움증(p194)	석고, 지모, 갱미, 감초, 인삼
백호탕(白虎湯)	기침・가래(p66), 빈뇨증(p88), 아토피성피부염(p192)	감초, 갱미, 지모, 석고
백호탕합소청용탕 (白虎湯合小青竜湯)	기침・가래(p66)	백호탕의 생약 + 소청용탕의 생약

한방약명	사용되고 있는 증상	포함하고 있는 생약
복령음(茯苓飮)	식욕부진(p72), 숙취(p76)	복령, 백술, 인삼, 생강, 진피, 감귤
부자인삼탕(附子人參湯)	위통·위하수(p74), 설사(p80), 저혈압(p96), 냉증(p148)	감초, 건강, 백술, 인삼, 부자
평위산(平胃散)	위장감기(p68), 위통·위하수(p74)	백술, 후박, 진피, 대추, 감초, 마른생강
방기황기탕(防己黃己湯)	식은땀(p112), 부종(p116), 통풍(p118), 손가락·손목의 통증(p136)	방기, 황기, 백술, 생강, 대추, 감초
방기황기탕가부자(防己黃己湯加附子)	요통·돌발성요통(p138)	방기, 황기, 백술, 생강, 대추, 감초, 부자
방풍통성산(防風通聖散)	비만(p104), 통풍(p114)	당귀, 작약, 천궁, 연교, 박하, 생강, 형개, 방풍, 마황, 대황, 망초, 백술, 길경, 황금, 산치자, 감초, 석고, 활석
포공영탕(蒲公英湯)	난유증(p158)	포공영, 당귀, 향부자, 목단피, 산약
보중익기탕(補中益氣湯)	천식(p70), 식욕부진(p72), 위통·위하수(p74), 치질(p84), 저혈압(p96), 허약체질(p100), 너무마른병(p106), 빈혈(p108), 만성피로(p110), 식은땀(p112), 생리통·생리불순(p150), 구내염(p180), 암치료보조(p196)	인삼, 백술, 황기, 당귀, 진피, 대추, 시호, 감초, 마른생강, 승마
마황탕(麻黃湯)	부종(p116), 요통·돌발성요통(p138), 발열(p170)	마황, 행인, 계피, 감초,
마황부자세신탕(麻黃附子細辛湯)	감기(p60), 콧물·코막힘(p64), 꽃가룻병(p102)	마황, 세신, 가공부자
마행감석탕(麻杏甘石湯)	목의 통증(p62), 기침·가래(p66), 천식(p70)	마황, 행인, 감초, 석고
마행의감탕(麻杏薏甘湯)	비만(p104), 부종(p116), 오십견(p130), 무릎통증(p134), 손가락·손목의 통증(p136), 요통·돌발성요통(p138), 팔꿈치통증(p140), 관절류마티스(p142), 신경통(p144)	마황, 행인, 의이인, 감초
마행의감탕가부자(麻杏薏甘湯加附子)	관절류마티스(p142)	마황, 행인, 의이인, 감초, 부자
마자인환(麻子仁丸)	변비(p82)	마자인, 작약, 감귤, 후박, 대황, 행인
억간산(抑肝散)	비만(p104)	시호, 작등균, 백술, 복령, 당귀, 천궁, 감초
육군자탕(六君子湯)	위장감기(p68), 식욕부진(p72), 위통·위하수(p74), 저혈압(p96), 허약체질(p100), 너무마른병(p106)	인삼, 백술, 복령, 반하, 진피, 대추, 감초, 생강
용담사간탕(竜胆瀉肝湯)	배뇨장애(p90)	당귀, 지황, 목통, 황금, 택사, 차전자, 용담, 산치자, 감초
영강출감탕(苓姜朮甘湯)	빈뇨증(p88), 저혈압(p96), 불면증(p114), 냉증(p148), 유산·조산방지(p154)	복령, 건강, 백술, 감초
영계감조탕(苓桂甘棗湯)	너무 마른병(p106), 불면증(p114), 갱년기장애(p160), 가슴두근거림(p188), 정서불안·우울증(p190)	복령, 계피, 감초, 대추
영계출감탕(苓桂朮甘湯)	불면증(p114), 현기증(p174), 이명(p176), 시력감퇴(p178), 가슴두근거림(p188)	복령, 계피, 백술, 감초
육미환(六味丸)	당뇨병(p98)	지황, 산수유, 택사, 복령, 산약, 목단피

● **저자**

네모토 유키오[根本幸夫]

1947년 3월 10일생. 약학박사. 1969년 동경이과대학 약학부와 동양침구전문학교를 동시 졸업. 타케야마 신이치로우에게 사사함으로써 침구를 배우고, 양일초(楊日超)에서 중의학을 배움. 현재 한방헤이와당약국 운영. 요코하마약학과대학 객원교수. 쇼와대학 약학부 비상근 강사. 종합한방연구회 의학당 회장. 도쿄약선연구회 고문. 센조쿠학원음악대학 현대방약연구소 교수. 저서로는 「쉽게 아는 동양의학」(환기출판). 「40세부터의 가정 한방」. 「부엌 한방의 사전」(고단샤). 「한방 춘하추동」(약국신문사). 「맛있는 한방식」(문화출판사). 공저로는 「음양오행설. 그 발생과 전개」(시보사). 역서로는 「한방 배합 응용」(시보사). 감수로는 「장티프스·금궤약물 사전」(만와사). 「한방 210 처방생약 해설」(시보사). 「음식의 의학관」(쇼우갓칸).

● **역자**

안승준

동국대학교 인도철학과 졸업. 동(同) 대학원 석사 및 박사과정[요가철학과 불교철학 전공] 수료. 동국대학교 인도철학과 강사. 서울불교대학원대학교 요가치료학과 겸임교수. 사단법인 한국요가연합회 회장 등 역임. 역서로 「원시불교의 실천철학」, 논문으로 「대념처경의 교리체계와 수행체계 연구」, 「초기불교의 천신관 연구」, 「요가학파의 자재신관 연구」, 「요가철학에서 삼매와 독존의 관계」, 「비판과 회통의 연속체계」, 「불교수행과 대체의학」 등이 있다.

몸이 아픈 이들에게 희망을 주는

실용 동양의학

네모토 유키오[根本幸夫] 지음 / **안승준** 옮김
초판 1쇄 발행일 2012년 2월 10일

펴낸이 이 춘 호
펴낸곳 당그래출판사
출판등록일(번호) 1989년 7월 7일(제301-2005-219호)
주소 100-250 서울시 중구 예장동 1-72 (도로명 퇴계로32 34-5)
전화 (02) 2272-6603, **팩스** (02) 2272-6604
홈페이지 Homepage www.dangre.co.kr **이메일** E-mail dangre@dangre.co.kr

값 14,800원

JITSUO TOYOIGAKU
ⓒ YUKIO NEMOTO 2008
Originally published in japan in 2008 by IKEDA PUBLISHING CO., LTD.
Korean translation rights arranged through TOHAN CORPRATION, TOKYO.,
and YU RI JANG AGENCY, SEOUL.

● 이 책의 한국어판 저작권은 유.리.장 에이전시를 통한 저작권자와의 독점 계약으로 당그래출판사에 있습니다.
국제저작권법에 의해 한국 내에서 보호를 받는 저작물이므로 전부 또는 한 부분이라도 무단 전재와 무단 복제를 금합니다.